LINCHUANG ZHUANKE HULI GUIFAN

临床专科护理规范

主编 邵秀德 毛淑霞 李凤兰 张 茹 刘亚男 桂 花

山东大学出版社
SHANDONG UNIVERSITY PRESS
·济南·

图书在版编目（CIP）数据

临床专科护理规范／邵秀德等主编. —济南：山
东大学出版社，2021.9
ISBN 978-7-5607-6178-7

Ⅰ.①临⋯　Ⅱ.①邵⋯　Ⅲ.①护理－技术操作规程
Ⅳ.① R472-65

中国版本图书馆 CIP 数据核字（2021）第 199304 号

策划编辑　徐　翔
责任编辑　毕文霞
文案编辑　毕玉璇
封面设计　宗　宁

出版发行　山东大学出版社
社　　址　山东省济南市山大南路20号
邮政编码　250100
发行热线　（0531）88363008
经　　销　新华书店
印　　刷　山东麦德森文化传媒有限公司
规　　格　787毫米×1092毫米　1/16
　　　　　18.75印张　2彩插　477千字
版　　次　2021年9月第1版
印　　次　2021年9月第1次印刷
定　　价　158.00元

编委会

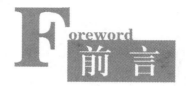

前言

　　护理学是将自然科学与社会科学紧密联系起来,为人类健康服务的综合性应用科学。现代医学发展日新月异,护理工作也更趋多元化,护理模式、护理观念不断更新,"以人为中心"的整体护理理念也逐渐深入人心。因此,护理工作者被赋予了更艰巨的任务,培养更多合格且优秀的护理人员的任务也迫在眉睫。基于此现状,我们特组织多位有着丰富临床经验的护理专家共同编写了这本《临床专科护理规范》,以期能为提高护理工作人员的专业能力尽一份力。

　　本书内容涵盖范围广,主要包含了临床各个科室常见疾病的护理方法和护理技术,并针对不同疾病的不同特点,给出了相应的护理建议。本书内容丰富、重点突出,同时还结合了护理领域的最新进展,既有理论性指导,又有护理的实际性应用,集科学性、先进性和实用性于一体,是一本对护理工作者大有裨益的专业书籍。本书适合各级医院的护理人员、护理专业学生学习,也可供青年住院医师参考使用。

　　尽管在本书编撰过程中,各位编者都付出了巨大的努力,对稿件进行了多次认真的修改,但由于个人学识有限,加之编写经验不足、时间仓促,书中难免存在内容遗漏或不足之处,敬请广大读者提出宝贵的修改意见,以期再版时修正完善。

《临床专科护理规范》编委会

2021 年 5 月

Contents
目 录

第一章 护理学概论

第一节 护理学的概念

护理学是一门以自然科学和社会科学为理论基础的综合性应用科学,它从出现到发展成为一个独立学科走过了一百多年的历程,也就是英国人弗罗伦斯·南丁格尔创建护理教育、开办护理事业以来的历史过程。在这较长的历史进程中,随着医学科学与相关科学的发展和在某个特定时期人们对健康定义的认识和需求的不断提高,护理概念的演变大致经历了以疾病护理为中心、以患者护理为中心、以人的健康护理为中心的三个历史阶段。这些理论认识的进步,是在护理实践的积累和对护理学总体研究的基础上发展形成的。

一、以疾病护理为中心阶段

这个阶段的初期护理,仅作为一种劳务为患者提供一些生活、卫生处置方面的服务。随着护理教育的开展,护理人员能将简单的护理知识与技术应用于临床,如为患者进行口腔护理、皮肤护理等。在人们心目中,护理只是一种操作或一种技艺,是医疗工作中的辅助性劳动。随着自然科学的不断发展及各种科学学说的创立,医学科学理论和临床实践逐渐摆脱了宗教和神学的束缚,人们开始用生物医学模式的观点来解释疾病,即疾病是由细菌感染或外来因素袭击导致的损伤和(或)脏器与组织功能障碍,此阶段,人们仅以机体是否有损伤作为健康与不健康的界定标准。在这种健康概念的指导下,医疗行为着眼于对躯体或患病部位疾病的诊断和治疗,从而形成了以疾病为中心的指导思想。在这种思想的影响下,人们认为护理是依附于医疗的,因此,护士扮演着医嘱执行人的角色,把协助医生对疾病进行检查、诊断、治疗看成是护理工作的主要内容;把认真执行医疗计划、协助医生除去患者躯体上的"病灶"和修复脏器、组织功能作为护理工作的根本任务、目标和职责。护理工作处在附属、被动的地位,这在相当程度上影响了护理学的理论发展,护理学没有自己完整的理论体系,护理学教程基本上是套用医疗专业基础医学、临床医学理论外加疾病护理常规和技术操作规程的内容。因此,以疾病护理为中心的护理模式,决定了护理人员是医生助手的附属地位,造成了护理人员被动执行医嘱的局面。

事物都是在不断实践中发展，又在发展中加以验证的。以疾病为中心的护理模式是护理学发展过程的第一个历史阶段，这一时期的护理实践及其发挥的作用具有以下特点：①护理工作虽处于从属地位，但与医疗工作分工比较明确，责任界定比较清楚，护理工作在整个生命科学中占有重要的地位；②在一个较长时期的护理实践中，经过前辈们的努力，总结、建立了一整套护理制度、疾病护理常规、技术操作规程等，为护理学的发展提供了理论依据和实践基础；③以基础医学、临床医学、疾病护理为主的课程的开办，为完善现代护理学科的理论体系奠定了良好的基础；④以疾病为中心的护理，因对疾病的发生、发展、转归与患者的心理、情绪、精神，以及社会等因素的关系不了解，使护理过程只局限在患者躯体、局部病灶上，而忽略了对患者心理及其他因素的护理。这个阶段延续到了 20 世纪 60 年代。

二、以患者护理为中心阶段

一般认为，以患者护理为中心的理论来源于美国籍奥地利理论生物学家贝塔朗菲的系统论、玛莎·罗杰斯的护理概念理论、美国心理学家马斯洛的需求层次论、生态学家纽曼的人和环境的相互关系的学说等。这些学说的研究和确立，为人们提供了重新认识健康与心理、情绪、精神、社会环境几者关系的理论依据。例如，马斯洛认为，对人合理的基本需要的满足可以预防疾病，不能满足需要就孕育着疾病，而恢复这些需要可以治疗疾病。也就是根据人体的整体系统性和需要层次性来对患者进行身心护理，就能更好地帮助患者提高健康水平。1948 年，世界卫生组织（WHO）对人的健康作出了新的定义，"健康不仅仅是没有躯体上的疾病和缺陷，还要有完整的心理和社会适应状态"，这一健康观念的更新，使护理内容、护理范畴得到了充实和延伸，为护理学的研究开辟了新领域。1955 年，美国的莉迪亚·霍尔提出在护理工作中应用护理程序这一概念。程序是事物向一定目标进行的系列活动，护理程序则是以恢复或促进人的健康为目标，进行的一系列前后连贯、相互影响的护理活动。护理程序的提出，是第一次将系统的、科学的方法具体用于护理实践，使护理工作有了转折性的发展。随着高等教育的设立及一些护理理论的相继问世，护理专业跨入了一个新的高度。

20 世纪 60 年代，美国护士玛莎·罗杰斯首次提出："应重视人是一个整体，除生物因素外，心理、精神、社会、经济等方面的因素都会影响人的健康状态和康复程度。"70 年代，美国罗彻斯特大学医学家恩格尔提出了生物、心理社会这一新的模式，引起了健康科学领域认识观的根本改变，在护理学领域产生了深刻的影响。这一模式强化了身心是一元的，形神是合一的，两者是不可分割的整体，身心疾病和心身疾病是交互的，既可"因病致郁"又可"因郁致病"，只不过主次、先后转化不同而已，进一步阐明了人是一个整体的概念。在这种新要领的指导下，护理工作由对疾病护理为中心转向了以患者护理为中心的护理方式。应用护理程序全面收集患者生理、心理、社会等方面的资料，制订相应的护理计划，实施身心整体护理。新的医学模式给护理学注入了新的活力，使护理理论、护理内容、活动领域拓宽到了心理、行为、社会、环境、伦理等范畴。护理概念、护理研究任务和研究内容、学科知识体系等发生了根本性变化，并肩负起了着特定的任务和目标，护理学得到了充实和发展。这一阶段是护理学开始形成独立的、较完整的理论体系和实践内容的重要历史时期，对未来护理事业的发展产生了深远的影响，给现实护理工作带来了诸多变化。

（一）护理内容、护理范畴的转化和延伸

（1）从单纯的医院内床边护理转向医院外为社区、家庭提供多种服务。

（2）从单纯的治疗疾病护理转向对一个完整人的护理，也就是根据人的整体系统性和需要层次性来满足患者各种合理的需要，并进行健康咨询、保健指导。

（3）护士由单纯执行医嘱、实施医疗措施转向卫生宣教、心理护理、改变环境条件等，独立完成诸多促进、维护患者康复、战胜病痛、减轻痛苦的护理工作。

（二）护患关系由主动和被动向指导合作及共同参与的方向转化

以疾病护理为中心阶段，由于生物医学模式观念的影响，护士主动做的是协助医生解决患者躯体上的病，而不是护理患病的人，在这种情况下，患者也只能被动地接受治疗和护理。其心理、精神、情绪、家庭等方面的问题，得不到护理人员的帮助和照顾，更不可能参与疾病治疗、护理方案的决策。由于护患之间缺乏交流和沟通，导致彼此关系冷漠，患者无法起到在恢复健康、预防疾病方面的主观能动作用。在以患者护理为中心阶段，由于健康概念的更新，医护人员认识到患者是一个系统的整体，故在护理过程中除完成一般诊疗护理计划，更多的是对患者进行心理疏导、康复教育，以及满足患者的需求。在制订医疗护理计划时，重视对患者的意见和要求的采纳，这样可以提高患者的参与意识，取得更好的治疗效果。

（三）护理人员的知识结构发生了根本性变化

随着医学模式的转变、健康定义的更新和护理学的自成体系，护理人员所掌握的知识内容必须发生相应的变化，否则就不能适应新的护理模式的要求。如护理学教育的课程设置由原来单纯以疾病为中心的医学知识，转向以医学知识为基础，增加了一些自然科学、心理学、人际关系学、行为学、伦理学、美学、管理学等知识，开始建立起以人的健康为中心的护理学教育模式，并为护理学的进一步发展奠定了理论基础。

（四）护理管理指导思想的转变

以疾病护理为中心阶段，护理管理尤其病房管理多以方便护理工作为出发点。因此，规章制度限制患者这样、那样活动的内容占有一定的比重，给患者带来诸多不便；而在以患者护理为中心阶段，制定的护理制度、护理措施是以把患者看成一个统一的整体为出发点，处处以患者需要为准则，重视患者的个体差异，因人施护。在病房管理工作中，积极争取患者的参与并尊重他（她）们的意见。对护理人员工作质量的评价中，除了需要具有娴熟的专业知识和技术，还要考查其对患者的服务是否具有系统性和全面性。

（五）护理学的研究方向、研究范围、研究内容发生了很大变化

随着医学模式的转变、健康定义的更新，护理学的功能面临新的挑战，为完成新时期的护理任务，促进护理学科的发展，除需对基础护理、专科护理、新业务、新技术的理论进行研究，还要开展对人整体系统性的研究，如人的心理、精神、情绪、社会状况与健康的关系；医院环境对患者康复的影响以及护理过程中人际关系的研究，如医生与护士、护士与患者之间的关系，这是护理过程中基本的人际关系；未来社会人们的健康状况及对护理学的要求，疾病谱的变化给护理学带来的影响等。

三、以整体人的健康保健为中心阶段

随着健康定义的更新，人们的保健意识也发生了相应的变化，健康保健已成为每个公民的迫切需求。在以疾病护理为中心阶段，人们在患病后才感到健康受到损害并寻求治疗，在局部病灶

治愈后则认为自己完全恢复了健康。在这种观念的影响下,医疗保健的重点是面向急、危、重症的少数患者。另外,随着医学科学的进步和新药物的问世,传统的疾病谱发生了很大的变化,由细菌所致的疾病得到了很好的控制,但与心理、情绪、行为、环境等因素有关的疾病却大为增加,如心脑血管病、恶性肿瘤、糖尿病等,这再次说明了疾病具有整体性。

1978 年,世界卫生组织正式公布了在人类健康保健方面的战略目标,即"2000 年人人享有卫生保健"。这一目标的提出,促使世界各国政府不得不重新考虑本国的卫生工作方向,以及将财政开支、人力资源转移至农村、社区、家庭的问题。1980 年,美国护士协会(AMA)根据护理学的发展和人类对健康保健的需求,对护理实践的性质、任务和范畴下了一个科学性的定义,即"护理是诊断和治疗人类对现存的和潜在的健康问题的反应",这一定义再次反映了护理的整体概念。从定义中可以看出护理的着重点是人类对健康问题的"反应",而不是健康问题和疾病本身,这就限定了护理是为人类健康服务的专业,也是与医疗专业相区别之处。

定义指出,护理是诊断和治疗人类对健康问题反应的活动过程。"诊断"是找出问题或确定问题的过程;"治疗"是解决问题的过程;"反应"是多方面的,如生理的、病理的、心理的、行为的反应等,这些反应均发生在整体的人身上。因此,护理的对象是整体的人,而不是单纯某局部的病,定义还提到护理对象是有"现存的和潜存的健康问题"的人,"健康问题"是指与人类健康有关的各种问题,也就是对维持或恢复人类健康状态有损害作用的各种因素,这些因素或问题现存于或潜在于人们的机体、生理、心理、自然环境及社会环境中。这就意味着,护理对象不仅是已经生病的患者,还包括尚未生病但有潜在致病因素或存在健康问题的人。定义中指出的"人类对健康问题的反应",是针对健康问题的,即患者在康复过程中也会存在影响健康的问题,这就不难看出"问题"和"疾病"是两个不同的概念。因此,护士比医生需要解决的问题更多。定义中的"健康问题"及"人类对健康问题的反应",适应了新的健康定义和医学模式的转变,护理学开始涉及人类学、哲学、心理学、自然科学等学科领域。这不仅有助于护理学成为一门专业,延伸了护理学的活动范畴,提高护理实践的深度,还在理论上使护理人员获得了前所未有的自主决策权。护理学在理论和实践的发展中又进入了一个新的历史时期。这一时期的护理任务是促进健康、预防疾病、帮助康复、减轻痛苦,提高全人类的健康水平。为此,要加强护理学教育,调整护理学教育,调整护理人员的知识结构,提高护理队伍的整体素质,使护理人员能更好地完成时代赋予的护理任务。

AMA 对护理的定义对护理工作的影响是广泛的、深刻的,它使护理学成为了现代科学体系中一门综合自然科学、社会科学知识体系,为人类健康服务的应用科学;使护理工作任务由原来对患者的护理,拓宽了到从人类健康至疾病护理的全过程;使工作范畴从医院延伸到了社区、家庭,从个体延伸到了群体。护理的工作方法是通过收集资料、制定护理方案、落实护理计划、评价护理效果。进行护理诊断和治疗是一个自主性、独立性很强的活动过程,与传统的被动执行医嘱形成了明显的反差。这种护理模式解决了以往传统护理中被忽略却又客观存在的大量健康问题,使护理成为人类健康有力的科学保证。

(邵秀德)

第二节　护理学的性质、任务和范畴

一、护理学的性质

护理学是一种什么性质的科学,不同的护理概念会有不同的解释。随着护理概念的更新,护理学有了新的内涵。我国著名研究者周培源认为,"护理学是社会科学、自然科学理论指导下的一门综合性的应用科学","护理学是医学科学中分出来的一个独立学科,它不仅有自己完整的理论体系,而且在应用新技术方面有许多新的发展。护理学在医学中越来越占有重要地位"。我国护理专家林菊英认为,"护理学是一门新兴的独立学科","护理理论逐渐自成体系,有其独立的学说与理论,有明确的为人民保健服务的职责"。前卫生部副部长顾英奇曾说过,"护理学是一门独立的学科,它在整个生命科学中占有重要的地位"。著名护理专家安之璧也曾对护理的性质下过定义,"护理学是医学科学领域中的一项专门的学科,是医学科学的重要组成部分,又是临床医学的一个重要方面(因为它属于医学领域中的一门学科,涉及临床医学内容较多,但又不完全属于临床医学的内容)。正因为它与其他科学有一定的横向联系,因此,它又是社会科学、自然科学相互渗透的一门综合性的应用科学"。

国外护理界一些知名人士对护理学的性质也有各种各样的见解。伊莫金·金认为,"护理是行动、反应、相互作用和处理的过程,护士帮助各种年龄和社会经济地位的人在日常生活中满足他们的基本需要,并在生命的某些特殊时期应付健康和疾病的问题"。美国《Journal of Aduanced Nursing》的一篇《关于四种护理理论的提法的比较》,认为护理是一门科学,它可帮助人们达到最完善的健康状态。英国人弗罗伦斯·南丁格尔对护理学虽未予以明确定义,但她认为,"人是各种各样的,由于社会、职业、地位、民族、信仰、生活习惯、文化程度的不同,所得的疾病和病情也不同,要使千差万别的人都能达到治疗和康复所需要的最佳身心状态,本身就是一项最精细的艺术"。

虽然国内外研究者对护理学的性质看法不一,概括词句和角度不尽相同,但均涉及关于护理学性质的三个问题:护理学是不是一门科学? 护理学是不是一门独立的学科? 护理学是不是一门自然科学、社会科学的综合性应用科学?

(一)护理学是一门科学

在说明护理学是一门科学之前,首先要明确什么是科学。概括地讲,科学是自然、社会和思维的知识体系,它是通过人们的生产、社会实践发展起来的。科学的任务是揭示事物发展的规律,是对实践经验的总结和升华,是实践经验的结晶。每一门科学都只是研究客观世界发展过程中的某一阶段或某种运动方式。这就说明科学有经验科学与理论科学的区别,科学与科学理论有密切的联系,有内涵的重叠。护理学是一个实践性、技术性很强的专业,是以一定的科学原理为依据,又在活动中不断总结经验,促进理论升华的。如以疾病护理为中心、以患者护理为中心、以整体人的健康保健为中心的护理模式的演变,是在新的护理理论指导下完成,又在实践中不断总结经验,不断完善的。这就是说明在护理学的整体活动中,既要有理论科学又要有经验科学,才能完成护理任务。

鉴于以上客观现实和理论，护理学就是一门科学。但由于护理学尚属一门新兴科学，它的兴起与发展只经历了一百余年的历史，前80～90年的发展比较缓慢，后40～50年发展虽较快，但它的理论才刚刚形成，学科建设还在起步中，大量的护理实践还未能被更好地总结，护理模式尚需要进一步验证。尽管如此，护理学是一门科学的信念是不可动摇的。只有树立护理学是一门科学的观念，才能振奋护理人员的精神，推动护理事业的发展。

（二）护理学是一门独立学科

在论证护理学是一门科学的同时，还应讨论护理学是不是一门独立学科，这对确定护理学的性质是至关重要的。护理学是不是一门独立学科，不同的研究者持有不同的理论和观点。有人认为护理学既不完全依赖其他学科，也不是完全独立的学科；有人则认定根据护理学的知识体系、服务对象和任务，可以说护理学是一门独立的学科。我们认为后一种说法是有道理的。论证护理学是不是独立学科，首先要对"独立"有个正确的概念。所谓"独立"，其含义只能是相对的，而不是绝对的。在新发明、新发现并应用到实际工作中去的周期日益缩短，科学知识急剧增加的今天，学科相互渗透是必然的。不与其他学科不发生任何关系、不借用其他学科的成就来充实自己的情况是不存在的。把护理学理解为如此的"独立"是不恰当的，对任何一个独立学科采取如此的看法，也是不符合客观现实的。

那么为什么有的人对护理学是不是一门独立学科会产生疑问呢？原因首先是将"独立"理解得太绝对，没有认真地分析"独立"的含义；其次是因为临床护理和预防保健工作的理论支持多以医学的若干学科为基础。因此，有人认为护理学既然运用的是医学理论，就应该是附属于医学的，而不是独立的。诚然，护理工作中的基础护理、专业护理等，这是根据基础医学和有关临床医学的理论延伸、发展而来的，但在运用过程中不是简单的重复，而是在护理学领域中通过实践形成了自身的特定内容、目标和任务，旨在为治疗患者的身心疾病、减轻患者的痛苦、满足患者的需要、促进人类的健康创造优良的环境和条件。由此看来，护理学要完成本学科的既定任务，除了需要医学理论外还要借助自然科学、社会科学、行为科学及心理学等理论的支持，这些理论既丰富了护理学的知识体系，又构成了护理学的特定内容体系。这就说明，护理学有自己的理论与观点，有自己的活动领域与活动范围，有自己的研究任务与研究内容，因此护理学已自成体系，完全有理由认定护理学是一门独立学科。

在论证护理学是一门独立学科的同时，还应明确其属性问题，这对确定护理学的性质是有意义的。要认识护理学的属性，必须对其承担的任务和达到目标所采取的手段进行分析。前面已经讲过"护理是诊断和治疗人类对现存的和潜在的健康问题的反应"，这是护理与医疗专业相区别之处。但是在完成本学科任务时，除了需要借助社会学、心理学、行为学等理论外，在很大程度上还要以医学理论和方法为基础，来满足患者恢复健康和帮助健康人提高健康水平的各种需求。另外，为做好上述工作，护理人员须为患者创造良好的心理环境和周围环境，也就是说护理任务的完成不仅需要运用医学知识提供的手段，而且需要运用心理学、社会学和行为学方面的知识提供的手段。再有，从"人是一个整体"这一观念出发，护理的对象不仅是生病的人，还包括尚未生病但有潜在致病因素或存在健康问题的人。这就说明健康不仅意味着人体生物学变量的偏离被纠正，而且也包括建立心理和社会状态的平衡。综上所述，护理学是自然科学、社会科学理论指导下的综合性应用科学，它具有自然科学和社会科学的双重性。

二、护理学的任务和范畴

（一）护理学的任务

随着护理事业的发展，护理概念的更新，护理的任务和职能正经历着深刻的变化。如美国研究者卡伦·克瑞桑·索伦森和茹安·拉克曼合著的《基础护理》一书，在"护士作用的变化"一节中提到："早在1948年，护士埃丝特·露西尔·布朗(Esther Lncille Brown)就告诉护士们要把她们的作用看成是变化的，是朝气蓬勃的，而不是固定不变的。当代护理正处在变化和适应时期，对扩大或护士作用扩大这种词正开展着讨论"。国内外研究者对护理学的任务给予了充分的关注，纷纷阐述了各自的看法和观点。1965年，德国法兰克福会议上讨论修订的《护士伦理学国际法》规定，护理学任务是"护士护理患者，担负着建立有助康复的、物理的、社会的和精神的环境，并着重用教授和示范的方法预防疾病，促进健康。他们为个人、家庭和居民提供保健服务，并与其他行业合作"。1978年，世界卫生组织在德国斯图加特召开的关于护理服务、提高护理学理论水准的专题讨论会上议定："护士作为护理学这门学科的专业工作者的唯一任务就是帮助患者恢复健康，并帮助健康人提高健康水平"。1980年，美国护士协会提出了现代护理学定义，"护理是诊断和治疗人类对现存的和潜在的健康问题的反应"。1986年，我国在南京召开的全国首届护理工作会议上，原卫生部副部长顾英奇在讲话中指出，"护理工作除配合医疗执行医嘱外，更多更主要的是对病人的全面照顾，促进其身心恢复健康……护理学就是要研究社会条件、环境变化、情绪影响与疾病发生、发展的关系，对每个病人的具体情况进行具体分析，寻求正确的护理方式，消除各种不利的社会、家庭、环境、心理等因素，以促进病人康复……随着科学技术的进步，社会的发展，人民生活水平的提高，护士将逐步由医院走向社会，更多地参与防病保健。因此护理学有其明确的研究目标和领域，在卫生保健事业中与医疗有着同等重要的地位"。

以上这些论述表明，随着时代的进步和在某个特定时期人们对健康定义的认识和对保健需求的提高，护理学的任务、功能、作用和服务对象发生了很大的变化。这些变化是传统护理学向现代护理学过渡的重要标志，是护理概念更新的重要依据。主要变化有以下几个方面：①护理不再是一项附属于医疗的、技术性的职业，而是独立、平等地与医生共同为人类健康服务的专业。美国研究者卡伦·克瑞桑·索伦森和茹安·拉克曼认为："护士的独特作用是帮助患者或健康人进行有益于健康的活动或使之恢复健康"。②新的护理的任务，已经不只是对患者的护理，而是扩展到了对人的保健服务。护理人员除了需要完成对疾病的护理，还担负着心理、社会方面的治疗任务。护理的目标除了谋求纠正患者局部或脏器功能变异外，还要致力于保证患者心理的平衡。这就说明护理对象既包括在生理方面有疾病的人，也包括未患疾病但有健康问题的人或既有现存的也有潜在的健康问题的人。这就使得护理任务由对患者的护理扩展到了从健康到疾病的全过程。③由于护理学是为人类健康服务的专业，就要设法消除各种不利健康的社会、家庭、心理等因素，创造一个使人愉快和有利于治疗疾病及恢复健康的环境。这就说明，护理工作的场所不再限定在医院床边，而要拓宽至社会、家庭和所有有人群的地方，开展卫生教育，进行健康咨询和防病治病。

（二）护理学的范畴

随着护理观念的更新，护理任务及作用的改变，护理学的研究方向、研究任务、研究内容也发生了相应的转变。在以疾病护理为中心阶段，护理学的研究主要围绕疾病护理和技术护理开展，因此，在疾病专科护理、常规护理、技术操作方面积累了较丰富的经验，形成了较系统的内容，为现代护理学研究奠定了理论和实践的基础。随着健康定义的更新,为更好地实现人类健康这一总目标,护理任务、活动领域、服务对象都在发生着相应的变化。因此,护理学的研究方向、研究内容必须发生改变,人们需要用科学的理论、实践适应和促进护理学的发展。护理学研究应充实以下主要方面。

(1)更新传统的研究内容。疾病护理、护理技术等方面的研究,过去有较好的基础,现今面临的任务是进一步总结、创新、引进各种先进的经验和方法,使之更加科学、严谨和规范,引导护理技术现代化。不断发现各新病种的护理理论和护理技术并应用于临床,特别是与心理、行为、精神、环境密切相关的疾病,如心脑血管病、恶性肿瘤、糖尿病及老年病等,应加强研究,攻克护理中的难点。

(2)充实关于人的研究。人是生理、心理、精神、文化的统一体,是动态的,又是独特的。随着健康观念的更新,如何开展人的心理(包括患者心理)、精神、社会状况、医院环境(包括护患关系)对疾病发生、发展、转归以及对健康影响的研究,是现代护理学研究的核心问题。只有对这些问题进行深入的研究,才能引导护理人员全面地为整体的动态的健康人、有潜在健康问题的人和患者提供高质量的护理。

(3)新的护理定义决定了护理学是为人的健康服务的专业。因此,以患者护理为中心必须向以整体人健康护理为中心的方向转化。这就要求护理人员在工作中既要重视人类现存的健康问题,还要顾及潜在的影响健康的因素,更要做好预防保健和卫生宣教工作。这就不难看出,护理工作的对象不仅是患者,还有存在致病因素的人和健康的人;护理工作的活动领域从医院延伸至社区、家庭和有人群的地方。这就很自然地改变了传统的工作程序、内容和模式。为使护理工作适应变化的情况,面对新问题提出的挑战,护理人员必须履行新的职责,进行新的研究和探索。①成立什么样的管理机构,组织协调财政开支、转移人力资源,使护理人员从医院走向社区、家庭和有人群的地方;用什么方法激励护理人员自身的积极性,培养其责任心,使其能主动开展卫生教育,做好健康咨询和防病治病工作;根据人群的文化素养、生活条件、地理条件和周围环境的不同应制订些什么计划和措施,怎样组织实施。②要使护理人员适应变化的工作环境和内容,更好地承担起为人类健康服务的职责,必须进行专业培训或护理学继续教育。对于采取什么方式和进行哪些教育,应进行研究和探索。在这方面不仅需要理论研究,还要在实践中不断探索,尽快总结出一套符合中国国情的护理模式。③对一些特殊领域的人群,如长时间位于水下和地层深处作业、宇航人员等,健康保健怎样开展? 由于环境特殊,对护理提出哪些新的要求? 这些都是需要研究的新领域、新课题。

(4)新的护理定义反映了护理的整体观念。在实施中遇到的具体问题,如医疗诊断与护理诊断是一种什么关系、护理诊断与护理问题是一个什么概念、护理程序与护理过程有什么区别、整体护理与心身疾病护理有什么差异,这些均属概念性问题。只有概念明确了,才能做好工作。因此,必须进行理论和实践方面的研究,求得正确的答案。

(5)护理学是医学领域里的一门独立学科,已被社会所承认,其任务和服务范围在不断向纵深延伸,传统的知识体系(学科群)不再适应新形势的要求,因此,必须加以充实、补充和调整。从我国护理教育现状来看,虽然一些护理专家努力进行了探索和改革的尝试,护理学发生了一些可喜的变化,但仍未完全摆脱传统的知识体系模式。设置一个什么样的学科群才能适应现代护理学的要求,是值得大家思考的问题。著名护理专家林菊英认为:"在各类护士学校的课程内,既有加强护士基本素质的人文科学,如文学、美学、音乐、伦理学科,也有社会科学,如社会学、行为科学等,还有为护理学提供基础的医学基础课。但这些课的安排不是按医学生需要的内容和学时,而是按护理学的要求,从人的生老病死全过程讲起。同时结合社会保健组织中护士的作用、对不同人群所需的护理保健知识,其中包括对患者的护理技术"。正确认识这些问题并解决这些问题,对建设护理学科、开拓护理事业、培养护理人才是十分重要的。

（邵秀德）

第三节　护理人员的职业道德

一、护理职业道德的概念

道德是一种社会意识形态,属上层建筑的范畴。它是依靠社会舆论、内心信念和传统习惯力量,来调整人们相互之间关系的行为规范的总和,作为一种精神力量,调动着人们生产或工作的积极性,影响着人们之间的关系。

职业道德是从事一定职业的人,在特定的工作或劳动中的行为规范,是一般社会道德在职业生活中的特殊表现。职业道德主要包括对职业价值的认识、职业情感的培养、敬业精神的树立、职业意志的锻炼以及良好职业行为的形成。职业道德是促进人们自我修养、自我完善的重要保证,它可影响从事这一职业的人的道德理想、道德行为和职业的发展方向,影响和促进整个社会道德的进步。我国广泛开展的精神文明建设,实际上就是对各行各业的工作者或劳动者进行的职业道德教育。职业道德可影响和决定本职业对社会的作用。

职业道德是人类社会所特有的道德现象,这种现象包括两方面的内容,即职业道德意识和职业道德行为。职业道德意识是职业道德的主要方面,包括职业道德的观念、态度、情感、信念、意志、理想及善恶概念等。职业道德行为是在道德意识指导下进行的职业活动。护理人员的职业道德是一种特殊的意识形式,是护理人员在履行自己职责的过程中,调整个人与他人、个人与社会之间关系的行为准则和规范的总和。在护理实践中,这些行为标准和规范又可作为对护理人员及其行为进行评价的一种标准存在,影响着护理人员的心理意识,以至形成护理人员独特的、与职业相关的内心信念,从而构成护理人员的个人品质和职业道德境界。因此,也可以说,护理职业道德是护理人员在实施护理工作中,以好坏进行评价的原则规范、心理意识和行为活动的总和。

随着医学模式的转变,护理概念和健康定义的更新以及护理学作为独立学科的确立（原为附属专业）,规定了护理学是为人的健康服务的专业。护理工作任务和目标发生了根本性转变,由单纯以疾病护理、以患者护理为中心,转变为以整体人的健康护理为中心。护理对象既包括有心理又有生理问题的人,还有未患疾病但有潜在健康问题的人。护理工作范畴由单纯的医院内护理,拓宽至社区、家庭和有人群地方的防病治病和卫生保健。为更好地适应这些转变,完成护理任务,护理人员的职业道德也应从调整个体人际关系,扩大到包括调整护理事业与社会关系在内的更广阔的领域。因此,护理人员职业道德的内涵和外延,正在向着更深入更广泛的范畴发展。

强调护理人员的职业道德是事业的需要,是促进人类健康的需要。其意义体现在预防和治疗患者的疾病,以及促进人类健康。根据"护理是诊断和治疗人类对现存的和潜在的健康问题的反应"的定义,不难看出现代护理学的根本任务有着新的内涵和外延,由此,也决定了新的护理内容和方法。基于这种情况,护理已不再是一种单纯的应用性操作技术,而是一门完整独立的科学体系。护理也绝非生物医学护理与心理医学护理的简单相加,而是要做到心身是一元的、形神是合一的,两者必须有机结合形成系统的整体护理,因此,护理必须具有更高的要求和囊括更丰富的内容。为此,护理人员必须有独特的角色、责任和任务,而这角色、责任的体现和任务的完成,直接取决于护理人员的专业能力和道德水平。也就要求护理人员既要有高深的专业知识和技术,又要有高度的责任心、同情心、事业心和使命感,才能不断提高护理质量,满足患者不同层次的需求。为促进人类健康提供专科护理、健康咨询、膳食营养以及安全舒适环境等,这些工作的完成质量都与护理人员的道德水准有关,而道德水准差、对人类健康事业漠不关心、缺乏敬业精神和责任感、工作马虎、作风懒散的护理人员,护理质量自然下降,甚至会因为工作失误给患者造成严重后果。衡量护理人员职业道德水准的标准,就是护理质量和效果,就是在护理全过程中能否尽职尽责地履行职业道德责任,达到保护生命、减轻痛苦、促进人类健康的目的。

二、护理人员的职业道德要求

护理工作的服务对象是人,包括患者、有潜在健康问题的人和健康人。要最大限度地满足这些人的卫生保健需要,主要限制因素是护理人员的专业理论、专业技术和道德水平,这些因素是相互促进、相互转化的。其中护士的道德理想、道德信念和道德品行,影响和决定着护士对待服务对象的根本态度,促进着护士的护理行为。通过护理人员的自觉意识,并借助社会舆论的支持,促进护士业务技能的发挥和对服务对象的同情心和责任感,使护理工作得以正常进行并能保持优良的质量。另外,护理工作的全过程充分体现着科学性和服务性的特点,科学性表现在护理学已形成了理论体系和新概念,每项专业护理、基础护理、技术操作均有理论依据,每项措施均有严格的时间性、连续性、准确性,而且有规范的工作程序和标准要求。服务性表现在对服务对象全面的照顾,包括提供理想的生活、治疗、休养环境、膳食营养、防病治病知识、临终关怀等。在完成上述任务的过程中,往往会发生患者病情危重、昏迷和无人监督的情况,因此,只有靠护理人员高尚的职业良心,牢固树立社会主义的人道主义思想,遵循全心全意为人类健康服务的宗旨,才能做好护理工作。

(一)热爱护理事业

热爱护理事业要求护士有敬业精神,具有一生献身护理事业的愿望和情感,树立在护理岗位上全心全意为促进人类健康贡献毕生的决心。热爱护理事业来源于对护理工作正确与深刻的认识,来源于对护理工作价值与作用的体验。护理是促进人类健康的专业,保护劳动力重要因素的医学科学的组成部分,通过保护生命、减轻痛苦、预防疾病、促进健康的间接形式促进社会的发展,护士是不可缺少的社会角色。在我们国家,在现实生活中,人人都是被服务对象,人人又都为他人服务,而且每个人只有在为他人、为社会服务中才能实现个人的价值,才能取得生存的物质基础。护理工作虽然具体而又繁忙,但正是这种平凡的工作在为社会做贡献,为人类谋幸福。在中外护理史上有不少护理工作者,由于热爱护理事业,在自己的工作岗位上留下了可歌可泣的事迹,受到了人们的颂扬和爱戴。

（二）热爱服务对象

护理服务对象是有生理功能、思维能力和情感的人。不仅有健康人,更有躯体上、精神上、心理上受疾病折磨的人,甚至有在死亡线上挣扎的人。这些人寄希望于医护人员,护士的职业行为直接关系到人们的生老病死,关系到千家万户的悲欢离合。因此,护理人员一定要满腔热忱地关心患者的疾苦,爱护患者,把患者利益放在第一位。要做到这一点,必须树立高度的同情心和责任感。同情心、责任感是护理人员的一种道德感情,是心灵的表露,是护理人员必须具备的道德品行。对患者深切的同情和认真负责的精神是一切高尚行为的基础,同情患者就要设身处地体察患者的痛苦,帮助患者;同情患者就不能对患者的痛苦麻木不仁,司空见惯,习以为常;同情患者就应该以患者为中心,就应该认真负责地做好患者的整体护理。

热爱服务对象,就应该与服务对象心心相印,对他们不能待答不理,不能嫌烦怕乱,更不能不尊重他们,应做到有问必答,有事必帮,尊重他们维护健康的权利,采纳他们的建议,欢迎他们积极参与防病治病和卫生宣教工作,以提高全民族的健康水平,这些都是护理人员应遵守的职业道德规范。

（三）严格遵守护理制度

护理制度是护理人员在长期的护理实践中,根据护理工作的性质、任务、特点、工作程序、技术标准、信息传递,以及与这些内容有关的人力、物力、设备、人际关系等的管理,经过反复实践与验证制定出来的确保患者安全和护理质量的有关规定,经卫生行政部门按照组织程序确定下来的制度。

由此可见,护理制度是护理工作规律的客观反映,是各项护理工作的保证。因为护理工作除了具有分工细、内容多、范围广、人际接触广的特点,全程护理工作还要严格遵循科学性、技术性、服务性的要求。如何使护理工作正常运转,做到护理人员坚守岗位、忠于职守、确保医疗、护理计划准确,保证患者在接受治疗、检查、护理过程中的安全,以及更好地为患者提供生活、心理、休养环境和膳食营养护理等,必须有一套完整、系统、科学、有效的制度作保证。例如交接班制度、查对制度、分级护理制度、岗位责任制度、预防院内感染制度、差错事故管理制度、膳食管理制度以及物品管理制度等。有了护理制度才能保证护理教学、护理科研和继续护理学教育等的贯彻执行。因此,护理人员必须严格遵守各项护理制度,这不仅是护士的基本职业要求,也是制约护理人员履行职责的重要保证。

1.严密细致地观察患者病情变化

观察患者病情变化,是护理人员的一项重要职责,是护理人员必须具备的道德要求。护理人员必须以高度的责任感,耐心细致地观察病情,及时准确地捕捉每一个瞬息变化。观察病情及时准确对患者的康复是至关重要的,可根据病情制定有针对性的医疗、护理计划,可为危重患者赢得抢救时间,挽救生命,还可发现和预防并发症的发生。观察病情时,夜班护理人员更要加强责任心,因为病情变化发生在夜间的机会相对较多,但夜班人员少,工作忙,容易忽略病情变化,再加上夜间缺乏监督,思想容易松懈,护理人员如不保持警惕,可能会忽略患者的病情变化,在这种情况下,道德责任、道德信念、道德良心就会起着主导作用。

2.严格遵守操作规程

护理工作是为人类健康服务的,要求护理人员对每项操作都持审慎的态度。"审",即详细、周密、明查;"慎",即小心、谨慎、精确。"审慎"就是要求护理人员对操作认真负责,一丝不苟,严查细对,并以这种严肃认真的负责态度,给患者以安全感,保证操作质量,取得患者的信任。"审慎"是护士责任的一个重要心理素质,也是高尚道德的一种表现。哲学家伊壁鸠鲁认为:"最大的善乃是审慎,一切美德乃由它产生"。这就说明,一个人对待工作持审慎态度是重要的,护理工作更是如此。在医院里,绝大部分的医疗、护理措施都要护理人员执行,如口服给药、肌内给药、静脉给药、灌肠、导尿、气管插管、人工呼吸、心外按压、呼吸机应用、正压给氧、心脏电击复律等,这些操作均有严格的规程要求。护理工作中出现的打错针、服错药、输错血、灌错肠、插错胃管等,无一不是违反操作规程造成的。就查对程序来说,操作中如不按程序查对,或不按要求全部查对,或不认真查对,就可发生差错事故,就可给患者造成痛苦、残疾甚至死亡,这方面的教训是极其深刻的。因此,护理人员在进行工作时必须严格执行操作规程,实行医疗、护理措施时,必须做到严禁工作马虎、草率从事,对患者要有高度的同情心、责任心、细心和耐心,才能做到一丝不苟地遵守操作规程,这也是职业道德的要求。

(四)努力钻研专业理论和技术,提高自身专业水平

一个职业道德良好的护理人员,不仅要有热爱护理事业、忠于患者利益、自觉遵守各项护理制度的优秀品质,还必须具有扎实的护理医学理论基础、精湛的护理技术水平和解决护理疑难问题的能力,才能很好地完成工作任务。现代科学技术发展迅速,不断出现新学科、新理论、新技术、新领域。据有关资料介绍,近年来科学技术的新发明、新发现比过去两千多年的总和还要多,而且科学技术的发明、发现被应用至实际工作中的周期日趋缩短。有人分析医学知识量大约每10年翻一番,这样,知识更新的周期必然缩短。18世纪,科学技术更新的周期约为80年,而现代只有5~10年,自然,知识废旧率相应提高。一个人一生的工龄为30~40年,在这漫长的时间里,仅靠在学校学习的知识,不进行知识更新、不钻研专业知识显然跟不上科学技术发展的步伐,适应不了工作的需要。有人统计,一个人在工作岗位上获得的知识占全部知识的80%~90%,这就说明护理人员在职钻研业务知识对提高自身素质是何等重要。随着护理观念的更新、独立学科的建立、服务领域的拓宽以及健康教育的开展等,不提高自身的专业水平,就不可能更好地完成保护生命、减轻痛苦、促进健康的任务。

(五)认真做好心理护理

随着医学模式的转变,人们逐渐认识到疾病和健康不仅与先天因素、理化因素及生物因素有关,与社会环境、地理因素、工作条件、人际关系、心境状态有密切关系。因此,不仅通过药物和医疗手段能治病,健康的情绪和良好的心境更有利于健康和疾病的康复。有些疾病需要心理和药物治疗同时进行才能痊愈,甚至在某些情况下心理治疗可起到药物治疗所起不到的作用。因此,护理人员要从"人是一元的""形神是合一的"观念出发,认真、细致地做好心理护理。弗罗伦斯·南丁格尔认为:"护理工作的对象不是冷冰冰的石块、木头和纸片,而是有热血和生命的人类。"因此,护理人员在进行心理护理时,必须以高度的同情心、责任感,从心理学的角度了解、分析患者的综合情况,在制订心理护理计划时应掌握以下原则。

1.对患者的心理需求要有预见性

这就是要求护理人员全面了解患者所受社会、心理、生理因素的相互影响,以敏锐的观察力发现患者情绪的波动、语言语调的变化、饭量的增减、睡眠的好坏,预测每个患者可能出现的心理问题和心理需求,以便及时、准确地为患者解除痛苦,满足需求。

2.心理护理要体现个体差异

由于服务对象的年龄、性格特征、文化修养、民族习惯、社会地位、经济状况、所患疾病种类等的不同,所产生的心理问题或心理需求亦不一样,故在进行心理护理时一定要有针对性,充分体现个体差异,对患者进行区别对待,才能获得好的效果。

3.心理护理要着眼于消除患者的消极情绪和有碍健康的心境

通过对患者进行心理疏导、安慰、解释、鼓励、启发、劝解,以及努力创造良好的治疗、休养环境(柔和充足的光线、适宜的温湿度、清新的空气、和谐的色彩、悦耳的音响等)和膳食条件,提高患者生活质量、树立其信心,使其主动配合治疗。临床实践证明,情绪能影响机体的免疫功能,恐惧、紧张、抑郁、悲观等情绪可使机体免疫功能低下,而欢快、乐观等情绪可提高机体的免疫功能,起到防病治病的作用。进行心理护理,就是使患者能够保持最佳心理状态,起到保持健康、预防疾病和治疗疾病的目的。

4.心理护理需要良好的语言修养

语言不仅是表达思维、表达感情的工具,也是交流思想、传递意志的工具。语言疏导是护理人员做好心理护理的重要手段,护理人员必须加强语言修养,亲切的语言可给服务对象以安慰、鼓舞和信任;能调动患者战胜自身疾病的勇气和信心;能给同事间以协调、合作、和谐的感受,增强友善、团结和理解。职业语言应有以下原则和要求。

(1)说话要文明礼貌。说话文明礼貌能给服务对象以信任感和安全感。询问病情、解答问题、卫生宣教、指导自我护理及进行某些检查时,说话要耐心、诚恳、准确,且忌粗犷。对患者要有称呼,如同志、大爷、大娘、先生、小姐等,患者配合检查、治疗后应道声谢谢。

(2)说话语调要温和,避免生硬。护理艺术也和其他艺术一样,有情才能感人。护理人员对服务对象要有高度的同情心,说话自然就会有感情,就能做到说话亲切、语调温和,患者愿意与之交流。一个好的护理人员应该通过语言激励患者振奋精神,坚定其与病魔做斗争的信心,切忌生硬的刺激性语言,任何缺乏感情的语言都会使患者感到伤心、不安和丧失战胜疾病的信心。

(3)要注意保守秘密。患者是带着痛苦和期望来医院就诊的,为了解除身心的痛苦,因为信任医护人员,会把不给父母、亲人说的话或隐私都给医护人员倾吐,如生理上的缺陷、心理上的痛苦等。医护人员应怀着高度的同情心和责任感,帮助患者解除身心的痛苦,不应任意传播,对一些预后不良的患者,应根据其心理承受能力,与医生共同协商如何对其作恰如其分的解释,必要时需保守秘密。

(4)说话要看对象,不能千篇一律。患者来自四面八方,他们所受的教育、文化素养、社会地位、民族习惯、经济状况、性格特征、病情轻重,均有一定差异。因此,为使心理护理能有针对性,说话方式和分寸不能千篇一律,用什么词、什么口气说话需要斟酌。对性格豁达、开朗的患者就可以随便一点,甚至幽默一点;对性格内向的人,说话就要谨慎,避免发生误会;对农民或文化水平低的患者,特别是老年人,说话要通俗易懂或用方言;对病情重或预后不好的患者,视具体情况而定。

总之,护理人员在运用语言进行护理时,要坚持保护性、科学性、艺术性、灵活性相统一的原则,根据不同对象和具体情况灵活运用语言,表达意志要清楚贴切,防止恶性、刺激性语言,以获得理想的心理护理效果。

（六）团结友善通力合作

护理工作任务重、内容多、分工细,活动领域宽,独立性小,适应性大。在对服务对象实施医疗、护理计划,进行系统性整体护理时,不是孤立、封闭的,而是要与多方面相互联系、相互制约、相互支持才能完成。特别是在当今社会,医院由传统的管理转入经济核算,所提供的服务和应用的卫生材料,均向着以质论价或以价论质的方向进行转变,这本身就增加了护理工作的复杂性,而且在完成护理任务的全过程中,要与医疗、医技、总务后勤、器械设备、行政、财会等部门发生联系,需要得到他们的帮助和支持。为做好护理工作,最大限度地满足患者身心的需求,应主动与有关部门联系,调节关系,形成团结协作、相互理解、共同促进的工作气氛,使得大家都能心情舒畅地完成各自的任务,这也是职业道德的重要标志。

（邵秀德）

第二章　护理的工作模式

护理工作模式是指为了满足患者的护理要求，提高护理工作的质量和效率，根据护理人员的数量和工作能力，设计出各种结构的工作分配方式。同时，应根据不同的工作环境、工作条件、工作量等因素来选择适合本院、本地区，符合国情的护理工作制度。随着时代的变迁、人类文明程度的提高以及医学科学的发展，医学经历了由神灵医学模式、自然哲学医学模式、生物医学模式，到 20 世纪 70 年代以来的生物-心理、社会医学模式的漫长发展历程。而在这个漫长的过程中，对医学科学影响较大的模式为生物医学模式和生物-心理、社会医学模式，护理学科深受其影响，相应出现了个案护理、功能制护理、责任制护理和现代的系统化整体护理等一系列工作模式。

第一节　护理模式与护理工作模式

一、模式、护理模式与护理工作模式

模式是一组关于陈述概念之间关系的语言，说明各概念间的关联性，初步提出如何应用这些内容解释、预测和评价各种不同行为的后果；模式被认为是理论的雏形，因此，护理学中有关的"护理模式"是指用一组概念或假设来阐述与护理活动有关的现象，以及护理的目标和工作范围。而"护理工作模式"是指为了满足患者的护理要求，提高护理工作的质量和效率，根据护理人员的数量和工作能力，设计出的各种结构的工作分配方式。

模式有两种含义：一种是作为抽象的概念，指对事物简化与抽象的描述，对一类事物总的看法，具有对这类事物的指导作用，是一种思想，如自理模式、系统模式及人际关系模式等都属于此类；另一种含义是指某种事物的标准形式或样式，如模板病房、试点病房。在一个时期一般只有一种指导思想，而其形式可以有许多种，例如，功能制护理不是理论，也不是指导思想，只是一种临床护理工作的组织形式，而整体护理是一种理论，是一种指导思想。因此，功能制护理就属于护理工作模式，与它处于同一水平的概念还有责任制护理、小组制护理等。明确护理工作模式这一概念利于护理学的发展。

二、护理模式与护理工作模式间的关系

护理模式与护理工作模式间存在的关系:护理模式是护理工作模式的核心,是护理理论,对护理工作模式起指导作用;护理工作模式是为实现护理模式所采取的一种组织管理形式,是方法论,只有通过一定的护理工作模式,护理模式才能得以实现,且护理工作模式能直接影响护理模式的实现程度。合理、适当的护理工作模式可以使护理模式得以有效地实现,反之则会阻碍它的完成。

护理工作模式的提出与应用不仅可以解释在护理学中存在的关于护理模式的一些模糊认识,而且有利于临床整体护理的实施。护理模式属于纯理论研究范畴,是院校护理教育人员研究的重点;而护理工作模式则属于方法论,当新的护理模式理论出现后,临床就应该有相应的护理工作模式与之相对应,这是临床护理管理者研究的重点。这样既澄清了概念又丰富了护理学理论,同时也利于消除目前临床工作中出现的形式主义导向,使临床护理管理者能更加有的放矢地开展工作。

(杨太红)

第二节　护理工作模式转变的背景

护理工作模式的转变主要受护理人员护理观的影响。护理观是护理人员在护理实践中应确立的指导思想、价值观和信念。保护患者的合法权益已成为护理人员帮助他们维护生命的重要内容。自第二次世界大战以来,随着医学模式的转变,护理学科受到了来自各方面的冲击,逐步形成了当代的护理观,即以患者为中心的护理理念,由此带来了护理工作模式的一系列改革。

一、护士角色的转变

无论是融资、支付、医疗技术、住院时间、老年慢性疾病的发病率,还是卫生保健等各方面正经历着急剧的变化,由此所导致的健康保健管理和实施系统也经历了一系列的改革。卫生专业委员会指出"在过去的 50 年中,护士在卫生保健实施系统中,已逐渐从一个支持性群体转变了一个承担许多独立、复杂责任的角色"。由于卫生保健人员(包括护士)的不足,医疗资源的短缺以及对医疗护理质量的关注,使得护士的角色转变更加复杂。的确,经济的发展驱使着医疗护理的改变,比如,由以往的"健康照护"转变为现今的"健康管理",护理人员的工作实践内容大大增加,然而患者对于护理服务及安全的需求才是医疗护理改革的关键。

二、护理价值的转变

健康保健领域的领导者们越发觉得真正的改革应加强患者的安全。2006 年,亨里克森(Henricksen)等人将卫生保健方面的改革定义为组成或完善一个组织或工作单元的过程,并根据外界环境的改变不断改变自身,使之成为更完善的整体。可以发现,一些新的技术和设备都要求临床护士能熟练掌握其使用方法,另外还包括临床护理质量的持续改进,护士们需要参与患者护理计划的制定与实施等,这些已变得日益重要。以往,医院提供的医疗照护通常是为了方便自

己的员工,每位员工都有不同的分工,实施功能制的照护,比如,门诊和住院部是合并在一起的,如果一位患者需要到门诊看病,必须走过许多个住院病房。为了满足患者不断变化的需求、护士自身及医院对护理事业的要求,护理经历了极大的改变,其中,护士角色的重新定义是针对护士短缺、其他医疗专业改革以及护理人员薪金所制定的最普遍的措施。

三、以患者为中心的理念

根据以患者为中心的理念,护理工作的计划和实施应以患者的需求为主要出发点,实施健康照护。作为健康照护者,护士和其他医务人员认为有必要制定一个照护系统,并保证这一系统以患者、家庭和社区为中心运作。护理人员可以针对每一位患者制定一个跨学科的护理计划,并与患者共同探讨计划的合理性和可行性,最后根据此计划实施护理措施,使患者满意。护理过程中,以患者为中心、安全和质量三者达到了空前的一致。

四、不同护理工作模式的产生

20世纪50年代以后的短短几十年中,一批护理理论家们通过积极尝试和不断探索,相继建立了许多护理模式/理论,如奥瑞姆的自理理论、罗伊的适应模式、纽曼的健康系统模式、华生的关怀照护理论、金的达标理论、佩皮劳的人际关系模式、莱宁格的多元文化护理模式等。随着护理概念由以疾病护理为中心向以人的健康为中心演变,以上护理理论/模式也不断完善,以人为中心的护理,由这些理论/模式指导的护理工作模式的发展也经历了同样的变化,即由功能制护理过渡至小组制护理,并进一步向责任制护理以及整体护理过渡,并依次出现了个案护理、功能制护理、小组制护理、责任制护理、"按职称上岗-责任制-学分制"三位一体的护理综合护理模式以及适应整体护理为指导思想的各种护理工作模式等。

(杨太红)

第三章 护理管理

第一节 医院感染与护理管理

护理工作在医院感染管理中具有特殊性和重要性。国内外调查结果显示,医院感染中有30%～50%与不恰当的护理操作及护理管理有关。因此,加强对护理程序、护理技术和医院感染发生规律,以及它们之间相互关系的研究,探索预防、控制感染的理论与方法,用有效的护理操作技术,最大限度地降低医院感染的发生率,是阐述本节的目的。

一、护理操作与防止感染的关系

护理管理是医院管理系统中的主要组成部分。在总系统的协调下,相关的护理部门运用科学的理论和方法,在医院内实行消毒灭菌和各种隔离措施。完善的护理管理机制通常以质量管理为核心,技术管理为重点,组织管理为保证,护理质量的核心则是医院感染控制的水平。在预防和控制医院感染的全过程中,护理指挥系统起着决定性的作用。护理人员及护理管理者,应该成为预防和控制医院感染的主力。

预防感染措施的执行常常首先涉及护理人员。任何实质性护理都离不开消毒、灭菌和隔离技术,而且一般来说,护理人员接受的控制感染的基本教育和训练比医生要多。在不少情况下,往往是护士首先发现患者的一些病情变化。一旦发现患者有严重感染的危险时,当班护士有权对患者实行隔离。这种责任要求护士对一些疾病及其隔离的必要条件必须有较全面的知识和理念,并要随着疾病谱的变化、疾病传播和流行的特点制订出相应的隔离措施。比如,一百多年前提出的类目隔离发展至今已有七种方法[严密隔离、呼吸道隔离、抗酸杆菌(AFB)隔离、接触隔离、肠道隔离、引流物-分泌物隔离、血液-体液隔离],以后又发展为以疾病为特点的隔离;20世纪80年代末期进一步提出全面血液和体液隔离,亦称屏障护理;90年代初发展为体内物质隔离;在此基础上于90年代中期形成了普遍性预防措施;到了90年代后期又迅速地发展为今天的标准预防。

以最简单而常做的体温测量为例,曾有报道,由于直肠体温表擦拭不净,消毒不彻底,造成新生儿沙门菌感染迅速扩散,六周内就有 25 例新生儿感染。经过实行隔离患儿、彻底消毒体温计和停止直肠测温(改用腋表)等综合管理和护理措施,感染才得以控制。

点眼药这一简单而常见的护理操作,亦可能造成眼部的严重感染,国外有报告称,点眼药造成感染的发生率可高达 44%。点眼药除可导致铜绿假单胞菌传播外,还会引起黄杆菌污染。曾有报道,给新生儿洗眼后发生脑膜炎;用无色杆菌污染的水洗眼和湿润暖箱造成六名早产婴儿死亡。

大量的事实充分说明,严格认真地执行消毒、灭菌、无菌操作和隔离技术,是预防医院感染的重要保证。护理人员是主力,在任何治疗和护理行动中都必须坚持这一观点。欧美各国多数医院管理机构都认为,没有预防感染的护士,就无法推动和贯彻防止医院感染的各种措施。因此,英国在 1958 年率先任命了医院感染监控护士。

随着人们对感染与护理关系的认识日益深入,各有关护理管理和护理教育部门相继把防止感染问题列入了迫切的议事日程,作为护理质量控制的必要指标。这既是摆在护理工作者面前的一个亟待解决的重要课题,也是全体护理人员的光荣任务和神圣职责。

综上所述,护理人员必然是医院感染管理中的主力。香港的有关机构总结了感染监控工作的经验与教训,认为一个合格的感染监控护士,应该扮演着多种重要角色:专职者(掌握病原体特征及其传播途径,并有针对性地加以有效预防和控制)、执行者(理论与实际并重,不仅掌握清洁、消毒、灭菌理论与方法,并能付诸实践,严格地执行无菌操作技术与隔离方法,有效地控制医院感染的发生)、监察者(督促全院医护人员行动一致,互相提醒)、教育者(指导卫生员、护工及探访者等非专业人员,普及有关疾病传播和预防交叉感染等知识)、发现者(高度警惕、密切观察,及时发现感染者及引起感染的潜在危险因素,并尽快予以控制)、研究者(研究医院感染的发生、发展规律,探讨针对感染的预防控制措施)和保护者(既是患者健康的保护神,又必须保护工作人员免受感染)。集七个角色于一身,这充分说明了监控护士的突出作用,同时也描绘出他们所担负的职责与任务的份量。

二、加强护理管理与减少医院感染

根据卫生部 1988 年《建立健全医院感染管理组织的暂行办法》精神,护理部主任(或总护士长)必须是医院感染管理委员会的主要成员之一,积极参加该委员会的组织、管理、计划和决策等各项重要活动;护理部必须将感染管理委员会的各项计划、决策列为本部门的日常基础工作,并及时付诸实施和督促执行;护理部有责任教育广大护理人员提高对医院感染危害的认识,贯彻消毒、灭菌、隔离和合理使用抗生素等各项预防措施,并担负起有关防止感染的组织、领导、培训、考核、评价、科研和调查等工作;如有必要,护理系统应该主动和独立地制订出行之有效的预防措施,并建立严格的控制感染管理制度,层层落实把关,从而最大限度地避免因护理管理失误而引发医院感染。

(一)加强组织领导与健全监督检查

医院的感染管理是一个复杂的系统工程,护理管理则是该系统的重要子系统,它的运行状况会直接影响整个医院感染管理的质量与水平。为了实现预防和控制医院感染这个大目标,必须建立健全组织,并实施科学而有效的管理。护理部要在医院感染管理委员会的指导下,组织本系统中有关人员成立预防医院感染的消毒隔离管理小组,由护理部主任或副主任(或总护士长)担任组长,成员应包括部分科护士长和病房护士长,组成感染管理的护理指挥系统,负责制订预防医院感染的近期和远期计划,并提出相应的具体要求,明确职责与任务。无论近期或远期计划均应从实际出发,并有一定群众基础,以利实施和执行。切实可行的预防感染计划是严格护理管理的关键一步,它既是护理质量评定的标准和检查、考核、评比的依据,又是防止感染发生的保障。

护理指挥系统应当充分发挥组织作用,以及计划、处理和控制医院感染的职能,通过计划安排、定期检测、随时抽查或深入第一线等途径来了解情况,以此衡量和评定各科室的护理管理现状和质量,并根据所获得的各方面的信息,及时处理存在的问题,或做出相应的调整,使医院感染的各项预防措施持续处于良好的运行状态。这个系统必须使组织中的成员都能发挥他们的聪明才智,为实现组织目标而共同努力奋斗,用有限的资源获得最大的预防控制感染的效果。

感染管理的护理系统还应对全院护理人员进行消毒、灭菌、无菌操作和隔离技术的教育,进行合理使用抗菌药物,正确配制和选择合适溶酶,观察用药后的反应,以及各种标本的正确留取及运送等有关预防感染的培训,并根据实际需要及时实施考核、检查、纠错等工作。要定期进行无菌操作的达标率和消毒灭菌合格率等的统计,了解护理人员被利器刺伤甚或遭受感染的情况,以及住院患者的感染发生率等,分析原因,及时向有关部门提出警示并做好宣传教育工作等。它还必须建立感染发生的报告制度,除按规定报告法定传染病外,其他医院感染均应由各病区护士长(或监控护士)上报护理部及医院感染管理专职人员,特别是发生多种耐药菌株,如耐甲氧西林金黄色葡萄球菌(MRSA)、耐万古霉素金黄色葡萄球菌(VRSA)、抗万古霉素肠球菌(VRE)等感染;输血和输液反应及输血后肝炎等需要立即报告,同时应实施有效的相应隔离。一旦发生感染暴发流行,护理部的主管者应迅速到达发病现场进行调查,获得第一手资料,并同医院感染管理专职人员协力探明原因,采取相应的对策,以及改进消毒灭菌方法和隔离措施。

在医院感染暴发流行时,必须及时调整防止感染的计划。这时感染管理的惯性运行应过渡到调度运行或控制运行状态。但是,全院统一的清洁卫生、消毒隔离、监测检查和无菌操作等各种规章制度应保持相对稳定,这一点正是制度并行与计划的不同之处。切实可行的计划与严格的管理制度并行,不但可提高质量和效率,而且是使整个护理工作处于良好状态的保证。此外,护理系统还应制订统一的消毒隔离、无菌操作等护理质量检查标准和具体要求,如对肌内注射、静脉注射、留置针、呼吸机的应用、留置尿管等操作规定统一的操作程序及质量标准,并根据标准进行训练和强化,使具体操作规范化和质量标准化。每季度应进行抽查,以切实达到预防医院感染的目的。

(二)改善建筑布局与增添必要设备

医院感染管理工作的好坏与医院重点部门的建筑布局和设备的关系比较密切,所以在条件允许的情况下应根据需要适当改造或改建不适于预防感染的旧建筑,增添必要的专用设备。例如,在无菌手术室、大面积烧伤病房、大剂量化疗病房、骨髓移植病房端安装空气净化装置;医院中心供应室三区(污染区、清洁区与无菌区)划分清楚,区与区之间有实际屏障,人流、物流由污到洁,保证不逆行,清洗污染物品逐步由手工操作过渡到机械化操作,使之达到保证清洗干净又不污染或损伤操作者的标准;淘汰不合格的压力蒸汽灭菌器,应用预真空压力蒸汽灭菌器,保证灭菌质量;根据医院功能及灭菌要求,考虑购置环氧乙烷灭菌器,以保证畏热、怕湿仪器的灭菌质量;增加基础医疗设备,如持物钳、器械罐、剪刀、镊子等基础器械的备份,以保证有充足的灭菌及周转时间,确保医疗安全;在供应室的三区内部设有足够的洗手池及清洁干燥的肥皂与毛巾,以保证工作人员及时洗手;在重点病房、注射室、重症加强护理病房(ICU)、儿科病房等部门的进出口旁安装洗手池,使用脚踏式的开关,以保证医务人员在护理患者前后能充分地洗手而防止交叉感染;在综合医院设立传染病房时,应建立独立的护理单元,并按传染病医院要求合理布局,按传染病管理法严格管理;严格区分清洁区,半污染区和污染区,以及加强污物、污水的无害化处理。

(三)加强教育培训与提高人员素质

提高工作质量的原动力来自教育。不断进行针对性的教育与专业培训是搞好医院感染管理的基础。因此,护理部必须从教育入手,与感染管理专职人员密切配合,根据当时的具体情况,对各级人员进行消毒、隔离技术等的培训。只有人人都了解预防医院感染的意义、具体要求和实施方法,才能使预防感染的各项计划和措施变为群众的愿望和行动,才能切实控制或防止感染的发生。

对于医院感染管理人员的知识结构的要求主要有两方面:其一是严密的消毒、隔离、无菌操作及其他预防或控制措施的技术方法,以及合理使用抗生素等,这可按照一定的规章制度,通过严格的专业培训来实现。其二是有关的微生物学、卫生学、流行病学等基础知识,这需要加强经常性的学习,不断拓宽知识面才能达到。其中尤其重要的是提高工作人员的专业素质,使他们掌握并熟知各种感染性疾病的先兆特征及潜伏期,早期预测和推断交叉感染发生的可能性,并采取相应的措施。早期识别对防止感染的发生最为有效,因为患者最具有传染性的时间往往是患病的最初阶段,如果能及早采取必要的措施,就能迅速控制疾病传播,达到事半功倍的效果,否则,一旦感染扩散开来,就会出现不可收拾的局面。从这个意义上来讲,医院感染预防和管理教育的对象不应该仅限于传染科的医务人员,而应该包括医院的全体人员,只是教育的内容和程度应有所选择和区别。

定期进行在职教育或轮训和考评,是促进护理常规落实的好办法。值得一提的是,实践已反复证明,护士长和监控护士的思想作风、业务技术和组织管理能力与医院感染的发生率有密切关系,因此医院感染的管理机构和护理指挥系统必须重视对他(她)们的教育。通常,可以通过有计划的专业培训、参观学习、经验交流及定期举办专题讨论会等来提高他(她)们的业务素质和管理水平。护士长和监控护士应该善于利用组织查房、消毒和隔离操作、小讲课、定期考评等途径来指导所属护理人员的工作,从而保证医院感染预防和管理的质量。对于各级护理人员(特别是新调入的),除应该培养她们严格执行各项消毒隔离制度的习惯外,还必须加强个人卫生管理。如保证工作服、工作帽、口罩及各种器具等的清洁和合理使用等。

2000年卫生部下发的医院感染管理规范中也明确规定,各级人员均要有计划地参加医院感染专业和职业道德的培训,保证新调入人员不少于3个学时、一般工作人员每年不少于6个学时、专职人员每年不少于15个学时的培训。

(四)强化高危人群和重点部门的感染管理

医院是各种患者聚集的地方,其免疫防御功能都存在不同程度的损伤或缺陷。同时,患者在住院期间接受各种诊疗措施,如气管插管、动静脉插管、留置导尿、手术、放疗、化疗、内镜检查和介入治疗等,进一步降低了他们的防御功能。加之医院病原菌种类繁多、人员密集,增加了患者的感染机会。因此,为了避免医院感染的发生,医护人员必须对人体的正常防御能力有一定的了解,还要熟悉降低或损伤宿主免疫功能的各种因素,以便采取相应措施,提高宿主的抵抗力。同时,还应对医院感染所涉及的各类微生物,常见致病菌,机会致病菌的种类、形态、耐药力、致病力以及对药物的敏感性等有一个清楚的认识,以便有针对性地对有传染性的患者进行有的放矢的隔离与治疗,对环境及医疗器械进行有效的消毒、灭菌,从而降低医院感染的发生率。

由于老年患者免疫功能低下,抗感染能力减弱,尤其是有疾患并卧床不起的老年人,由于呼吸系统的纤毛运动和清除功能下降、咳嗽反射减弱,导致防御机能失调,易发生坠积性肺炎。而且,这类患者的尿道多有细菌附着,导管中绿脓杆菌、大肠埃希菌、肠球菌分离率高,也可能成为医院感染的起因。对于抗菌药物的应用,无论用于治疗还是预防,均应持慎重态度,并坚持定期做感染菌株耐药性监测,以减少耐药菌株的产生。

对住院的老年患者,必须加强生活护理,保持患者口腔和会阴的卫生,协助患者进行增加肺活量的训练,促进排痰和胃肠功能恢复。用于呼吸道诊疗的各种器械要做到严格消毒。工作人员在护理老年患者前后均应认真洗手,保持室内环境清洁、空气新鲜,严格执行探视制度及消毒隔离制度。

幼儿处于生长发育阶段,免疫系统发育尚不成熟,对微生物的易感染性较高,尤其是葡萄球菌、克雷伯菌、鼠伤寒沙门菌、致病性大肠埃希菌和柯萨奇病毒等感染,较易在新生儿室形成爆发流行。因此,预防医院感染要针对小儿的特点来制订护理和管理计划。加强基础护理,注意小儿的皮肤清洁及饮食卫生,更主要的是从组织活动和环境改善方面进行考虑,除严格执行各种消毒、隔离的规章制度外,还要求工作人员上班前一定要做好个人卫生,进入新生儿室要换鞋,接触新生儿前一定要洗手,并做好对环境卫生的监测。工作人员出现传染性疾病时,应及时治疗、休息,传染期应调离新生儿室,以免发生交叉感染。

ICU是医院感染的高发区,患者的明显特点是病情危重而复杂。主要表现为:①多数患者都是因其他危重疾病继发感染(包括耐药菌株的感染)后转入ICU。②各种类型休克、严重的多发性创伤、多脏器功能衰竭、大出血等患者,其身心和全身营养状况均较差,抗感染能力低,严重创伤、重大手术等常导致全身应激反应,进而出现抗细菌定植能力及免疫功能下降。③患者多数在较长时期内使用各类抗菌药物,细菌的耐药性均较强。④强化监护所使用的各种介入性监察、治疗,如机械通气、动脉测压、血液净化、静脉高营养、留置导尿、胃肠引流等都可能为细菌侵入机体和正常菌群移位提供有利条件。⑤患者自理能力缺乏或丧失,因而十分依赖护理人员,与护理人员频繁接触往往会增加发生交叉感染的机会。

为了做好ICU医院感染的预防工作,除需从设计和设备上给予关注外,必须制订一系列防止感染的管理制度。此外,还应强调从业人员素质的提高,有高度责任心者才能做好ICU的工作,从而降低ICU患者医院感染的发生率。预防ICU医院感染的原则应是提倡非介入性监护方法,尽量减少介入性血流动力学监护的使用频率;对患者施行必要的保护性医疗措施,提高患者机体的抵抗力,特别应预防下述各类型感染。

1.预防下呼吸道感染

因为这类感染易于发生,而且对危重患者威胁较大,在具体实践中应认真做好以下各项。

(1)对昏迷及气管插管的患者,必须加强口腔护理。

(2)掌握正确的吸痰技术,以免损伤呼吸道黏膜及带入感染细菌。

(3)严格按七步洗手要求,应用流动水、脚踏式或感应式开关、一次性擦手纸巾,认真地洗手。根据需要定期或不定期进行手部细菌监测,切断通过手的传播途径。

(4)做好吸入性治疗器具的消毒,阻断吸入感染途径,如湿化瓶及导管要按照国家卫健委规范严格终末消毒,干燥保存,用时加无菌水,连续使用时每天更换无菌水;使用中的呼吸机管道系统应及时清除冷凝水,必要时定期或不定期更换、消毒。

(5)积极寻找有效手段,阻断患者的胃-口腔细菌逆向定植及误吸,不用H_2受体阻断剂,慎用抗酸药以免胃内pH值升高,进而细菌浓度增高,以致促成内源性感染的发生。可用硫糖铝保护胃黏膜,防止应激性溃疡;带有胃管的患者,应选择半卧位,并应保持胃肠通畅,若有胃液潴留,应及时吸引,防止胃液倒流而误吸;术后麻醉尚未恢复之前应使患者处于侧卧位,严格监护,若有痰液应及时吸出,防止误吸。

(6)做好病室的清洁卫生,及时消除积水和污物,铲除外环境生物储源,保持空气洁净及调节适宜的温湿度,定期清洗空调系统。

(7)加强基础护理,对患者进行有关预防下呼吸道感染的教育,指导患者进行深呼吸训练和有效咳嗽训练,鼓励患者活动,对不能自主活动的患者应协助其活动,定时翻身拍背,推广使用胸部物理治疗技术。

(8)监护室内尽量减少人员走动,隔离不必要人员,室内禁止养花,以防真菌感染。

(9)进入ICU的人员都要严格按制度更换清洁的外衣和鞋子,洗手,必要时戴口罩,严禁有呼吸道感染者入内。

(10)建立细菌监测、感染情况的登记上报制度,定期分析细菌的检出情况,对感染部位、菌种、菌型及耐药性、感染来源和传播途径,以及医务人员的带菌情况均应做好记录,以便制订针对性的控制措施。

2.防止血管相关性感染

危重患者往往需要进行介入性的监护、治疗或诊查,而作为医护人员,必须贯彻WHO的安全注射的三条标准,即接受注射者安全、注射操作者安全、环境安全,还应特别注意下列各点。

(1)采用各种导管应有明确指征,总体来讲是要提倡非介入性方法,尽量减少介入性损伤。

(2)对患者实行保护性措施,提高其自身抵抗力,介入性操作容易破坏皮肤和黏膜屏障,能不用时应立即终止。

(3)置入时除了严格的无菌技术外,还应注意选择合适的导管,应口径相宜、质地柔软而光洁,还应掌握熟练的穿刺、插管技术,从而避免发生血小板黏附及导管对腔壁的机械性损伤。

(4)加强插管部位的护理及监测,留置导管的时间不宜过长,导管入口部位保持清洁,可选用透明敷料,以便于随时观察,一旦发现局部感染或全身感染征象应立即拔除导管,并做相应的处理。

(5)搞好消毒、隔离,严格的洗手和无菌操作是预防介入性感染最基本的重要措施。

(6)配制液体及高营养液时应在洁净环境中进行,配制抗癌药及抗菌药时应在生物洁净操作台上进行,确保患者、工作人员及环境安全。

(7)在介入性操作中使用的一次性医疗用品必须有合格证件,符合国家卫健委的有关要求,严防使用过期、无证产品,确保患者安全等。

3.预防ICU患者感染

ICU患者多为手术后带有切口,而本身的抵抗力又很弱,伤口愈合较慢,所以要特别注意预防手术部位及切口感染。

(1)防止切口感染的最有效对策是严格的无菌操作,不用无抗菌能力的水冲洗切口,并对疑有感染的切口做好标本留取,及时送检。

(2)缩短患者在监护室滞留的时间。

(3)选用吸附性强的伤口敷料,敷料一旦被液体渗透要立即更换,以杜绝细菌穿透,同时清除有利于细菌生长的渗液。

（4）尽量采用封闭式重力引流。

（5）更换敷料前洗手，处理不同患者之间也要洗手，即使处理同一个患者不同部位的伤口之间也应清洁双手。

（6）保持ICU室内空气清洁，尽量减少人员流动，避免室内污染等。

三、护理人员感染的防护

医院的工作人员直接或间接与患者和传染性污物接触，可以从患者外获得感染，也可以把所得的感染或携带的病原体传给患者，并能在患者及工作人员之间传播，甚至扩散到医院外。因此，对工作人员进行感染管理，不仅关系到他们自身的健康，而且也有益于全院患者及其家属乃至社会健康。

在医院众多职工中，护理人员接触患者最多，每天需要处理各种各样的感染性体液和分泌物，可以说是处于各种病原菌包围之中，时刻受到感染的威胁，因此必须加强护理人员的自我防护与感染管理。

（一）加强对护理人员的感染管理

对护理人员感染的监测既是职业性健康服务和预防感染的重要环节，也是医院感染监控及管理系统中的重要组成部分。对护理人员应定期进行全面体格检查，建立健康状况档案，了解受感染的情况，以便采取针对性的预防措施。

在医院中，许多科室和工作环节对职工具有较高的感染危险性，尤其是护理人员在调入或调离某一部门时，都应进行健康检查，查明有无感染，感染的性质，是否取得免疫力等，并做好详细记录。在此基础上，进一步探讨这个部门的感染管理工作，明确改进目标，制订相应的预防感染措施。

（二）提高护理人员自我防护意识

护理人员在进行手术、注射、针刺、清洗器械等操作时，极易被锐利的器械刺伤。人体的皮肤黏膜稍有破损，在接触带病毒的血液、体液时就有被感染的危险。国内有医院调查发现，约有70%外科及治疗室的护士在工作中被医疗器械损伤过，美国的一项调查报告表明，703例医务人员的感染100%与接触感染性的血液、体液有关，这其中有95%与利器刺伤相关。因此，处置血液和血液污染的器械时，应戴手套或采用不直接接触的操作技术，谨慎地处理利器，严防利器刺伤，一旦被利器刺伤必须立即处理，挤血、冲洗伤口、清创、消毒、包扎、报告和记录、跟踪监测，尽量找到可能感染的病原种类证据，以便根据病原学的特点阻断感染。护理人员手上一旦出现伤口就不要再接触患者血液和体液。对于从事有可能被患者体液或血液溅入眼部及口腔黏膜内的工作的操作者，应强调戴口罩及佩戴护目镜，在供应室的污染区还应佩戴耳塞，穿防护衣、防护鞋等。在进行化学消毒时，应注意通风及戴手套，消毒器必须加盖，防止环境污染带来的危害。

（三）做好预防感染的宣传教育

在工作中，护理人员的双手极易被病原菌污染。有些护士往往只注意操作后洗手，而忽视了操作前同样需要洗手；有的护理人员本身就是病原携带者，或由于长期接触大量抗菌药物已经改变了鼻咽部的正常菌群，成为耐药细菌的储菌源。这些病原体可通过手污染环境和物品，继而导致患者感染。因此，护理人员必须养成良好的卫生习惯，尤其要强化洗手意识，对一切未经训练的新工作人员，应给予预防感染的基本操作技术培训，并结合各种形式（如板报、壁画、警示等）的宣传教育。

（四）强化预防感染的具体措施

患有传染性疾病的护理人员，为防止感染扩散，应在一定时期内调离直接治疗或护理患者的岗位，并在工作中做好避免交叉感染的各项措施。对从事高危操作的工作人员，如外科医生、监护病房护士以及血液透析工作人员等，均应进行抗乙型肝炎的免疫接种。被抗原阳性血液污染的针头等锐利器械刺破皮肤或溅污眼部、口腔黏膜者，应立即注射高效免疫球蛋白，以防感染发生。同时，还应加强对结核病的防治，以及在传染病流行期或遭受某种传染物质污染后，及时为护理人员进行各种相应的免疫接种，如乙肝疫苗、流感疫苗等。

四、严格病房管理和做好健康教育

护理人员往往是各级医院健康教育的主要力量。为了取得患者的主动配合，对于医院所实行的每一项制度、每一项护理操作的目的与要求都应该做好必要的宣传教育。例如，管理好病房秩序、控制患者的陪护率、减少病房的人流量等各项措施，实际上都是为了控制病房内的洁净度，这对保护住院患者的医疗安全和减少感染机会都有良好的效果。在实践中，只要把问题说清楚，必然会得到患者的理解和配合。

护理人员向患者进行宣传教育的方式应该多种多样，如通过个别指导、集体讲解、电教、录像、展览、广播和画册等方式，向患者传播预防疾病及控制医院感染等知识。指导患者家属、探访者养成接触患者前洗手的习惯。对于需要隔离的患者，特别要讲清隔离的目的和意义，以及不随意串病房的好处。这样做不但能在一定程度上解除患者的心理负担，而且能促使他们主动自觉地配合医护人员遵守隔离、消毒等制度，从而安全而顺利地度过隔离期。

五、建立健全规章制度

医院感染管理工作的成功与否，在很大程度上取决于是否有切合实际情况而又行之有效的规章制度。绝大多数规章制度是前人在长期实践中经过反复验证的经验和教训的总结，是客观规律的反映，可作为各项工作的准则或检查评价的依据。

通常，与医院感染的预防和管理相关的规章制度主要有清洁卫生制度、消毒隔离制度、监测制度、无菌操作制度、探视陪住制度，以及供应室的物品消毒灭菌管理制度等。尤其是对发生感染的可能因素较多的科室，如手术室、产房、婴儿室、换药室、治疗室、重症监护病房和新生儿病房等部门的各方面规章制度，更应认真制订和严格执行，在执行过程中不断修正、充实和完善。另外，还必须重视患者入院、住院和出院这三个阶段的工作，实施相关的各项要求，以及做好疫源的随时消毒、终末消毒和预防性消毒。这样才能通过重点管理促进整体预防措施的贯彻执行，逐步实现预防工作和管理制度规范化，确保患者和医务人员的健康和安全。

六、消毒措施的贯彻与落实

消毒是预防感染传播的基本手段之一，能否防止或控制感染的扩散往往取决于消毒工作的质量。在任何一个医疗机构，各种消毒管理规章制度的执行和各项具体消毒措施的落实涉及诸多方面，但对其中某些环节必须予以特别关注。

（一）专人负责

每一护理单元都应安排医院感染监控护士，在护士长和医院感染管理专职人员的领导下，负责督促检查本病区的消毒隔离制度及无菌操作的执行情况。医院感染监控护士还必须完成规定的各项消毒灭菌效果的检测工作,并按要求做好记录。在本病区发生医院感染甚或暴发流行时,监控护士要及时上报护理部及医院感染管理机构,并协助感染管理部门做好感染情况调查和分析,有针对性地提出有效的控制方案及措施。

（二）定期消毒

不论有无感染发生,各类用具都应根据具体情况和实际需要设置固定的消毒灭菌时间,不能任意更改,一旦发现感染,还应增加消毒次数。除定期消毒的用具外,对某些物品还必须做好随时消毒、预防性消毒和终末消毒。例如,餐具应每餐消毒,便器一用一消毒,患者的床单每天清洁、消毒,被、褥、枕和床垫按规定进行终末消毒,等等。

（三）按时检查

根据不同对象,建立定期检查制度,按需要明确规定年、季、月、周、日的检查重点(全面检查或抽查)。划定感染管理机构、护理部、科护士长和病房护士长分级检查的范围、内容和要求,做到每项制度有布置必有检查。对于大多数项目的检查,如洗手的要求、口罩的带菌情况、空气的含菌量和物体表面的污染程度等,必须按卫计委颁布的《消毒管理办法》,卫生部颁布的《医疗机构消毒技术规范》中的各项规定贯彻执行。通过定期和不定期的检查和监测,得出科学的数据,说明现状或存在的感染潜在因素,找出消毒、隔离等过程中的薄弱环节,采取针对性的改进措施,进一步完善各项规章制度。

（四）定期监测

为了确保消毒灭菌的有效性,对某些项目应定期做好监测。例如,对消毒液的有效成分与污染程度、含氯消毒剂中有效氯的性能及各种消毒液的细菌培养等,必须按时做出分析与鉴别。由于革兰阴性菌可能在化学消毒液中存活并繁殖,因此不能用消毒液来储存无菌器械。按常规监测消毒的效果,并根据所得结果提出是否需要调整消毒剂的种类、浓度及使用方法等建议。对于压力蒸汽灭菌器还必须定期进行生物化学检测。对于病区的治疗室、换药室、手术室、婴儿室、产房和重症监护病房等重点单位,除定期监测外,根据医院感染的流行情况,必要时应随时进行空气、物表、工作人员手等环节微生物监测,并按卫生部《医疗机构消毒技术规范》中的要求对测得的结果进行分析、控制。

（张建莉）

第二节 病区护理管理

一、病区的设置和布局

每个病区设有病室、危重病抢救室、治疗室、护士办公室、医生办公室、配膳室、盥洗室、浴室、库房、洗涤间、厕所、医护休息室和示教室等,有条件时应设置学习室、娱乐室、会客室和健身室。

二、病区的环境管理

医院的物理环境有以下几方面。

（一）空间

为了保证患者有适当的活动空间，以及方便治疗和护理，病床之间的距离不得少于 1 m。床与床之间应有围帘，必要时进行遮挡，保护患者隐私。

（二）室温

一般来说，保持 18～20 ℃的室温较为适宜；新生儿及老年人，维持室温在 22～24 ℃为宜。

（三）湿度

湿度为空气中含水分的程度，一般指相对湿度。病室相对湿度一般以 50%～60%为宜，湿度过高或过低均对患者不利。

（四）光线

病室采光分为自然光源及人工光源两种。充足的光线有利于观察患者、进行诊疗和护理工作。普通病室除有吊灯外，还应有床头灯、地灯装置，既能保证患者自用和夜间巡视时进行工作，又不影响患者的睡眠。此外，还应备有一定数量的鹅颈灯，以适应不同角度的照明，为特殊诊疗提供方便。

（五）音响

音响是指声音存在的情况。根据世界卫生组织（WHO）规定的噪声标准，白天医院较为理想的噪声强度应维持在 35～40 dB。护理人员在说话、行走和工作时尽量做到"四轻"，同时要向患者及家属宣传保持病室安静的重要性，共同为患者创造一个良好的休养环境。在杜绝噪声的同时，也应避免绝对的寂静。

（六）通风

通风换气可使室内空气与外界空气交换，增加氧含量，降低二氧化碳在空气中的浓度，以保持室内空气新鲜，通风还能调节室内的温度和相对湿度，刺激皮肤血液循环，促进汗液的蒸发和热的散失，增加患者的舒适感。一般情况下，开窗通风 30 分钟即可达到置换室内空气的目的，通风时应注意保护遮挡患者，避免直接吹风导致感冒，冬季通风时要注意保暖。

（七）装饰

病室布置应以简洁美观为主，有条件的医院可以根据各病室的不同需求来设计和配备不同颜色，并应用各式图画，各种颜色的窗帘、被单等来布置病室，这样不仅可以使人感觉身心舒适，还可产生特殊的治疗效果。一般病室上方墙壁可涂白色，下方可涂浅蓝色，病室的走廊可适当摆放一些绿色植物以美化病室环境，增添生机。

医院是社会的一个组成部分，也是就诊患者集中的场所。患者住院后，对接触的人员、院规、陈设、声音及气味等会感到陌生和不习惯，以致产生一些不良的心理反应。所以，认真评估患者心理、社会方面的需求并予以满足，帮助患者建立和维持良好的人际关系，消除其不良的心理反应，使其尽快适应医院的社会文化环境是护士的基本职责之一。

医院常见不安全因素包括物理性损伤、化学性损伤、生物性损伤、心理性损伤、医源性损伤等，护士需随时对威胁患者安全的环境保持警觉，并及时给予妥善处理。

（张建莉）

第三节　门诊护理管理

一、门诊护士服务规范

(一)护士仪表

(1)护士仪表端庄文雅,淡妆上岗,给人以亲切、纯洁、文明的感觉。

(2)工作衣帽干净、整洁,勤换洗,正确佩戴胸牌(左上方)。

(3)保持头发清洁、整齐,短发前不遮眉,后不过领,长发者需盘起。

(4)保持手部清洁,不留长指甲,不涂指甲油。

(5)穿护理部、门诊部统一发放的白色鞋子和肤色袜子,并保持鞋子、袜子清洁无破损,不穿高跟鞋、响声鞋。

(6)饰物:上班期间不佩戴首饰。

(7)外出期间着便装,不穿工作服进食堂就餐或出入其他公共场所。

(二)文明服务规范

(1)仪表端庄、整洁、符合医院职业要求,挂胸牌上岗。准时到岗,不擅离工作岗位,不聚堆聊天,专心工作。

(2)接待患者态度亲切,服务热心,有问必答,使用普通话,坚持首问负责制,主动服务,语言规范。

(3)预检护士熟悉普通、专科、专家门诊出诊时间,为患者提供正确的预检服务。

(4)巡回护士站立服务,根据就诊患者人数,及时进行引导和疏导服务,并保持两次候诊秩序良好。

(5)对政策照顾对象,按政策要求予以照顾就诊。

(6)对病重、老、弱、残、孕和行动不便患者提供迎诊服务、搀扶服务和陪诊服务。

(7)各楼层免费提供饮用水和一次性水杯,并实行其他便民服务措施。

(8)发现问题主动联系相关部门,尽可能为患者提供方便,帮助解决问题,不推卸责任,不推诿患者,构建和谐医患关系。

(9)尊重患者的人格与权利,尊重其隐私,保守医密。

(10)注重自我修养,树立为患者服务的意识,展现良好的医德、医风和精益求精的职业风范。

(11)以不同形式开展健康教育,如讲座、咨询等。

(12)接待患者和服务对象时,使用礼貌用语,语言坦诚亲切,带有安慰性。接听电话热线等时,为患者提供健康教育服务。

(三)护士礼貌用语

(1)护士与人交谈时要保持稳定情绪和平和心态,做到自然大方。

(2)牢记和熟练运用服务用语"十声九字",不对患者使用"四语"。①"九声":问候声、欢迎声、致谢声、征询声、应答声、称赞声、祝贺声、道歉声、送别声。②"九字":您好、欢迎、谢谢、对不起。③"四语":蔑视语、烦躁语、否定语、斗气语。

二、门诊护理工作质量标准

(1)护士岗位要求:仪表端庄,挂胸牌上岗,准时到岗,不擅离岗位。

(2)对患者应态度亲切,服务热情,不生硬、不推诿。

(3)应主动服务,语言规范,有问必答,坚持首句普通话,首问负责制,做到无患者投诉。

(4)患者就诊服务流程为预检、挂号、候诊、就诊。

(5)预检护士挂号前 10 分钟开始预检,护士应熟悉普通、专科、专家门诊时间,正确分诊,做到"一问、二看、三检查、四分诊、五请示、六登记",对传染病患者及时分诊隔离。

(6)巡回护士站立服务:根据就诊人数,及时进行疏导,并根据工作安排,进行健康教育。

(7)候诊区环境整洁,就诊秩序良好,有两次候诊流程。

(8)保持各诊室内环境整洁,秩序良好,单人诊室内一医一患;多人诊室内诊台、诊察床有遮隔设施,诊察床单位整洁,患者使用后及时更换。

(9)保持治疗室清洁、整洁,物品放置有序,标识清楚,严格按医院消毒隔离质量标准工作;医用垃圾分类正确。

(10)各楼层应有便民服务措施,对政策照顾对象按政策照顾就诊。对病重、老、弱、残、孕和行动不便者提供迎诊服务、陪诊服务和搀扶服务。免费提供饮用水和一次性水杯。

三、门诊预检分诊管理

(1)预检护士由资深护士担任,同时应具有高度的责任心,严格遵守卫生管理法律、法规和有关规定,认真执行临床技术操作规范以及有关工作制度。

(2)患者来院就诊,预检护士应严格按照"一看、二问、三检查、四分诊、五请示、六登记"原则,正确分诊。

(3)根据《中华人民共和国传染病防治法》有关规定,预检护士应对来就诊患者预先进行有关传染病方面的甄别、检查与分流。发现传染病或疑似传染病患者时,应通知专科医生到场鉴别,排除者到相应普通科就诊;疑似者发放口罩、隔离衣等保护用具,由专人护送到特定门诊,并对接诊区进行消毒处理,由特定门诊预检护士按要求通知医务处、防保科、门诊办公室,并做好传染病登记工作。

(4)如遇患者病情突变急需抢救时,预检护士应立即联系医生就地抢救,同时联系急诊,待病情稳定后,由专人护送至急诊。

(5)遇突发事件时,预检护士应立即通知医务处、护理部、门诊办公室,按相关流程启动应急预案。

四、发热门诊管理

(1)在门诊部和急诊室设立预检分诊处,在醒目处悬挂清晰的发热预检标识。急诊室预检工作实行 24 小时值班制,做好患者信息登记,经预检查出体温超过 37 ℃的发热患者,由预检处的工作人员陪送到发热门诊。

(2)发热门诊相对独立,并有明显标识,配有专用诊室、留观室、抢救设施、治疗室、放射线摄片机、检验室、厕所。

(3)发热门诊设有双通道,工作人员和患者从不同通道出入发热门诊。发热门诊应有明确的清洁、半污染和污染区划分,设置有效屏障,安装非接触式洗手装置。

(4)医生和护士须经过专业培训,合格后方可上岗。

(5)医务人员须按排班表准时上岗,不擅自离岗,不以任何理由延误开诊。如确有特殊情况,必须提前一天向医务部及门诊部请假,由医务部安排其他人员上岗。

(6)坚持首诊负责制,对每个发热患者必须首先进行详细的流行病学资料收集及认真检查,根据流行病学资料、症状、体征、实验室检查和肺部影像学检查综合进行临床诊断,避免漏诊。

(7)严格执行疫情报告制度,一旦发现可疑患者,应在第一时间进行隔离观察、治疗,严格执行"一人一室一消毒",并立即向医务科报告,遇有疑难病症者,及时会诊,以免延误病情。

(8)确诊或疑似病例,必须立即按程序上报,六小时内报当地疾病控制中心,并填写传染病疫情报告卡,不得延误或漏报。

(9)严格执行交接班制度,并做好患者信息登记以及转运交接记录。

(10)医务人员在岗时应做好个人防护,接触患者(含疑似患者)后,及时更换全套防护物品。

(11)进入发热门诊的就诊患者应在医务人员指导下做好相应防护。

(12)诊室应保证通风良好,使用独立的空调系统,每天常规进行空气消毒、定时消毒地面、物品表面,患者离去后应立即进行终末消毒处理。

(13)医务人员防护、设备消毒、污染物品处理等,按统一文件执行。

五、肠道门诊管理

(1)认真学习《中华人民共和国传染病防治法》及肠道传染病的业务知识,按要求完成培训。

(2)认真填写门诊日志。对前来就诊的腹泻患者建立肠道门诊卡,并按腹泻患者专册登记项目要求逐例登记,每天核对。专卡、专册、登记册保存3年。

(3)做好肠道传染病的登记工作,按规定时间向防保科报出传染病报告卡,并做好交接记录发现。发现疑似或确诊甲类传染病时,立即报告防保科。

(4)每月填写肠道门诊月报表交防保科、卫生防疫站,并留存一份。

(5)肠道门诊认真询问就诊患者腹泻病史、流行病史及进行必须体征、粪常规检查,做到"有泻必采,有样必检"。对六种可疑对象进行霍乱弧菌培养。对确诊或疑似细菌性痢疾患者及重点职业(幼托儿童保育员、饮食从业人员、水上作业人员、与粪便接触从业人员)腹泻患者进行细菌性痢疾培养。

(6)若发现食物中毒、集体性腹泻(3例以上,含3例)病例,立即打电话报告卫生防疫站和卫生监督所。

(7)加强肠道门诊日常消毒隔离工作,严格按消毒隔离规范、肠道门诊医院感染管理制度执行,防止医院内发生感染。对患者呕吐物、粪便和检后标本,以及被污染物品、场所及废弃物,应立即进行相应消毒隔离处理。立即隔离重症腹泻患者,防止疾病蔓延、扩散。

六、门诊换药室、治疗室管理

(1)换药室、治疗室的布局应合理,清洁区、污染区分区应明确,标志应清楚。

(2)环境清洁、干燥,有专用清洁工具,每天清洁两次地面。如有脓、血、体液污染,及时用2000 mg/L的含氯消毒液擦拭消毒。

(3)护士按各自岗位职责工作,无关人员不得入内。

(4)严格执行无菌技术操作规程,每次操作前后应洗手,各种治疗、护理及换药操作应按清洁伤口、感染伤口分区域进行,无菌物品必须一人一用,换药时要戴手套。

(5)无菌物品按消毒顺序使用,摆放整齐,有效期为两周,梅雨季节为一周。使用后的器械、换药用具等物品,统一送供应室处理。置于无菌罐中的消毒物品(棉球、纱布等),一经打开,使用时间最长不超过 24 小时,应提倡使用小包装。疑似过期或污染的无菌物品需重新消毒,不得直接使用。

(6)治疗车上的物品应摆放有序,上层为清洁区、下层为污染区。车上应备有快速手消毒液或消毒手套。

(7)破伤风、气性坏疽、铜绿假单胞菌感染、传染性疾病等的特殊伤口应在特殊感染换药室处理,使用一次性换药器具。换药后将敷料及换药器具放入带有警示标识的双层黄色垃圾袋,对换药室进行紫外线空气消毒,地面用 2000 mg/L 含氯消毒液擦拭。

(8)将污染敷料和使用过的一次性医疗废弃物丢入黄色垃圾袋,由专人收取、处理并进行交接登记。

(9)换药室、治疗室每天进行紫外线消毒,做好记录。

(10)每天开窗通风,保持空气流通。

七、入院处管理

入院处是医院的一个特殊窗口,是住院患者必经的中间环节,与医院其他部门有着密不可分的联系。为确保患者的合法权益不受侵害,提高入院处的服务质量,相关人员应遵守下列管理规范。

(一)常规工作规范

(1)每天上班即与各病区办公室护士或护士长联系当日出院情况,了解床位调整,确定收治床位。按流程为已有确定床位的患者办理全套入院手续。

(2)接受患者入院登记,填写入院须知与入院通知单并交给患者。对于要办理特殊手续的患者作重点指导。

(3)普通患者住院采取预约制,应按照预约时间先后顺序处理;在入院通知单上告知患者,住院需等待以及办理入院时所需要携带的相关证件和日常生活必需品;对急诊或有紧急需求的患者,优先安排其入院。

(4)按照当天床位情况,尽早安排。及时通知患者入院,使患者有较充裕的准备时间。

(5)热情接待登记患者,如无床位,做好解释工作,帮助患者了解入院手续。

(6)热情接待患者的咨询(来电、来人),耐心听取患者倾诉。对患者及家属提出的疑问耐心解释,做到有问必答。

(7)加强与各科医生及病区护士的联系,根据登记患者的男女比例及时调整床位。

(8)每天整理各科入院登记卡,对于登记时间较长的入院登记卡要定期处理。

(二)办理登记流程

(1)患者首先在门诊或急诊挂号、就诊。

(2)医生评估患者疾病后,对于符合收治标准的患者开具入院登记卡,入院处按相关规定安排其入院。

(3)核对医生在入院登记卡上填写的患者基本信息、科别、疾病诊断、医生签名、入院前相关内容告知等,确认项目无遗漏后,由患者或其家属签名确认,并在入院卡上填写联系电话。

(4)入院处工作人员收下住院卡,认真填写入院须知与入院通知单,交给患者,并告知患者等候入院电话通知,办理入院手续时带好相关证件、预付款、物品。

（三）办理入院流程

(1)患者接到电话通知后,持入院通知单到入院处办理入院手续,同时出示门诊就医磁卡(或医保卡)、门诊病历本,患者本人必须到院。

(2)入院处工作人员收回入院通知单,在电脑上登录患者信息(姓名、性别、诊断及病区等),复印患者本次入院的门诊病历,并置于住院病历中。

(3)患者到财务窗口交住院预付款,并正确填写入院凭证上的基本信息(姓名、现住址、联系电话、联系人姓名等)。

(4)患者须出示身份证(或医保卡)、入院登记卡、入院凭证,由工作人员在电脑输入上述详细信息并打印病案首页、床头卡及腕带。

(5)完成入院登记手续,按照相关规定使患者安全进入病区。如患者行动不便、病情较重或沟通困难,由入院处工作人员将其护送至病区,并与病区护士做好交接。

八、特需门诊管理

特需门诊是医院为满足患者特殊需求开设的门诊。除了具备普通门诊的功能之外,更着重于为患者提供优质的一条龙服务,减少就诊中间环节,缩短患者候诊时间。挂号、就诊、交费、取药等环节均有专人指引、陪伴,为患者提供更快捷、方便、温馨、舒适的就诊服务。

（一）严格的专家准入条件

特需门诊专家应是拥有副高级以上卫生技术职称并经医院聘任的有长期临床工作经验的医生。医院建立专家准入制,由门诊办公室和所属科室双重审核,根据专业特长、学术成就、科研成果及同行认可,确认专家资格后,方可准入。

（二）特需门诊的规范管理

1.环境管理

特需门诊要有较好的环境,候诊时应有较大的空间。环境布置要人性化,候诊室有绿植、软硬候诊椅、饮水机、一次性水杯、中央空调,并设有健康教育栏和多媒体健康宣教;专家介绍栏展出专家照片、简历,公开专家技术职称、专业特长及诊治范围,有利于患者择医,为患者创造一个温馨的就医环境。

2.诊室管理

开设独立的、符合有关规定的诊室,严格一医一患,制订具体的接诊时间,由专人负责各诊室的管理。

3.挂号管理

特需门诊的挂号由计算机统一进行,登记姓名、性别、年龄、地址、就诊时间、科别等,以防止专家号被倒卖,损害患者利益。同时,开展实名制预约挂号服务,可以定人、定时,使患者按计划就诊。

4.专家管理

(1)要求专家保证出诊时间,请假需提前3个工作日申请。严格执行工作制度及医疗质量控制标准,做到首诊负责制,合理检查与用药,杜绝人情方、大处方。对就诊人数实行定额管理,以保特需门诊的诊疗质量。

（2）对违反相应规定的医务人员严肃处理,以保护患者权益。

5.护理人员管理

仪表端庄、举止优美;资深护士业务能力强,具有全科知识,准确分诊;及时解决各类问题,发现和化解矛盾,合理安排就诊,保证就诊的有序进行。

九、门诊患者及家属健康教育规划

门诊健康教育通过有计划、有组织、有系统的信息传播和行为干预,促使患者及家属自觉地采纳有益于健康的行为和生活方式,消除或减少影响健康的危险因素,预防疾病、促进健康、提高生活质量。

（一）门诊健康教育的目的

门诊健康教育有利于稳定患者情绪,从而维持良好医疗程序,还可以让患者获得卫生保健知识,树立健康观念,自愿采纳有利于健康的行为和生活方式。

（二）门诊健康教育的服务对象

门诊患者及家属。

（三）门诊健康教育的策略

（1）因人、因病实施健康教育,并将健康教育伴随医疗活动的全过程。在就诊过程中,护士随时与患者进行交谈,针对不同需求,进行必要而简短的解释、说明、指导、安慰。

（2）健康教育应内容精练、形式多样,具有针对性和普遍性。

（四）门诊健康教育的形式

1.语言教育

语言教育包括健康咨询、专题讲座、小组座谈等。

2.文字教育

文字教育包括卫生标语、卫生传单、卫生小册子、卫生报刊、卫生墙报、卫生专栏、卫生宣传画等。

3.形象化教育

形象化教育包括图片、照片、标本、模型、示范、演示等。

4.电化教育

电化教育包括广播、投影、多媒体等。

（五）门诊健康教育的方法

1.接诊教育

在分诊过程中,通过与患者交流,了解其心理,识别其病情的轻重缓急,安排患者就诊科室。

2.候诊教育

护士对候诊患者进行健康知识宣教,设置固定的健康教育课程,内容以常见病、多发病、流行病的防治知识为主,形式多样、内容精练、语言通俗易懂。通过健康教育安定患者情绪,向患者及家属传播卫生科学常识及自我保健措施。

（谭德彩）

第四章　健康体检的护理

第一节　健康体检的概述

世界卫生组织（WHO）在 1948 年《世界卫生组织宪章》中提出了关于健康的定义，"健康是人在生理、心理和社会适应的完美状态，而不仅仅是没有疾病和免于虚弱"。这个定义包含三个方面的内容：一是身体没有生理疾病，免于虚弱，体格健全；二是心理和精神方面处于平衡状态；三是人与社会相适应，达到与社会和谐相处的完美状态。

一、健康分级

（一）第一级健康

第一级健康是指躯体健康，包括无饥寒、无病弱，能够精力充沛地生活和劳动，满足基本卫生要求。

（二）第二级健康

第二级健康是指身心健康，包括满足基本的经济要求，日常生活自由。

（三）第三级健康

第三级健康是指主动健康，包括能够主动追求健康的生活方式，调节心理状态适应社会和工作的压力，过着能为社会做贡献的生活方式。

二、健康体检

健康体检是以健康为中心的身体检查。卫生部 2009 年颁发的《健康体检管理暂行规定》提出，健康体检是指通过医学手段和方法对受检者进行身体检查，了解受检者健康状况，早期发现疾病线索和健康隐患的诊疗行为。

三、健康体检的任务

人最宝贵的是生命，生命最宝贵的是健康。根据健康的定义，如何评价生理、心理和社会适应的状态,有哪些影响健康的因素,有没有疾病的预兆,对身体进行全面的"监察"和"审计",就是健康体检的任务。

四、健康体检的目的

医学是在人类与疾病的长期斗争甚至生死搏斗中出现并发展的。随着社会经济的发展,饮食和生活条件的改善,旧的疾病谱等已经成为过去式。体力劳动强度的降低、工作节奏的加快、心理压力的增加、环境和致病因素的变化,使人们必须认识新的疾病。定期进行健康体检,及早发现异常体征,做出正确的诊断并采取有效的处理措施,将疾病消灭于萌芽状态,为健康提供超前保障,已成为促进身心健康的时尚。

健康体检是从视、触、叩、听的物理检查中,发现新的异常体征,已成为自我保健、主动健康的重要方式。健康体检能从各项化验数据的量变中,看出身体质变的信息,有利于疾病的早期发现;健康体检可以寻找影响健康的不利因素,纠正不良生活方式;健康体检可以指导修正机体自身的调节机制,维持机体内、外环境的平衡;健康体检能促进对疾病的早预防、早诊断、早治疗,将疾病消灭于萌芽状态;健康体检还能节省医疗经济开支,从长远考虑,倘若有病而未及时发现和治疗,将来所花的治疗费用要比早发现、早治疗所需的费用多得多,而且病痛更不是金钱所能衡量的。

五、定期进行健康体检的意义

(1)健康是自己的,定期全面地进行健康体检,"定期审计""年检",可以实现预防为主的目标。

(2)健康是动态的,定期进行全面的健康体检,有利于从生活方式和致病原因上发现影响健康的因素。

(3)健康是社会的,定期进行全面的健康体检,有利于了解环境、家庭、社会有关因素的影响。

(4)健康是主动的,定期进行全面的健康体检,有利于了解自己的健康状态,采取最佳方式和强度,提高免疫力和抗病能力,早期发现健康危险因素。

每个人都应定期进行体检,日期依据个人情况或不同的检查项目而定。对于已患有慢性疾病的人,定期检查是监测病情进展、观察治疗效果的必要措施。如高血压病患者,应定期测量血压,还应定期做心电图检查,定期做尿液检验,以利于早期发现高血压引起的心脏或肾脏的损害;乙型肝炎病毒感染者,至少每六个月做一次肝功能检查。另外,从事某些特殊职业的人,应定期做一些特定的检查,如工作中经常接触粉尘的人,应定期做胸部 X 线检查。对于一些健康人群,定期做一些检查也是必要的。当然,体检的项目应当有所选择,并不是体检项目越多越好。检查也是有代价的,不仅仅是经济代价,一些检查可能会出现所谓"假阳性",也就是将本来没有患某种疾病的人,诊断出某种疾病来,引起其焦虑,使其做进一步的检查;有些检查,如 X 线和 CT 检查,可能会对身体造成一定的危害。有时虽然检查出患者患有某种疾病,但由于目前没有特效的治疗办法,结果只是增加了患者和家属的精神负担。

六、体检的具体间隔时间

见表 4-1。

表 4-1　体检具体间隔时间

项目	年龄	检查时间
血压	≥18 岁	每年 1 次
身高和体重	≥18 岁	每年 1 次
血胆固醇	男性≥35 岁；女性≥45 岁	每 5 年 1 次
乙型肝炎病毒检查	各年龄	每年至少 1 次
大便隐血	≥50 岁	每年 1 次
直肠指检	≥50 岁	每 1～5 年 1 次
心电图	≥45 岁	每年至少做 1 次基准检查
牙、口腔检查	≥18 岁	每年 1 次
眼科检查	各年龄	每 4～5 年至少 1 次
女性乳房检查	≥40 岁	每年 1 次
女性乳房 X 线检查	≥40 岁	每年 1 次
女性巴氏涂片	≥18 岁	每 1～3 年 1 次

七、健康体检的历史

健康体检作为一种行业,是 20 世纪 40 年代先在美国出现的。第二次世界大战后,人们向往健康,需要了解自己是否能够耐受致病因素的侵袭。怎样才能保持身体的健康,是患病后被动诊治,还是主动找医生检查? 由此,体检行业应运而生。1947 年,美国医药协会首次提出了健康体检的概念,并郑重建议 35 岁及以上的健康人每年做一次全面的体格检查。

八、健康体检与医疗体检的区别

健康体检与医疗体检在体检方法上有很多共同之处,而在项目组合、科室构架、制度管理、体检结果处理和与患者交流方面有很多不同。

(一)服务对象不同

健康体检的服务对象是主动防病查体的"客人";医疗体检的服务对象是因疾病或伤痛而就医的"患者"。

(二)指导思想不同

健康体检的指导思想是预防为主、治未病;医疗体检的指导思想是救死扶伤、治病救人。

(三)目的不同

健康体检的目的是在健康人群中,通过查体发现异常体征,提示可能威胁健康的因素;医疗体检的目的是根据病痛症状,通过查体发现其发生的原因和部位,明确诊断,为治疗提供依据。

(四)中心不同

健康体检是以"健康"为中心的体检过程;医疗体检是以"病痛"为中心的体检过程,目的是根据患者或家属对病痛症状的主诉,通过查体发现其原因和部位,以明确诊断,为治疗提供依据。

(五)项目不同

健康体检的项目与医疗体检项目有所区别。国家颁布的《国家学生体质健康标准》《中国成年人体质测定标准》是人们评定体质的标准,并根据其要求设定了体能测试、心理测查以及如微量元素、肿瘤标志物甚至基因性质的检测项目,这在一般的医疗体检中是没有的。

（六）"产品"不同

健康体检的结果是最终做出健康体检的汇总报告,即在本次体检中发现的异常体征的解释分析和处理建议。而医疗体检的结果是书写病历和病程记录,通过有效的治疗,消除病痛和症状。

（七）场地不同

健康体检机构大多为平面设计,分男、女性别的体检线;而医疗机构的体检线按科室设置,完成全项检查多需楼上、楼下反复跑多次,可能与患者接触,增加感染机会。

九、健康体检的分类

健康体检根据体检的目的和性质不同,可分为以下几类。

（一）预防保健性体检

预防保健性体检是人们自发通过医学手段对身体进行的定期全面检查,以了解身体健康状况,达到对疾病早发现、早诊断、早治疗的目的。

（二）社会性体检

社会性体检是指按照国家有关政策,对从事相关专业的人员进行上岗前、上岗期间、离岗前的定期或不定期检查,如入学体检、入托体检、招工体检、征兵体检、婚前体检、驾驶员体检等。

（三）鉴定性体检

鉴定性体检指职工对工伤、职业病致残程度进行鉴定,或人们对某些体检结果存在异议,需进一步检查鉴定而进行的健康体检。

（四）科研性健康体检

根据科研设计要求,对某些人群、某些项目进行有针对性的体格检查。

（刘亚男）

第二节 健康体检的基础知识

一、体检中心的特点及影响体检质量的相关因素

（一）体检中心的布局设置

根据体检流程及工作性质的不同,将体检中心划分为不同的区域,包括办公区、体格检查区、特检区、影像区、化验区、餐饮服务区、候诊区等。每个区根据自己的业务特点设置不同的环境气氛。

（二）影响体检质量的相关因素

1.体检中心的环境

优美温馨的环境对体检工作人员和受检人员保持良好的心态具有积极的作用。

2.科学合理的体检布局

体检布局首先要符合体检流程,其次要体现每个体检区的特点,并且要符合查体规范。

3.体检中心工作人员的素质

体检中心工作人员的素质包括政治素质和业务素质两个方面。工作人员要具有较强的责任心、敬业精神、较高的技术水平、丰富的临床诊治经验。

4.体检仪器

先进的仪器设备对疾病的诊断非常关键。

5.体检人数安排的合理性

根据体检规模和检查项目的多少,确定合理的查体人数。

6.选择项目的科学合理性

根据受检人员个人情况、自觉症状选择合理的检查项目。

(三)体检中心规范化流程管理

1.专业体检中心建立

筹建管理咨询、流程管理培训、销售管理培训、体检软件系统。

2.实现规范化体检流程的基本条件

实现规范化体检流程的基本条件包括独立的体检场地、独立的体检设备、独立的人员配置。

(1)独立的体检场地:①男、女分线设计;②独立的贵宾线设计;③合理的休息区域;④公共科室的设置。

(2)独立的体检设备:①按体检线配置设备;②公共项目的设备配置;③亚健康设备的选择。

(3)独立的人员配置:①市场部(销售人员);②客服部(检后服务);③医务部;④前台人员;⑤导医人员;⑥抽血人员;⑦特殊检查人员;⑧体检医生;⑨总检医生。

3.健康体检流程

健康体检流程分为检前服务、体检流程、检后工作。

(1)检前服务:客服部预约、客服部咨询、前台登记、前台收费、填写个人资料、团体排期、团检组团预约、团检个人预约、团检预约统计。

(2)体检流程:一般检查、餐前项目、餐后项目、后续流程。①一般检查包括血压、身高、体重。②餐前项目包括血样采集、腹部B超。③餐后项目包括临床检查(包括内科、外科、眼科、妇科、耳鼻咽喉科、口腔科)、辅助检查(包括心电图X线胸片、心脏彩色超声检查、颈动脉彩色超声检查、甲状腺彩色超声检查、乳腺彩色超声检查、男性前列腺超声检查、女性生殖器超声检查)。④亚健康检测包括骨密度检测、动脉弹性检测、红外线检测、一滴血检测等。

(3)检后工作:体检资料汇总、体检报告制作、汇总分析、终检审阅、体检表发放、检后咨询答疑。

(四)健康体检的管理特点

1.发扬团队精神

健康体检作为21世纪的新兴产业,是现代健康管理工作的重要组成部分,既有与常规医疗行业管理相同的地方,又融合了现代企业及服务行业管理的某些特点。面对国内外竞争日益激烈的经济形势,除了遵循常规的管理模式外,还要体现其管理特色,发扬团队精神。健康体检针对健康和亚健康这一服务群体,围绕体检工作延伸的一系列健康管理服务,涉及面广,工作性质复杂。将健康体检中心作为一个整体,对团队化的管理理念、发扬团队精神具有重要的意义。具体做法如下:

(1)根据发展趋势和市场需求,制定查体中心的工作目标和工作任务,通过宣传、会议等形式,让全体工作人员了解并认识到实施该目标和任务的意义与重要性。

(2)按照目标管理与分级管理相结合的原则,形成科学完整的目标连锁体系。根据每个工作人员的工作能力和特长,将具体目标及工作计划分给团队的每一位成员,发挥大家的主观能动性,激发整个团队的工作热情,增强主人翁精神和责任感,提高工作效率。

(3)制定相应的考核奖励政策,使全体成员具有适度的兴奋性和完成工作的满足感。

(4)经常组织有意义的集体活动和集会,加强工作人员相互间的沟通和了解,增强凝聚力。

(5)发扬民主精神,鼓励大家遇到问题积极面对,共同克服,完成任务。

(6)关心工作人员的工作生活和学习情况,形成互相关心、互相协作的团队精神。

(7)有计划地组织不同层次、不同性质的培训活动,使团队中的每一位成员不断提高个人素质,发挥自己的价值。

2.体现人文关怀

人文关怀是将管理作为以人的管理为基础的综合性文化过程,即符合人的特点、人性要求、人文原理的人文式的管理模式。除了工作人员的情感投资、素质培养及适时的奖励政策外,文化管理是 21 世纪人文管理中的最高境界。

(1)培养高情商的体检工作队伍:把高情商的体检工作队伍体现在工作人员的礼仪服务方面。工作人员要有端庄的外表,良好的精神风貌,待人和蔼可亲,举止大方,知识面广,通晓体检的基础知识及预防保健常识,有良好的服务意识,能营造温馨和谐的文化氛围。

(2)优化文化环境:体检中心的建筑风格、环境绿化、室内布局、装修设计、检查床、桌椅、工作人员着装及装饰要色调和谐、统一,具有个性和人情味。

(3)进行文化资源的再造:通过设计体检中心的形象标志、标牌、标志色、职业信条等,来体现健康向上、温馨和谐的环境氛围和品牌意识,使受检人员将体检当做休闲放松、调节身心的方式,而没有到医院就医的感觉。

3.严格质量控制

体检作为早期发现疾病、全面了解身体状况的重要手段,严格控制其质量非常关键。在体检各项工作中按制定的各项体检技术控制指标,规范操作程序,以最低的成本、最高的效率把好体检的每个环节,使体检质量达到规定的标准,取得良好的经济效益与社会效益。具体操作体现在建立质量控制体系,运用日常检查、定期检查、专题检查、全面检查等方法,在质量管理的过程中通过实施"PDCA"管理环,即通过计划、实施、检查、处理四个环节来达到质量控制的目的。

实施过程分为四个方面。一是建立体检质量控制标准,从体检项目筛选、常规体格检查、功能及影像检查、检验检查等总检,追踪随访每个环节,制订体检质量控制标准。二是成立质量管理控制小组,以中心主任为组长,聘请各专业有经验的卫生管理人员及业务骨干组成体检质量管理组,依据质量控制标准负责体检质量的控制检查。三是成立质量管理小组,由本专业负责同志及资深人员组成质量管理小组,落实本科室的质量控制与质量标准,每一名医务人员和每个岗位都要形成服务质量标准,从上岗资格,每一个工作程序,乃至服务效果都要建立标准体系,对每一个环节都有质量控制措施,保证体检质量。四是突出服务特色,健康体检的质量除了体现在医务人员扎实的理论基础、高超的诊断技术、丰富的临床经验外,还要体现其服务特色。这就需要在体检工作中增强服务与创新意识,提供优质高效的健康管理服务,包括开设一系列健康管理服务项目,体检每个环节的服务措施都要到位等,具体内容如下。

(1)查体前的科学指导:①为每位查体人员选择个性化的体检项目,量体裁衣、体检套餐与体检医生指导相结合,做到既经济又实惠;②为前来体检的人员介绍查体流程、查体须知及查体注意事项,使查体人员在体检过程中做到心中有数,主动配合医务人员,轻松地完成全部查体项目。

(2)保证查体过程优质、高效:提供全程导检服务,对查体项目较多及年老体弱者实行全程导检服务,协助受检人员完成全部体检项目。①建立查体"绿色通道",实行事先预约或优先体检、特需体检等制度,以满足工作较繁忙、时间紧迫人士的需求。②提供免费早餐服务,针对查体人员大多有抽血项目而早晨不能吃饭的限制,为他们提供营养丰富的早餐。

(3)提供查体后的健康保障服务:为查体人员提供"一体化"的健康保障服务,提供查体、健康指导、疾病诊治、追踪随访等后续健康保障服务,以满足受检人员的保健需求。①由业务精湛、经验丰富的全科总检医生对体检结果进行汇总,提出诊断和健康指导建议。②对单位团体受检人员提供健康总结报告、疾病分析电子文件。③有目的地实施定期健康教育,针对不同群体,定期开展咨询指导、健康宣教等。④为体检人员建立完整的电子健康档案,随时提供身体健康状况的信息。⑤提供24小时电话咨询、预约会诊和随访服务,通过电话、面对面等多种形式提供免费或有偿咨询服务,并根据查体人员的要求,邀请各专业的专家提供咨询会诊、预约手术、预约专家、预约住院、提供家庭私人保健医生等服务。⑥登门体检服务。对集体查体、行动不便或特需人群进行登门体检,方便查体人员。⑦定期进行随访,为体检后需要定期复查者提供定期随访服务。⑧开展社区、医疗保险对象、部分体检合作单位的健康教育及健康促进工作。

(五)强化经营意识

健康体检作为新兴的特殊服务行业,市场发展前景广阔,同时也面临激烈的市场竞争。尤其是中国加入世界贸易组织(WTO)后,医疗机构将在一个允许外资占有合资医院70%股份的开放性的大环境下,通过市场竞争求生存、谋发展。面对日益激烈的市场竞争,要占有市场,必须强化经营意识。

首先,要有准确的市场定位,查体市场有很大的发展空间,应通过市场调研了解市场需求及服务对象,有针对性地开展工作。其次,要将查体作为特殊"产品"进行合理的设计,立足体检的服务群体,围绕本地区及主要消费群体的健康需求,科学有远见地设计好自已的功能定位和有效的服务项目组合,做好健康查体产品的合理定位与设计,是保持服务优势和高回报、高收益的前提条件和基础。再次,要树立品牌意识,作为医院建立的体检机构,要充分利用好医院这个无形资产的品牌优势,抓住医院的固定服务人群。通过开展社区健康教育活动,如义务宣教、免费咨询等,以提供无偿的配套服务扩大自已的影响,树立自已的品牌。通过宣传、专业人员设计等进行体检中心的自身形象塑造。从标志、标牌、查体中心标志色等的专业设计,到对商标进行注册,进行体检产品的推销,都要摒弃计划经济条件下形成的行业保护和垄断观念,通过开展免费服务,实行一定的优惠政策,与单位部门建立合作、互惠互利的良好体检关系,以优质、高效的服务取得消费者的信任,在健康保健服务方面体现自已的优势与特色,不断拓宽自已的业务。开展一系列的健康管理服务活动,及时更新产品,不断推出新的服务项目,以获取体检对象的信任,满足人们随着生活水平的提高而不断增高的体检要求。

二、体检内容及常用体检项目

(一)体检内容

根据体检手段和设备材料的不同,体检内容分为四大类:常规体格检查、影像学检查、电生理检查、检验检查。

1.常规体格检查

常规体格检查是医生通过望、触、叩、听四种方法,以及使用简单的工具(血压计、听诊器、耳镜、手电筒、视力表等)对身体某个脏器和部位进行的全面检查,包括身高、体重、营养等身体一般情况;内科、外科、妇科、眼科、耳鼻咽喉科、口腔科、神经科、皮肤科等专科检查都属于体格检查的范畴。

2.影像学检查

影像学检查包括 X 线、B 超、经颅多普勒、磁共振成像(MRI)、内镜、CT 等的检查,对于诊断、发现疾病及提供部分治疗手段具有重要的意义。

3.电生理检查

电生理检查包括心电图、动态心电图、运动平板试验、脑电图、肌电图、肺功能检查等,是通过仪器引出、放大身体内的生物电活动,具有较高的灵敏度,无创伤、无痛苦。

4.检验检查

检验检查是利用试剂和仪器,对受检者的血液、尿液、粪便、分泌物、痰液等标本进行分析检测,通过检验值的高低,来判断身体某个脏器的功能是否正常或为诊断某种疾病提供依据。

(二)常用体检项目

常用体检项目主要包括普通健康体检、招工体检、女性特殊项目体检、出国体检、单病种体检及特色体检(如肿瘤系列项目监测、核医学项目监测)等。

1.常规体检项目

(1)一般形态:主要检查身高、体重、胸围、腹围、臀围等,评估营养、形态发育等一般情况。

(2)内科:主要检查血压、心肺听诊、腹部触诊、神经反射等项目。

(3)外科:主要检查皮肤淋巴结、脊柱、四肢、肛门、是否有疝气等。

(4)眼科:进行视力、辨色、眼底及裂隙灯活体显微镜检查,判断有无眼病。

(5)耳鼻咽喉科:检查听力、耳及鼻咽部的疾病。

(6)口腔科:包括口腔疾病和牙的检查。

(7)妇科:已婚女性的检查项目,根据需要行宫颈刮片、分泌物涂片、液基薄层细胞学(TCT)等检查。

(8)放射科:进行胸部 X 线透视,必要时加摄 X 线片。

(9)检验科:包括血、尿、粪三大常规,血液生化(包括肝功能、肾功能、血糖、血脂、蛋白质等)、血清免疫、血液流变学、肿瘤标志物、激素、微量元素等检查。

(10)辅诊科:包括心电图,B 超(肝、胆、胰、脾、肾、前列腺、子宫及其附件、心脏、甲状腺、颈动脉),经颅多普勒超声(TCD,判断脑血管的血流情况),骨密度等检查。

2.女性体检项目

女性体检项目包括常规体检项目和特殊体检项目。

(1)普查:外科、内科、眼科(视力)、口腔科等。

(2)血常规、血型:了解血细胞情况,排除炎症性疾病、白血病、贫血等。

(3)尿常规:了解泌尿系统情况,排除泌尿系疾病。

(4)白带常规:了解阴道环境。

(5)肝功能:了解肝的代谢情况。

(6)血糖、血脂:排除高脂血症、高胆固醇血症、糖尿病。

（7）心电图：常规排除心脏疾病。

（8）B超：了解子宫、输卵管、卵巢的情况。

（9）乳腺红外线检查：了解乳腺情况。

（10）阴道镜：了解是否存在阴道炎、宫颈柱状上皮异位等情况。

（11）衣原体、支原体细菌培养：了解生殖道是否感染病菌。

（12）液基薄层细胞学（TCT）检查：用于宫颈癌的筛选检测。

（三）体检注意事项

健康体检不同于看病，其目的是为了维护身体的健康，达到有病治病、无病预防的目的，与去医院就诊不同，它们的区别在于一个是被迫来医院看病，一个是主动前来进行健康体检，受检者对环境、体检质量、服务态度、体检等待的时间等方面要求都非常高。因此，体检人员应注意以下事项。

（1）预约体检必须登记必要信息，如姓名、性别、年龄、婚姻状况、联系电话等；如有发热、感冒等急性病症，应前往医院就诊，另行安排体检；体检当日请勿佩戴金属饰品及有金属框架的文胸，不穿紧身衣，请勿佩戴角膜接触镜，以利于眼科检查。

（2）抽取空腹静脉血之前，为更准确地测定血脂成分及血清中的酶类，受检人员应禁食、禁水12～14小时，以避免进食对血脂浓度造成影响，特别是对三酰甘油的影响。

（3）由于红细胞沉降率及红细胞测定受女性经期的影响，所以体检最好避开月经期。

（4）在选取血标本时，有高血压或冠心病的患者，可以在取血前用少量白开水服用药物。

（5）糖尿病患者，由于较长时间的禁食、禁水及体检时的活动劳累，可因低血糖造成酮症酸中毒。因此，糖尿病患者在体检时最好有人陪伴，并尽量保持安静，减少活动，尽早抽取血标本。

（6）需进行空腹检查项目者，应携带易消化的食品（如巧克力、牛奶、饼干等），一旦出现心悸、气短、出冷汗等症状，应立即进食上述食品，以保证安全。进食后，在抽取血标本时，可向抽血人员说明情况，做好标记，以利于结果分析。

（7）在完成所需空腹检查后，可立即按日常习惯进食并服药。待进食、服药后，再进行其他检查。

（8）自觉遵守查体秩序，体检应在导检人员指导下进行，原则上先做受检人数少的项目和需要空腹的项目。查体前核对查体表内容是否属实，各种检验单和检查项目是否齐全并妥善保管好自己的查体资料。

（9）检查前三天保持正常饮食，不吃油腻食物，不吃鸡血、鸭血等血制品，勿饮酒，体检前一天晚餐后不再进食并注意休息，最好不要参加聚会、聚餐及其他剧烈活动，忌酒，限高脂、高蛋白质、高糖、高盐饮食。

（10）查体当日早晨空腹（禁食、禁水），抽血一般要求在7:30～8:30进行，最迟不超过9:00，太晚会因为体内激素的影响，使检验结果失真。

（11）体检前不要贸然停药。慢性病患者（如高血压）应进行常规服药，以便于体检医生对目前的用药方案进行评价；糖尿病患者或其他慢性病患者，应在采血后及时服药，不可因体检耽误常规治疗。

（12）女性受检人员应特别注意以下事项：①怀孕或可能已受孕者，请预先告知医护人员，勿做X线妇科及阴道超声检查。②怀孕、可疑怀孕及哺乳者勿做幽门螺杆菌[14]C呼气试验检查。③妇科检查或阴道超声检查仅限于已婚或有性生活者。④做宫颈涂片检查者，受检前三天起，勿做阴道冲洗、勿使用阴道内药物,以便得到准确的检查结果。⑤月经期间暂勿留取尿液、粪便标本,暂缓阴道超声及妇科检查,待经期结束后再补检。⑥做妇科检查前需排尿,行子宫及附件B超检查者应保持膀胱充盈。⑦体检当日请勿化妆,以免影响诊查结果。

(13)勿携带贵重物品前来体检中心。

(14)测血压前应休息,保持心境平和,以确保所测血压的准确性。如体检时所测血压与平时不符,应休息后多测几次。

(15)不得随意舍弃某个体检项目。体检项目是专业人员根据受检者不同情况确定的,且比较科学、合理,既有反映身体健康状况的基本项目,又有针对某些肿瘤及常见病的特殊检查,所以不要因为检查麻烦或害羞随意舍弃项目,如肛诊检查,对 40 岁以上受检者及有下消化道症状,尤其是大便异常者具有特别的意义;女性外科乳腺检查可早期发现乳腺肿瘤。

(16)体检切忌前轻后重,即轻体检病史陈述,轻一般体格检查,轻体检结论,只重体检的过程。体检结论是体检医生对整个体检结果分析总结后对受检人员在纠正不良生活行为、预防及治疗疾病方面提出的健康诊断意见,对受检者的健康指导及疾病预防非常重要。

(17)一次体检未发现异常并不代表完全没有潜在疾病,若出现疾病症状,应及时就医。

(18)请妥善保管体检磁卡,以备体检后查询或领取体检结果。

(19)可在体检后的 7 个工作日内领取体检报告,体检中心提供报告快递服务。

(四)检查前应做的准备

1.空腹

血液生化检查中的血脂、肝功能等检查,以及 B 超对胆囊的检查,都需要空腹。如果受检者知道自己的胆囊有问题,最好前一天晚上禁食,以利于胆囊的充分排空。

2.禁药

受检前一天最好不要吃降血脂的药或静脉滴注葡萄糖或应用磺胺类药等,因为它们能升高血液中尿酸的浓度,常被误报告为痛风阳性。

3.控制饮食

检查前不要吃水果罐头,不要饮酒及暴饮暴食等,因为这样容易造成血糖升高、血脂紊乱的假象。如果赶上患病必须用药,应对体检人员说明。

4.留尿

晨尿,一般人理解为晨起后的第一次尿,其实这是错误的理解,晨起第一次尿是夜尿。它在膀胱留宿一夜,可能会有细菌滋生,血细胞改变,因此它不能正确反映尿液的真实情况,应在晨起将第一次尿排出,过一两个小时再留取的尿才是晨尿。

5.憋尿

这是 B 超检查膀胱、子宫、前列腺及其周围器官的要求,一般检查顺序是先做 B 超然后再进行验尿。

6.不要化妆

如果受检者患有贫血,却在口唇上涂抹口红,容易造成医生误诊。也不要佩戴首饰,口袋内不要有金属器物等,以利于 X 线等检查。

(刘亚男)

第三节 体检中心的发展与局限性

一、体检中心的发展

(一)概念

体检中心是由国家授权批准的一些医院或某些机构成立的专门检查人体健康状况、拥有完整的设备和人力、能检查出身体的疾病和进行健康评估的场所。所以,健康体检是体检中心的主要业务。

(二)国外健康体检的发展历史

健康体检在国际上已经有 160 多年的历史了。1861 年,英格兰皇家胸科医生霍勒斯·多贝尔(Horace Dobell)首先提出健康体检的概念,他指出通过健康体检发现疾病的前期状态,可以提供有效的治疗和治愈疾病的机会,他也被后人称为"体检之父"。美国费城医生乔治·古尔德(George Gould)进一步指出,定期体检是预防疾病、提高生活质量的重要手段。目前,健康体检已经成为世界各国预防疾病、控制健康风险因素、提高生活质量的重要手段,体检在各国都起着非常重要的作用。

1.美国和加拿大的健康体检发展历程

1913 年,美国成立了第一个专门从事年度体检的机构——EHE(executive health exams internatimal),该机构致力于通过每年一次的健康体检,早期发现疾病,促进健康的生活方式。1923 年,美国医学会发表了《周期性体检:内科医生手册》,并分别在 1932 年、1940 年和 1947 年进行了修订。第二次世界大战以后,没有症状人群普遍接受了年度全面健康体检。

1984 年,美国成立了预防服务工作组,提出开展定期健康体检,当时体检和干预措施的主要内容包括:①疾病筛查,以早期发现疾病为目的,检查项目包括体格检查和实验室检查等。②免疫学预防注射,根据不同人群进行预防接种,如破伤风疫苗、流感疫苗和其他预防接种。③预防性用药,如有心脏病危险因素的个体服用阿司匹林。④健康问题咨询,如戒烟、安全性行为和怀孕前补充叶酸等,并根据不同的性别和年龄制定了不同的预防性体检项目和健康管理建议。

近年来,美国预防服务工作组在常规年度健康体检的基础上更加强调了慢性疾病预防,制定了一系列的慢性疾病防控指南和建议,包括烟草依赖治疗建议、酒精滥用筛查和行为干预建议、膀胱癌筛查建议、乳腺癌和卵巢癌易感性遗传风险评估和乳腺癌易感基因突变检测建议等。

加拿大也是较早开展健康年度体检的国家。在加拿大出现了医疗保险后,政府为每位公民每年提供一次年度健康体检。1976 年,加拿大成立了定期健康体检工作组,并进行了年度体检的循证医学评估。通过流行病专家、家庭医生、儿科医生、内科医生和精神科医生的深入研究,在充分循证的基础上,进行了健康体检风险和收益权衡利弊分析,进一步提出了一些疾病的预防干预措施,包括各种疾病咨询、疾病筛查方案、化学药物预防(如维生素和微量元素补充剂)以及疫苗接种等。

2.欧洲健康体检的发展历程

欧洲各国医疗卫生相关部门提出,健康体检工作要注意根据不同人群的体检目的进行适当的安排,注意节约医疗资源和减轻患者的负担。欧盟在最近发表的评估现有的筛查和预防方案中进一步指出,现有的一些群体疾病筛查和预防方案的有效性尚未得到有效评估,这可能会导致采用不恰当的干预措施从而拖延治疗,增加疾病负担和卫生不公平,以及增加卫生保健系统成本。建议基于个体和群体健康状况、生活质量、健康公平性、成本效益和伦理等方面来评估现有的筛查和疾病预防战略、方案。

3.日本健康体检的发展历程

日本是世界上公认的长寿国家,国民健康水平的提高、长寿人口的增加与国家基本的健康体检服务及健康管理措施得当有着密切关系。日本政府和相关学会、协会等组织均十分重视系统的健康体检与检后生活方式的指导,这是日本成功地实施健康管理和健康促进规划的重要经验。1954年日本医院协会开始设置体检科,1959年,体检科正式成为了协会下属的一个独立专业学科。日本健康体检服务是一种体系完善、覆盖率高、立法明确,针对不同年龄、不同阶层进行的各种各样的健康诊查服务。一般就业者或者30岁以上女性公民及40岁以上的男性公民每年都可以免费享受一次由政府安排、专门体检机构负责组织实施的健康检查保健服务。

美国从20世纪80年代开始注重定期健康体检,发展到现在形成了健康体检、专病筛查、生活方式干预、健康教育和培训、疾病预防和慢性病护理等较为全面的健康管理体系。加拿大也经历了由注重年度健康体检转变为包括健康教育、疾病筛查、化学预防以及疫苗接种等较为全面的预防性干预健康管理体系的过程。欧盟提倡根据个体或群体健康状况、生活质量、健康公平性、成本效益和伦理等方面综合评估疾病筛查和治疗预防策略。日本国民长寿与国家健康体检服务体系和制度密切相关。

(三)我国健康体检的发展历史

1.初始阶段

我国体检初始阶段的特点是以职业体检为主,体检项目与体检标准相对固定,总体规模较小,并没有形成独立的行业。最初从飞行员选拔体检开始,而后发展到征兵体检、入职入学体检、职业病筛查体检和出入境检疫体检等。在此期间,各大医院所进行的体检不是面向社会大众的,而是针对升学、就业、参军等的专门体检,主要目的是检查员工身体健康状况是否符合招聘或选拔的要求,能否胜任未来的工作和学习,发现和避免传染病和职业病。所以,内容较为简单,不能完全代替全面健康体检。

2.发展阶段

我国体检发展阶段的特点是以干部保健与公务员体检为主,体检工作制度化,体检对象和任务进一步扩大和深化。体检是干部保健工作的重要组成部分,随着生活水平的提高和医疗条件的改善,干部保健对象的年龄越来越大,平均年龄提高,患病的种类越来越多、发病率越来越高,逐步形成了以体检为基础的多学科交叉的干部体检保健模式。1986年,国务院颁布了第一个有关出国体检的国家法规文件《国家教育委员会关于出国留学人员若干暂行规定》;2004年,国家人事部、卫生部又颁布了《公务员体检通用标准(试行)》,显示了我国体检工作逐渐走向制度化。

3.行业形成阶段

行业形成阶段的特点是,体检机构推出以健康为中心的体检服务,成为全国健康管理的重要组成部分,各类医疗机构包括公立的三级甲等医院建立"医检分开"的独立体检部门,并出现了以体检连锁服务为主业的民营体检机构,健康体检中心成为医院创收的新的经济增长点,全国每年有数亿人进行体检,市场规模千亿元。为促进体检行业的规范化发展,国家卫生部于2009年颁布了《健康体检管理暂行规定》。该规定为体检作出了明确的定义:体检是指通过医学手段和方法,对受检者进行身体检查,了解受检者的健康状况、早期发现疾病线索和健康隐患的诊疗行为。另外,部分省、市、自治区的卫生行政部门相继成立了体检质量控制办公室,用于指导体检行业的规范化发展。

(四)健康体检发展的现状和趋势

1.国际发展现状和趋势

2010年以来,美国疾病控制中心提出在家庭健康管理中要进行规律的健康体检,通过健康史、家族史、生活方式及身体检查,能够及时发现健康问题,有助于预防和治愈疾病,指导个体采用健康长寿的生活方式,以及选择恰当的健康医疗服务。美国疾病控制中心推荐的健康服务包括高血压筛查、血胆固醇筛查、糖尿病筛查、乳腺癌筛查、宫颈癌筛查、大肠癌筛查、前列腺癌筛查、皮肤癌筛查、艾滋病病毒和艾滋病筛查、实施免疫接种计划、口腔健康评估、成人精神心理健康状况评估、减轻体重和心血管健康评估等。

加拿大强调定期健康体检,指出定期健康体检为受检者提供了接受持续医学服务的机会,并提供健康指导,同时改进医患关系。预防保健体检表是周期性体检的工具,体检表的内容体现了循证医学的实践状况,反映了健康体检中的主要问题。2009年的健康体检表包括四大类内容:①健康教育和咨询;②身体检查;③实验室检查;④预防接种。加拿大在健康教育和咨询中强调了对骨质疏松、戒烟和肥胖的健康管理建议;在身体检查方面,强调了高血压控制的靶目标、诊断标准及家庭血压监测标准;实验室检查强调了骨质疏松筛查、血脂异常筛查;最后强调了对脑膜炎、肺炎和流感等高风险人群的预防接种。

2006年,日本制定了卫生保健改革法,在这个方案中提出由政府指定公共健康保险公司负责提供大众健康体检及必要的健康行为干预工作,通过提供高效、个性化健康管理服务促进健康行为;地方卫生部门统筹安排开展健康促进服务和活动,以促进大众身体健康、延长健康寿命和控制医疗成本,并且根据健康行为改善的成果,政府对保险公司给予适当的奖励。

2.国内发展现状和趋势

为加强体检管理,促进体检规范有序地进行,保护和增进人民群众健康,根据《中华人民共和国执业医生法》《医疗机构管理条例》和《护士条例》等法律法规,2009年,卫生部颁布了《健康体检管理暂行规定》和《成人健康体检基本数据集标准(试行)》。2010年,卫生部按照《中共中央国务院关于深化医药卫生体制改革的意见》(中发[2009]6号)的有关要求,为了加强慢性非传染性疾病的预防控制工作,提出了《慢性非传染性疾病综合防控示范区工作指导方案》。在这个方案中,强调重视慢性病高危人群,采取预防性干预措施,提出各类单位要定期为职工提供健康体检,以便及早发现慢性病高危人群和患者。2012年,为了进一步遏制我国慢性病快速上升的势头,保护和增进人民群众的身体健康,促进经济社会可持续发展,卫生部等15个部门联合制定了《中国慢性病防治工作规划(2012—2015年)》,进一步强调政府机关、企事业单位要积极推行体检制度,将慢性病核心指标和口腔检查作为必查项目,建立动态管理档案,加强指导管理。基层医疗卫生机构和单位医务室对健康体检与筛查中发现的高风险人群,进行定期检测和随访,实施有针对性的干预,有效降低发病风险。各级疾病预防控制、健康教育机构开发并推广高风险人群发现、强化生活方式干预的适宜技术,并进行督导和评价。开发癌症高发地区重点癌症筛查适宜技术,开展早期筛查和治疗,结合国家免疫规划政策,加强对癌症高风险人群乙型肝炎、人乳头瘤病毒等疫苗的预防接种。

3.我国与部分国家体检项目的比较

2014 年,中华医学会健康管理学分会颁布的《我国体检项目专家共识》提出了以下体检基本项目。

(1)体格检查:包括一般检查和物理检查两部分。一般检查包括身高、体重、腰围、臀围、血压、脉搏;物理检查包括内科、外科、眼科、耳鼻喉科、口腔科、妇科等。

(2)实验室检查:包括常规检查、生化检查、细胞学检查三部分。常规检查包括血常规、尿常规、粪便常规、潜血;生化检查包括肝功能、肾功能、血脂、血糖、尿糖和尿酸等;细胞学检查包括宫颈刮片细胞学检查等。

(3)辅助检查:包括心电图检查、X 线检查、超声检查三个部分。备选检查项目包括慢性病早期风险筛查项目,包括心血管病(高血压、冠心病、脑卒中、外周血管病)、糖尿病、慢阻肺(COPD)、慢性肾脏疾病、部分恶性肿瘤(食管癌、胃癌、直结肠癌、肺癌、乳腺癌、宫颈癌、前列腺癌)等。

英国汉普郡简便体检项目包括身高、体重、腰围、臀围、收缩压、舒张压、总胆固醇、低密度脂蛋白、高密度脂蛋白、三酰甘油、空腹血糖、谷酰转肽酶等。

美国 EHE 推行全面综合的个性化体检服务,包括个人健康顾问、回顾病史和全面体格检查、血液、尿液检查、预防接种、心脏风险评估、感觉功能测试、心肺测试、胃肠道检查、妇科检查、男科检查、健康史问卷、健康危险因素监测、健康相关服务、健康咨询、体检等。

印度推行全面多样化的体检项目,男性包括血常规、尿常规、血糖、肌酐、胆固醇、胸片、心电图;女性包括血常规、尿常规、血糖、肌酐、胆固醇、巴氏涂片、心电图、胸片、钼靶妇科检查。

总之,健康体检作为慢性病防控的重要手段已成为各国的共识,各国均经历了体检由疾病筛查为目的,逐渐发展为慢性病防控和生活方式干预的健康体检的过程。目前各主要发达国家形成了健康能力评估和针对多发慢性病的专项体检项目组合与检后行为管理体系。然而,目前我国健康体检仍然以疾病筛查为主,在健康能力评估和检后管理方面有待进一步完善。我国健康体检的发展趋势正朝着规范化、专业化、信息化和智能化的方向发展。

二、体检中心发展的局限性

(一)重数量规模,轻专业质量

随着社会不断地发展进步,居民生活水平在不断提高,人民群众医疗保健观念也随之也发生了重大的转变。人们已经不能满足于以前看病治病的卫生需求,越来越多的民众需要的是预防疾病,使自己保持健康的状态。如此一来,催生出来许多以健康查体、健康评估、健康干预和健康促进为核心业务的体检中心。

经过十多年的发展,全国的体检中心有如雨后春笋般涌现,呈现出一副生机勃勃的态势。据统计,当前全国体检机构的数量在一万家左右,综合型三甲医院几乎都设置有体检中心。

然而,在重数量规模的同时,出现了轻专业质量的现象,表现在以下几个方面。

(1)行业准入标准低。在原卫生部出台《健康体检管理暂行规定》之前,全国各地卫生监管部门对于健康体检中心的申请、审批、资质等方面的要求没有统一的标准和规定,不能按照统一、系统、规范、完整的要求建立体检中心,使得健康体检中心类型不一、规模各异、质量参差不齐。

(2)体检中心医务人员业务水平参差不齐。健康体检中心的医务人员应为从事临床工作多年且经验丰富的高年资人员,但在健康体检中心成立之初,由于医务人员资源短缺,体检中心大量聘请经验不足、专业不熟的年轻医生,或退休时间较长的返聘人员。尤其在一些民营医院,此类现象更为突出,严重影响健康体检报告的准确性和指导性。

(3)由于体检人数过多,每个受检者的体检时间较短,不能保证准确、完善的体检过程。

（二）重经济效益与客户需求,轻科学严谨与学术研究

各大体检中心成立之初都是为了创收,是以副业形式开展的。这种定位势必会造成各个体检机构的工作中心向经济利益倾斜,社会利益势必会大大削弱,表现在以下几个方面。

(1)体检套餐化,体检项目针对性不强。为了提高效益,很多医院实行体检项目套餐化,这类体检流程固定,严重缺乏针对性。从接受体检的人来看,很多人更希望通过体检来检测身体某一方面的问题。但是很多时候,由于体检项目复杂而失去自主选择。此外,医疗中心不能仅仅针对健康的人群,更应该关注已患有某种病症的患者,他们更需要定期的、针对性的体检来监测病情的发展。有的体检单位,盲目追求经济效益,不考虑受检人员的具体情况和需要,不是从实际出发,而是不该查的项目乱查;有的打起价格战,不从保证质量、提高信誉、让受检人员满意入手,而是以低价来招揽受检人员。所以说,当前很多体检中心普遍存在重效益而缺乏针对性的弊端。

(2)重效益,轻科研。如今各大体检中心都还是以经济利益为第一位,对科学研究都还缺乏重视,对于科研的投入也是杯水车薪。全国各大体检中心的体检数据普遍缺乏标准化,空有海量数据,却由于数据自身的缺陷而导致数据被浪费。

（三）重健康查体,轻健康管理,医疗资源浪费

由于我国健康管理尚处于发展阶段,并未建立行之有效的健康管理模式。大多数医院体检中心的主要工作还停留在疾病阶段,缺乏一个全方位的健康管理方案。体检后的服务往往是缺乏或者不到位的,检后没有系统的总结分析,没有针对性的指导受检人员做好预防保健和必要的医疗、康复。

在管理制度上,全国的体检中心都存在或多或少的问题。有些体检中心管理制度不健全,落实不到位,没有一个有效的监管机构。体检中心各个部门不能实现行之有效的分级管理,也没有有效的激励制度,在人才选拔和培养方面也缺乏统一的考核标准,使得体检中心工作人员的专业素质参差不齐,阻碍了体检工作的发展。

在健康体检中心成立之初,各地卫生行政部门及医院相关部门领导只是按照对健康查体的模糊认识,参照医院既有其他科室医疗及行政文书样本,规划并设计健康档案的格式、内容及项目,造成各体检中心客户档案内容不统一,书写不规范,软件不兼容,从而使得同一居民的健康档案在不同医疗单位形成信息孤岛。

重查体的同时必定会造成过度医疗,这也是对医疗资源的浪费。很多没有必要的检查在重复进行,比如大量的 CT、MRI 检查。许多体检中心设立在综合性医院里,很多设备是跟患者诊断共同使用的,侵占了正常的诊疗资源,无疑使看病越来越难。

（刘亚男）

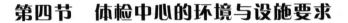

第四节 体检中心的环境与设施要求

一、体检机构的布局设置

根据体检流程及工作性质的不同,体检机构要将体检场所划分为不同的区域:办公区、体格检查区、特检区、影像区、化验区、餐饮服务区、候诊区等,既要达到功能齐全,又要使常规检查和专项检查等各个区域相对分开,避免体检次序混乱,流程不畅。部分体检机构开展有口腔、康复、心理等医疗服务,但要将检查与医疗区域相对分开,特别是医院的体检机构,要避免交叉感染。各个区域根据体检设备数量和所能接受的体检人数,进行区域划分,以保证体检流程顺畅合理。男女检查要划分不同的体检区域,既要注重保护体检人员隐私,也要保证方便快捷。同时,每个区域可根据自己的业务特点设置不同的环境气氛,努力做到布局合理,体现人文关怀。

二、影响体检质量的相关因素

(1)温馨舒适的体检环境。温馨舒适的环境对工作人员和受检人员保持良好的心态具有积极作用。

(2)科学规范的业务设置。业务设置首先要符合体检流程,其次要体现每个体检区的业务特点,并符合体检操作规范。

(3)素质过硬的专业队伍。主要指体检工作人员的素质,包括政治素质和业务素质两个方面,既要具有良好的职业道德,又要具有较强的技术水平和丰富的临床诊治经验。

(4)先进齐全的硬件设施。科学先进和齐全配套的医疗设备及信息管理系统是确保体检质量的基础条件。

(5)高效顺畅的体检流程。根据体检规模和体检项目的多少,科学合理地组织体检是提高体检效率的必要条件。

(6)合理完善的体检项目。根据受检人员个人情况、自觉症状、年龄结构、职业特点提供合理完善的检查项目。

实现规范化、标准化体检流程的基本条件是体检场地、体检设备和体检人员必须按照体检要求配置,并符合群体体检的特点。

(一)体检场地要求

体检场地的要求:①具有独立的体检空间和受检者的专用通道,且通风采光良好;②体检场所建筑总面积不少于 1000 平方米,每个独立检查室的使用面积不小于 8 平方米,特殊科室要符合相关规定,检查区通道宽度不小于 2 米;③至少设有候检区、体检区和就餐区;④污水、污物及医疗垃圾处理设施要符合有关规定;⑤体检环境应温馨、舒适,空气湿度和温度应保持适宜,并可做适当的健康知识宣传。

(二)体检仪器设备

1.专科体检

(1)内、外科及一般检查:检查床、血压计(表)、听诊器、叩诊锤、身高计、体重计、测量尺等。

(2)口腔科:牙科治疗椅、口腔器械盘、口镜、探针、镊子、牙髓电活力测试仪、牙科 X 线机、曲面体层 X 线机等。

(3)眼科:远视力表、近视力表、色觉图谱、眼底镜、非接触眼压计、视野计、裂隙灯、隐斜仪、暗适应仪、立体视觉检查仪等。

(4)耳鼻咽喉科:冷光灯(或蛇皮灯)、额镜、耳镜、鼓气耳镜、鼻镜、鼻咽镜、鼻内窥镜、间接喉镜、纤维喉镜、枪状镊、耵聍钩、嗅觉检查用品、音叉、电测听仪、中耳分析仪等。

(5)妇科检查:妇科检查床、电子阴道镜、窥阴器、红外乳腺检查仪等。

2.辅诊科室

(1)放射科:500 mA 以上 X 光机、数字 X 线成像系统、乳腺钼靶 X 线摄像仪等。

(2)特诊科:彩色多普勒超声仪、全自动心电图机、动态心电图记录仪、运动平板、脑电图仪、脑地形图仪、颈颅多普勒检查仪等。

3.实验室检查

实验室检查设备包括显微镜、全自动血液分析仪、尿分析仪、血液流变分析仪、全自动生化分析仪、酶标分析仪、血凝分析仪、离子分析仪、化学发光仪等。

4.其他检查设备

其他检查设备还有肛肠镜、胃镜、骨密度检测仪、肺功能仪、动脉硬化程度检测仪、人体成分分析仪、鹰演全身健康扫描系统、摩拉变应原检测仪等。

体检机构仪器和设备应符合所面对的体检人群特点,同时应结合实际工作需要。例如,超声诊断仪的配备,以每台每天做腹部超声检查不超过 35 人为宜。特殊职业体检应配备相应的检查设备,如飞行人员耳鼻喉科体检常用的脑干诱发电位、耳声发射、眼视震电图、电动转椅等,作为某些疾病的特殊体检项目,可以根据实际需要配备。随着医学技术和医疗设备的快速发展,体检设备在不断更新换代,体检项目也应随之充实完善。

(三)体检人员配置

体检机构医生、护士及相关人员的配置要求:①体检医生要具备与所在体检科室专业相对应的执业医生资格,经当地卫生行政部门的登记注册,并具有 3 年以上综合医院临床工作经验;②体检中心至少有2名以上总检医生,要由具备内、外科工作经历的副主任医生以上职称的人员担任;③应限定体检中心工作人员每天的工作量,临床科室单科体检医生与受检者之比应在1:80 之内,采血组与受检者的比例以不超过 1:30 为宜;④体检中心护理人员要具备执业护士资格并经当地卫生行政部门的登记注册,应具有 2 年以上护理工作经验;⑤体检中心护理人员至少有 8 名具有护士以上职称,并至少有 2 名主管护师;⑥医技类医生,技师应具有从事相关学科3 年以上的工作经历(从事大型医疗仪器操作者,应具有操作大型仪器上岗证);⑦按科室设置比例配备接待、导检、行政管理及后勤保障人员,并严格执行岗前培训制度。

三、体检软件系统的使用

随着信息化技术的飞速发展,各类体检机构也开始实行信息化管理。在增强硬件建设的同时加强了计算机及各类体检软件的应用,建立了体检信息化管理系统,减轻了繁琐的人工劳动,降低了管理成本,提高了工作效率,体检业务快捷高效,并且实现了规范化、无纸化。

(一)在体检信息系统中引入条形码技术

受检人员登记时打印的指引单带有体检号,还有受检人员姓名、性别、年龄等信息,以及体检项目及条码。同时使用条码打印机将化验及检查项目按类别打印成一系列条码,这些条码分别贴在试管和检查单据上。体检医生只需扫描指引单上的条码,即完成对受检人员的身份确认。化验标本送到相关科室后,工作人员用扫描枪扫描容器上的条码,完成对标本的确认。检查科室工作人员通过扫描申请单上的条码,获得受检人员的信息。条形码技术的引入,改变了手工填写单据的模式,避免了由于书写潦草带来的识别困难,减少了重复劳动,提高了工作效率。

(二)受检人员数据的实时采集和自动处理

医生在诊室接待每一位受检人员时,边为其检查,边将各项检查结果登记并录入到工作站上,系统自动生成各项体检数据和体检建议,实现了数据的实时采集和自动处理。

(三)实现与多系统跨平台的数据交换

随着社会需求的增大和体检人数的增多,各级体检机构工作量越来越大,以往手工操作费时费力且繁琐复杂,已经不能适应健康检查的快速发展。为此,目前很多体检机构都安装了各类健康体检软件,如深圳天方达公司的杏林七贤系列体检软件、北京天健科技集团的天健体检信息系统、北京东方健管科技有限公司的东方健管系列体检管理软件等。在健康体检中应用体检管理信息系统,受检人员的化验、放射、超声检查结果可以通过对实验室信息管理系统(laboratoryinformation management system,LIS)和影像归档和通信系统(picture archiving and com-munication system,PACS)访问获得,减少了大量数据的重复书写和人工操作,避免了总检医生资料汇总时各种数据的重复录入,不仅提高了工作效率,减轻了工作强度,也提升了体检服务的层次。

(四)为体检单位提供统计分析报告

对于团队体检,体检信息系统可根据单位体检数据,提取阳性体征,用统计学方法进行分析,为体检单位提供汇总分析报告,并将全部体检人员的体检结果汇集反馈给所在单位,这对于单位掌握所属人员的健康状况,评估健康水平,有针对性地搞好健康管理和疾病预防具有非常重要的意义。

(刘亚男)

第五节 体检中心护士的职责

一、体检中心护士长职责

体检中心护士长在体检中心主任和体检部主任的领导下,履行下列职责。

(1)全面负责体检中心护理部的日常管理工作。

(2)组织拟制中心护理工作计划和管理制度。

(3)安排中心护理人员的日常管理、培训、排班、考勤等各项工作。

(4)组织领导中心护理教学、科研、业务训练、技术考核工作。

(5)组织落实各项护理规章制度和技术操作常规,并监督检查。

(6)组织中心护理交班和护理巡查,分析中心护理、心理服务的工作质量和安全情况。

(7)负责安排各岗位护士的具体工作,根据需要进行适当调整,提出调整本科室护理人员的建议。

(8)做好与各部门的协调工作,加强医护配合。

(9)掌握每天预约的参检人数、人员组成和具体要求,合理安排人员。

(10)负责体检中心消毒隔离制度的修订和组织实施。

(11)负责中心内部环境的全面管理。

(12)做好护理相关部门每月的物耗预算上报及日报、月报统计工作。

(13)指导中心护理人员开展新业务、新技术和信息化项目的应用。

(14)完成中心主任交办的其他工作。

二、前台护士职责

(1)在护士长的领导下进行工作。

(2)提前 15 分钟到岗,做好体检前准备工作。

(3)负责制作、发放受检人员的《体检指引单》,嘱受检人员填写个人资料。

(4)负责向受检人员发放标本管(尿、便等标本管),并负责说明标本管使用方法及注意事项。

(5)熟练掌握各检测项目的目的、价格等内容。

(6)负责受检人员临时加减项目的录入与确认。

(7)体检结束后,负责收集《体检指引单》并进行认真仔细的查对,防止体检表遗失或体检漏项,一旦发现立即联系相关部门。

(8)负责每天的体检统计工作,与财务核对个检、团检收费和体检单项收费总额,填写体检日报表。

(9)负责为个检人员开具收费单。

(10)负责在前台做好《体检指引单》的临时管理与交接工作。

(11)负责做好受检人员的相关咨询与解释工作。

(12)负责做好待查、漏查项目的统计,并在规定时间向外联人员上报,以及时通知受检人员补检。

三、导检护士职责

(1)在护士长和主管护士的领导下进行工作。

(2)负责迎接与指引受检人员。

(3)负责协助受检人员办理存包手续。

(4)负责受检人员体检顺序的组织,根据受检人员的多少,合理安排体检顺序(餐前餐后)。

(5)对空腹项目检查完毕的受检人员,引导其用餐。

(6)随时根据体检流程合理安排检测项目,防止各科室忙闲不均,减少受检人员等候时间。

(7)维持现场秩序,做好受检人员的疏导工作。

(8)熟悉各检查项目的目的、价格等内容,耐心回答受检人员提出的问题。

(9)对检查完毕的受检人员,嘱其将《体检指引单》交到前台。

(10)负责指导、监督保洁人员将受检人员的尿、便标本及时收集送至检验科。

(11)负责及时收集妇科检查标本,并及时送至检验科。

(12)负责更换体检公共场所的饮用水。

(13)协助相关人员做好客户投诉的处理工作。

四、血压、身高、体重室护士职责

（1）在护士长的领导下进行工作。

（2）负责受检人员的身高、体重、血压的测量。

（3）负责体检前的准备工作,检查测量仪器是否正常,确保检测数据准确无误。

（4）熟练掌握测量方法、步骤及注意事项,准确记录测量结果。

（5）认真核对受检者姓名、性别及检测项目,防止测量或记录错误。

（6）对异常血压者要进行复测并与相关科室联系。

（7）负责测量仪器的使用与保管,需要维修时,要提前申报,不得影响体检工作。

五、采血室护士职责

（1）在护士长的领导下进行工作。

（2）负责受检人员的血液采集工作。

（3）严格执行无菌技术操作规程,熟练掌握静脉穿刺技术。

（4）认真执行"三查七对"制度,核对化验单与受检人员的名字并与受检人员确认,一旦发现有误,须速与前台核对。

（5）严格执行一次性医疗用品使用管理的有关规定,做到一人、一针、一管、一巾、一止血带。

（6）按照医疗废物管理规定,负责对使用过的棉签和一次性注射器的处理,并及时送交收集地点集中管理。

（7）做好当日工作量的核对、登记、统计工作(体检表、化验单、外送标本等)。

（8）负责采血物品的请领和保管,并做好使用消耗登记。

（9）负责采血室内的消毒工作。

（10）负责收集整理各科检查报告。

（刘亚男）

第六节　体检的人性化护理

21世纪以人为本,人则是以健康为本,健康是人生的第一财富。随着我国经济的快速发展、国民生活水平的提高和社会整体健康意识的增强,人们对预防保健的需求愈加强烈,健康体检中心应运而生,服务模式从过去单一的健康体检模式发展为了健康管理、健康咨询、健康教育等为一体的综合的服务模式。以人的健康为中心的护理观念使护理对象从患者扩展到了健康者的预防保健,这对体检中心的护理工作提出了更高的要求,实行医院人性化服务是坚持以人为本理念的必然要求,也是医学模式转变的必然要求,更是医院提高核心竞争力的必然要求。

到医院进行健康受检人员的心理不尽相同,但他们都希望能够用相对少的时间和精力,高质量地完成体检活动并获取准确的有针对性的健康信息。人性化服务的核心就是要了解和重视受检者的健康需求,如人格尊严和个人隐私的需求,体检环境舒适和体检结论准确无误的需求,受到医务人员重视的需求,体检过程温馨方便的需求,对体检费用项目知情同意的需求,体检中得到尊重、体贴、关心的需求,体检时提前沟通的需求,体检后获得健康指导的需求,对医院工作制度人性化的需求,对护士职业形象的需求。因此,这就要求医务人员应该牢记以受检者为中心,以质量为核心,以受检者满意为工作目标。服务应从细微之处入手,贴近生活,贴近社会。积极主动地用亲情和爱心全程、全方位地为受检者提供满意的人性化服务。要尊重受检者的健康需求、人格尊严和个人隐私,营造优美、温馨、舒适的体检环境,创建方便、快捷的工作流程,完善护理服务内容,提供精湛的操作技术,才能使受检者得到满意的服务,才能提高护理工作的价值,才能使受检者在体检过程中感受到人性的温暖,享受到个性化、专业化、人性化的服务。

一、实施人性化护理工作的具体措施

(1)医务人员要强化服务更新理念,树立以人为本的服务意识,护士要具备良好的职业素质和丰富的人文知识,还要掌握心理学、社会学等方面的知识,不断提高沟通技巧,另外,还应具备一定的健康教育水平,熟练掌握各个检查项目的方法、目的和注意事项。

(2)在体检中心,虽然面对的都是健康人群和亚健康人群,但是医院对于护士的礼仪要求、服务要求更加严格。这是为了体现体检中心的特色,冲淡受检者对医院的恐惧感。

(3)医务人员要形成良好护理行为规范,重视外部形象,做到工作制服合体整洁,头发不过肩,不佩戴首饰,整体感觉清新利落,淡妆上岗,微笑服务,使受检人员感到轻松、舒服,缩短相互之间的距离。

(4)医务人员要规范服务礼仪。礼仪服务不仅体现于站姿、微笑,还包括护士的仪表、仪容、风度、气质等。所以医务人员要用规范的动作和语言向大家展示标准的仪表、站姿、坐姿、行姿和礼貌用语,做到来有迎声,问有答声,走有送声,即“三声”服务。见面先问“您好”,导检先用“请”,操作失误先道歉,操作完毕说“谢谢”,体检结束不忘嘱咐受检人员今后按时体检。

二、要建立便民预约服务系统

受检者可通过上网查询体检项目套餐,电话预约体检项目。医务人员根据专家的意见,针对受检人员不同年龄层次、不同生活方式和不同单位,以及具体要求、经济基础等,设计制订相应的体检项目,如有特殊情况可临时增减体检项目,做到不乱收、多收费用,让受检者明明白白地消费,让受检者放心,以充分体现以人为本的思想。体检结束后,保存和传真受检者体检结果,实现体检系统网络自动化管理。

三、营造充满人情味、温馨、舒适的体检环境

等待往往令人焦急、烦躁不安,对体检持迟疑态度的人会因此而动摇。所以休闲厅应该设置舒适的坐椅,配备饮水机、一次性水杯、微波炉等供受检者使用。摆放各种健康保健宣传资料,创办健康教育专栏,利用电视等多媒体传播医学保健知识,使受检人员在等待中获取相关的保健知识,同时减轻受检者在等待体检过程中的焦躁情绪。

四、实施全面详细健康教育,提高受检者保健意识

(一)体检前健康教育

医务人员介绍体检环境、体检流程,向受检者讲解体检前需注意的事项。其内容包括体检前的饮食注意事项,以保证体检结果的真实性、准确性,减少误诊;交代体检项目,让受检者了解体

检过程中的禁忌,如忌采血时间太晚、忌体检前贸然停药、忌随意舍弃检查项目、忌忽略重要病史陈述、忌轻视体检结果等。

(二)体检中的健康教育

体检中,医务人员应主动向受检人员讲解一些相关的检查知识和保健知识,包括各项检查的目的和意义,针对存在的健康问题讲解一些相关的疾病知识及注意事项等。

(三)体检后的健康教育

医务人员在发放体检报告时应向受检者详细讲解其目前的健康状况,以使受检者对自己的健康状况有一个全面而客观的认识,并进行相关的防病知识宣传,包括健康的生活方式、合理的饮食指导及用药注意事项等。

五、建立导诊、巡诊岗位

挑选知识全面、工作能力强、有亲和力的护士担任导检。导检应结合体检业务特征和功能要求,充分考虑受检者的年龄、职业、文化背景等因素,做到热情接待、语言文明、语气柔和,妥善安排受检者排队次序及诊室分流,并及时做好与受检者的沟通交流工作,合理调整各科室待检人数,既保障体检工作顺利进行,又保证每位受检人员都享受全时服务,从而使体检流程紧密衔接,缩短受检者排队和等待的时间。对受检者提出的疑问,及时耐心地解答,对情绪急躁、对体检有误解的受检者,应及时做好解释和安抚工作。合理安排体检顺序,最大限度地减少人员流动,工作人员要自觉做到"四轻",即说话轻、走路轻、操作轻、开关门轻,加强宣传,使受检者自我约束,避免大声喧哗,以减少噪声污染,共同创造一个安静舒适的体检环境。

六、体检各诊室的要求

体检各诊室均应色彩宜人,空气清新,温度适宜。每天体检完毕后,工作人员应彻底打扫各诊室卫生,每天行空气紫外线消毒,使用消毒液擦拭家具陈设,常开窗通风。

七、人性化一站式体检服务流程

使受检者相对集中在一层楼内完成检验、B超、心电图、内外科、五官科、放射科、妇科、皮肤科、口腔科的检查,以减少来回奔波之苦。

八、建立绿色通道

为年老体弱、行动不方便者安排专人全程陪护,优先检查,缩短其检查时间,让受检者感到受尊重、爱护;对特殊检查者,应提前为其预约并安排专人陪同,以保证查体活动高质量、高效率完成。

九、文明用语交谈

微笑服务,如在操作前要先说"请",抽血后要说"请屈肘按压5分钟",操作完毕后要说"下一步请做某某检查"。严格执行"一人一巾一带消毒制度",采用无痛技术穿刺,要求操作熟练轻巧,做到"稳、准、快、一针见血",同时也要运用沟通技巧与受检者交流以分散其注意力,消除其紧张恐惧心理,以达到减轻疼痛的目的。对晕针者采取平卧抽血,专人监护,保障其安全,并配备热牛奶及糖水等,以免发生意外。

十、提供免费的早餐

就诊者检查完毕后,体能消耗较多,感觉饥饿时能吃到医院提供的品种丰富、花样齐全的免费早餐,会感到心情舒畅,能体会到浓浓的人情味,对医院的信任度、满意度也提高了。

十一、后续服务

(一)建立健康档案

将体检结果保存在电脑中,以方便受检者查询与对比,方便两次体检结果之间的分析,从而制定出更适合受检者的保健治疗方案。根据受检者需要,可邮寄、发送电子邮件或自取体检结果。若受检者需进一步了解健康状况,可打电话或上门咨询。实行重大疾病全程负责制,对一些检查出重大疾病的受检人员,争取在最短的时间内通知患者单位及本人来院就诊治疗,帮助患者联系相关科室的专家为其诊治并负责联系住院床位,使其尽快接受治疗,争取早日康复。

(二)建立回访制度

满意度调查,对每一个体检单位负责人进行回访,并发放满意度调查表,以了解该单位职工对体检工作的满意度,对存在的问题及时分析原因,提出整改措施,以不断改进工作。

(三)电话回访

对存在健康问题的受检人员,定时打电话了解其健康情况,提醒其做必要的复查,并送去温馨的祝福。

(四)归纳整理

对受检人员出现的异常指标进行归纳整理,根据情况请专家进行会诊,以明确诊断。应一些单位的特殊要求,派专家到体检单位对体检结果进行详细讲解,并制定出合理的治疗方案。

总之,在健康体检中进行人性化护理是一种整体的、创造性的、个性化的、有效的护理模式,补充了以人为本,以患者为中心的整体护理内涵,充分展现了护士的多种角色功能,扩大了护理范畴。随着人性化护理服务措施的不断完善,对受检者人性关爱的重视,使受检人员感受到了方便、舒适、温馨、满意,医务人员赢得了受检者的信任与尊重,使他们获得了满足感和安全感,从而放心地接受体检,并且都能在体检后保持良好的心态,把握自己的健康状况,调整自己的生活方式,正确合理用药,不断提高自己的生活质量。使健康者能够继续更好地保持健康,使亚健康者逐渐转化为健康状态,达到了早诊断、及时治疗、早日康复的目的。此外,将人性化护理管理工作运用到体检服务中,增加了医务人员的责任感,使之不断提高工作质量和效率。

(刘亚男)

第七节　神经系统护理体检

神经系统护理体检是神经科护士的一项基本功,是获得护理诊断重要客观证据的手段。因此,要熟练地掌握这一基本功。检查前护士要准备好体检工具:体温计、血压计、听诊器、棉签、圆头针、手电筒、压舌板、叩诊锤、眼底镜、音叉、皮尺、视力表。特殊工具:嗅觉检测瓶(薄荷水、松节油、香水和汽油)、味觉检测瓶(糖、盐、醋酸、奎宁)、失语检查箱(梳子、牙刷、火柴、刀、钥匙、各种颜色的木块、图画本)。

一、一般检查

(一)生命体征

根据其生命体征变化判断病情的预后和转归,生命体征主要包括以下几点。

1.体温

体温升高常见于继发感染、下丘脑或脑干受损(因影响体温调节中枢功能而引起中枢性发热,临床特点为持续高热而无寒战,四肢不热不出汗)、严重的高颈髓段病变(因躯干和肢体的汗腺分泌和散热功能受到损害)、躁动或抽搐。体温下降或不升,为呼吸、循环衰竭,下丘脑严重病变或临终的表现。

2.脉搏

脉搏缓慢有力见于颅内压增高。脉速常见于继发性发热、脑疝晚期失代偿、脑实质及脑干出血、癫痫发作、缺氧和中枢性及周围性呼吸循环衰竭患者。

3.呼吸

呼吸节律不整,如潮式呼吸、叹息样双吸气或呼吸暂停,常为昏迷末期或脑干受损时中枢性呼吸衰竭的一种表现。呼吸深而慢,同时伴有脉搏缓慢有力及血压增高,为颅内压增高的表现。呼吸表浅无力或不能,多见于颈髓病变和急性感染性多发性神经根神经炎等引起的膈神经和肋间神经麻痹。重症肌无力危象和多发性肌炎等亦可引起呼吸肌瘫痪。此外,黏痰坠积、呕吐物阻塞、深昏迷患者舌后坠、继发性肺部感染、肺不张、肺水肿等均可引起呼吸困难,临床上要注意鉴别。

4.血压

血压增高多见于病前原有高血压、颅内压增高及脑疝前期的代偿期,血压下降则多为周围循环衰竭、严重酸中毒、脑干或下丘脑受损、脑疝末期失代偿、脑出血伴大量胃出血,以及冬眠灵、硝普钠等静脉给药后。

(二)记忆、言语、思维、情感

1.记忆

询问患者的生活往事,如参加工作的时间等,评估远期记忆;询问患者何时来医院、当日的早餐等,评估近期记忆;可告诉患者一个电话号码或地址,请他记住,3～5分钟后再请他说出,以了解记忆的保持力。

2.思维

通过与患者交谈,注意其思维的清晰性、连贯性和逻辑性,观察其有无联想障碍,思考内容是否现实,有无妄想、幻觉以及自大的想法,反应是否迟钝,语句是否经常中断,有无反复说一件事的现象或对不同的话题以相同的方式回答。

3.情感

观察患者的表情、动作、语调,注意其有无情绪高涨、欣快、情绪低落、恐惧与焦虑、情绪淡漠、情绪不稳、情感倒错和易受激惹等。

4.智能

智能是人们运用以往积累的知识和经验来获得新知识及解决新问题的能力。

5.言语

用口语令患者做一些动作,观察其理解能力;观察患者语言的表达可通过注意患者说话是否自在、正确,是否有丰富的词汇,有无错句等方式,并令患者重复检查者的言语;观察患者理解文字能力,可通过用书面文字命令患者做某些动作、拿某种东西等方式;观察患者书写能力,可以让患者自动书写,注意其写得是否利落或是否有困难,造句是否正确。

二、脑神经检查

(一)嗅神经

嘱患者闭目,检查者将患者一侧鼻孔压闭,用盛有有气味但无刺激性溶液(香水、薄荷水)的小瓶或茶叶、香皂、樟脑等分别置于患者另一侧鼻孔下试之,判断患者有无一侧或两侧性嗅觉丧失、幻嗅和过敏。

(二)视神经

1.视力

对视力 0.1 以下者,可测定其能辨认检查者的指数或手动的距离;视力严重减退者,用手电筒检查其视力,光感消失说明完全失明。检查时应注意白内障等影响视力的眼部病变。

2.视野

患者背光,与检查者相距 60 cm,面对面坐下,检查者嘱患者正视前方,眼球不动。查左眼时患者用右手遮其右眼,注视检查者的右眼,检查者分别从上内、下内、上外、下外的周围向中央移动手指,至患者能见到指动为止,用同法检查另一侧。视野的变化分为视野缺损和盲点(图 4-1)。

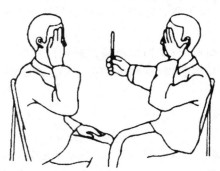

图 4-1　视野单手测定方法

3.眼底

患者背光而坐,眼球视正前方,勿动。检查右眼时,检查者站在患者右侧,以右手持眼底镜,并用右眼观察眼底;左侧反之。正常眼底的视盘呈卵圆形或圆形,边缘清楚,色淡红,颞侧较鼻侧稍淡,中央凹陷,色较淡白,称生理凹陷,有时于该凹陷中可见筛孔。注意视盘有无充血、苍白、水肿,以及血管的粗细、弯曲度、管径比例。

(三)眼球运动神经(动眼神经、滑车神经、外展神经)

1.看外观

检查者观察患者眼裂有无增宽或变窄,上眼睑有无下垂,眼球有无突出或内陷,眼球有无斜视、同向偏斜。

2.眼球运动

让患者保持头部不移动,两眼注视检查者的手指并随之向某个方向转动。注意患者眼球转动的幅度,以及有无眼球震颤、复视、眼肌麻痹。

3.查瞳孔

(1)看大小:观察两侧瞳孔的大小是否相等、是否是圆形,以及光反应的灵敏度,瞳孔正常为3~4 mm,小于2 mm为瞳孔缩小,大于5 mm为瞳孔散大。

(2)光反射:嘱患者注视前方,以手电筒垂直照射瞳孔,检查左瞳时要遮蔽右眼,反之亦然。

正常时感光的瞳孔缩小,称直接光反射;未直接感光的瞳孔也缩小,称间接光反射。患者平视远处,然后再注视放在眼前中线数厘米处的物体,此时两眼内聚、瞳孔缩小,称调节反射。

一侧或两侧瞳孔大小不等、异常、对光反射迟钝或消失,都是重要的异常体征。当动眼神经麻痹时,患者出现上睑下垂,有外斜视、复视、瞳孔散大、光反射及调节反射消失,眼球不能向上、向内、向下也受到很大限制。滑车神经麻痹时,患者患眼向下、向外运动减弱,复视。内斜时眼球不向外侧转动,复视为展神经麻痹。当合并麻痹时,眼球固定于中间,各方向运动均不能,瞳孔散大,对光及调节反射消失。

(四)三叉神经

1.面部感觉

用针、棉签,以及盛有冷、热水的玻璃管等试之。

2.咀嚼肌群的运动

观察咬肌、颞肌有无萎缩、松弛,双手分别触摸两侧咬肌、颞肌,让患者做咀嚼及咬牙动作,注意两侧肌张力和收缩力是否相等。再嘱患者张口,以上、下门齿纵裂为标准,如下颌偏向一侧,则为该侧翼肌麻痹,若咀嚼肌瘫痪,张口时下颌向病侧偏斜。

3.角膜反射

嘱患者向一侧注视,检查者用捻成细束的棉絮轻触其角膜。同侧的眼睑迅速闭合,称为直接角膜反射,对侧的眼睑同时产生反应,称为间接角膜反射。角膜反射消失多见于偏瘫、深昏迷。

(五)面神经

1.外观

观察患者病侧额纹是否变浅,眼裂是否增宽,鼻唇沟是否变浅,口角是否低,口是否向健侧歪斜。

2.运动

让患者做皱额、闭眼、吹哨、露齿、鼓气动作,比较两侧是否相等。

3.味觉

让患者伸舌,检查者以棉签或毛笔沾少许试液(醋、盐、糖等),轻擦舌前部,如有味觉可以手指预定符号表示;不能伸舌和讲话者,先试可疑一侧,再试健侧。每种味觉试验完毕时需用温水漱口,一般舌尖对甜、咸味最敏感,舌后部对酸味最敏感。

一侧周围性面神经麻痹:患侧鼻唇沟变浅,口角下垂,额纹变浅或消失,眼裂变大,口角偏向健侧。吹哨、露齿、皱额、皱眉、闭眼、鼓颊等动作不能。

中枢性面神经麻痹:对侧眶部以下面肌瘫痪,而额肌及眼轮匝肌不瘫痪。

周围性和中枢性面神经麻痹:前者常比后者重,面部表情肌瘫痪使表情动作丧失;后者为病灶对侧下面部瘫痪(鼻唇沟平坦和口角下垂),额支无损(由于两侧供应之故),故皱额、皱眉和闭眼动作皆无障碍,对侧面部随意动作虽消失,但哭笑等动作仍保存。

（六）位听神经

1.蜗神经

用表音、音叉或捻手指的声音,由远至近逐渐接近患者耳朵,测听到声音时距离,再同另一侧比较,并和检查者比较。也可用电测听计检查,会得出更准确的诊断。

蜗神经受损可导致耳聋和耳鸣。

（1）音叉试验:把音叉放于患者乳突及耳旁,试验骨导及气导的时间。正常为气导时间大于骨导时间;传导性聋时,骨导时间大于气导时间;神经性聋时,气导时间大于骨导时间,但时间均缩短;混合性聋时骨导时间大于气导时间;但时间均缩短。

（2）韦伯试验:把音叉放于颅骨中线的任何一点,让受检者比较哪一侧耳的音响强,神经性聋时偏向健侧,传导性聋时偏向病侧。

2.前庭神经

由五官科配合做外耳道冷、热水灌注试验或旋转试验,前庭功能障碍的表现为眩晕、呕吐、平衡失调、眼球震颤等。

（七）舌咽神经、迷走神经

1.运动

嘱患者张口,检查者观察其软腭及腭垂的位置,嘱患者发"啊"音,观察其腭垂的位置,判断其发音是否低哑或带鼻音,饮水是否呛咳,咳嗽是否有力。

2.感觉

检查者用棉签或压舌板轻触患者的软腭或咽后壁,询问患者有无感觉。

3.咽反射

检查者用压舌板轻触患者的左侧及右侧咽后壁,观察患者有无呕吐反射。

舌咽神经、迷走神经损伤时,患者会出现声音嘶哑、吞咽困难、咽部感觉丧失、咽反射消失等症状。一侧麻痹时可见瘫痪一侧软腭的腭弓较低,腭垂向健侧偏,作"啊"的发音时健侧咽后壁及软腭上抬正常,病侧受限,腭垂向健侧偏,病侧咽部感觉丧失,咽反射消失。舌咽神经和迷走神经单独损害而无长束体征,提示发生脑干外神经根病变。一侧皮质延髓束损害不引起舌咽及迷走神经麻痹症状,因舌咽及迷走神经的神经核接受双侧支配,双侧皮质延髓束损害才引起麻痹症状,称假性延髓麻痹。

（八）副神经

1.胸锁乳突肌

患者头转向对侧时,检查者一手放于对侧下颌做抵抗动作,试其肌力,另一手检查本侧胸锁乳突肌的饱满程度及坚实度,检查完毕再试另一侧。

2.斜方肌

嘱患者耸肩,检查者用两手压患者肩部,麻痹侧耸肩力量弱。

发生周围性麻痹时,患者会出现患侧肩下垂,胸锁乳突肌和斜方肌萎缩,转颈(向对侧)和耸肩(同侧)乏力。副神经受两侧皮质延髓束的支配,故发生一侧皮质延髓束损害时,不出现症状。

（九）舌下神经

嘱患者伸舌,观察其伸舌的方向。一侧舌下神经麻痹时,伸舌时舌尖偏向患侧;两侧麻痹时,则伸舌受限或不能。周围性舌下神经麻痹时,舌显著萎缩;中枢性舌下神经损害引起对侧中枢性舌下神经麻痹,无舌肌萎缩。

三、感觉系统检查

感觉系统的检查要在患者处于意识清楚状态时进行,护士要在检查前让患者了解检查的方法和意义,以取得充分合作。护士要耐心细致,多次复查核实,着重左、右侧和远、近端部分的对比,一般从感觉障碍区逐步查至健康部位,检查部位要充分暴露,故应注意室内温度,防止患者受凉。

（一）浅感觉

检查触觉时,用棉花束轻触患者的皮肤或黏膜;查痛觉时,用大头针轻刺其皮肤;查温度觉时,用装热水（40～45 ℃）与冷水（5～10 ℃）的试管。如触、痛觉无改变,一般可不做温度觉的检查。

（二）深感觉

1.运动觉

嘱患者闭目,检查者轻夹患者的手指和足趾,上下移动 5°左右,由患者说出具体的移动方向。如患者感觉不清楚,可加大活动幅度,或再试较大的关节。

2.位置觉

嘱患者闭目,检查者将其肢体放于某一位置,让患者说出所放的位置,或用另一侧肢体模仿。

3.震动觉

将震动着的音叉柄置于患者骨突起处,如手指、足趾、膝盖、髂嵴、肋骨、胸骨、锁骨、桡、尺骨茎突、鹰嘴等处,询问患者有无感觉,并注意患者的感受时间,对两侧做对比。

（三）复合感觉（皮质感觉）

1.形体觉

嘱患者闭眼抚摸物体后辨别是何物件,可用熟悉的物件,如钥匙、火柴盒、硬币等。

2.触觉定位觉

检查者用棉签或手指轻触患者皮肤后,由患者指出刺激部位。

3.两点辨别觉

检查者用两脚规交替地以一脚或两脚触患者皮肤,让患者报"一"或"二",并缩短脚间距离直至患者的最小辨别能力。正常生理情况下,身体辨别能力不一,指尖 2～8 mm,手背 2～3 cm,上臂、大腿 6～7 cm。

四、运动系统检查

（一）姿势和步态

观察患者行走时有无姿势及步态异常。

（二）肌营养

注意观察患者的肌肉外形及体积,有无萎缩、肥大,以及肌肉的分布,检查时应对两侧部位进行比较。

（三）肌张力

检查方法为诊断肌肉的硬度,根据关节被动运动时的阻力来判断。

（四）肌力

以关节为中心,检查肌群的伸、屈力量,或外展、内收、旋前、旋后等功能。

1.方法

让被检查者做肢体关节部分的伸屈动作,检查者从相反的方向测试被检查者对阻力的克服力量。

2.肌力分级法

肌力采用 0~5 级的分级法。

0 级:完全瘫痪。

1 级:肌肉可收缩,但不能产生动作。

2 级:肢体能在床面上移动,但不能抵抗地心引力,不能抬起。

3 级:肢体能抵抗地心引力而抬离床面,但不能抗阻力。

4 级:能做抗阻力的动作,但肌力弱,未达到正常。

5 级:正常肌力。

五、反射检查

人体从感受到刺激到做出反应的过程叫反射。反射活动的结构基础为反射弧,它由感受器、传入神经元、联络神经元(中枢神经)、传出神经和效应器五个基本部分组成。

(一)浅反射(减弱或消失)

浅反射为刺激皮肤、角膜、黏膜引起的肌肉急速收缩反应,如腹壁反射、提睾反射、跖反射和肛门反射(图 4-2、图 4-3)。

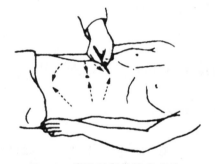
图 4-2 腹壁反射的检查方法

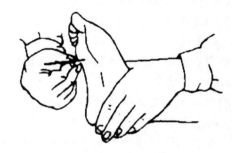
图 4-3 正常跖反射

(二)深反射

深反射为叩击肌腱反射,如肱二头肌反射、肱三头肌反射、桡反射、膝反射、踝反射和阵挛(图 4-4 至图 4-8)。

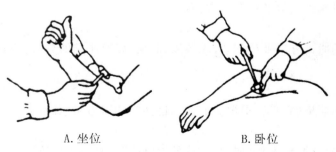
A. 坐位   B. 卧位
图 4-4 肱二头肌反射的检查方法

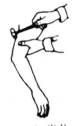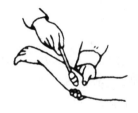

A.坐位　　　　　　　　　　　　　B.卧位

图 4-5　肱三头肌反射的检查方法

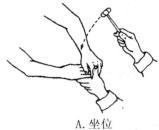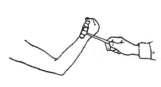

A.坐位　　　　　　　　　　　　　B.卧位

图 4-6　桡反射的检查方法

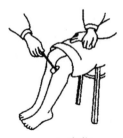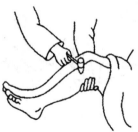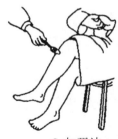

A.坐位　　　　　　　　B.卧位　　　　　　　　C.加强法

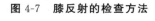

图 4-7　膝反射的检查方法

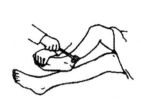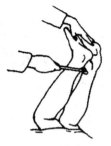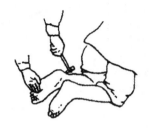

A.坐位　　　　　　　　B.卧位　　　　　　　　C.跪位

图 4-8　踝反射的检查方法

（三）病理反射

中枢神经病变损伤时出现的异常反射。

1.锥体束征

（1）霍夫曼征（Hoffmann's sign）：又称弹指反射，检查者以右手食、中指夹住患者中指中节，使腕略背屈、指半屈，以拇指向下迅速弹刮患者的中指指甲，反应为拇指及其他各指呈屈曲动作。如检查者用手指从下面弹击患者的中间三指指尖能引起各指的屈曲反应，称特勒姆内征（Tromner's sign）（图4-9）。

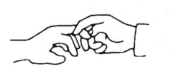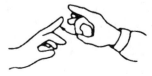

A. Hoffmann征　　　　　　　　B. Tromner征

图4-9　Hoffmann 征和 Tromner 征的检查方法

（2）巴宾斯基征（Babinski's sign）：用钝头竹签由后向前轻划足底外侧至小趾根部，再转向拇趾侧掌关节处，正常反应为各趾向跖面屈曲；若拇趾背伸、其余四趾呈扇形展开，为锥体束受损的体征，即 Babinski 征，多见于脑出血、脑肿瘤等（图4-10）。

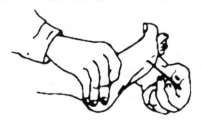

图4-10　Babinski 征

（3）夏达克征（Chaddock's sign）：用竹签由后向前轻划外踝后下方（图4-11）。

（4）奥本海姆征（Oppenheim's sign）：用拇、食两指沿患者胫骨前缘两侧自上而下加压推移。

（5）戈登征（Gordon's sign）：用手挤压腓肠肌。

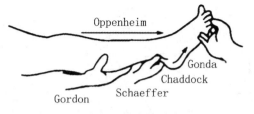

图4-11　病理反射的各种检查方法

（6）阵挛（clonus）：是腱反射亢进的一种表现，在锥体束损害时出现，是肌腱受到牵伸而发生的有节律的肌肉收缩，常见的阵挛类型有以下几种。①膑阵挛：患者仰卧，伸展下肢，检查者以拇、食两指按于髌骨上缘，突然向下方推动，并维持向下的推力，髌骨即发生一连串节律性的上、下颤动。②踝阵挛：患者仰卧，检查者左手轻托腘窝，右手握足前端，使踝关节背屈，并抵住使其不向跖侧屈曲，即出现踝关节的节律性伸屈动作（图4-12）。

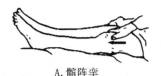

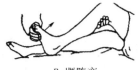

A.髌阵挛   B.踝阵挛

图4-12 阵挛的检查方法

2.脑膜刺激征

（1）颈强直：嘱患者仰卧，检查者用手轻托患者的枕部并使其被动前屈，如下颏不能触及胸骨柄且有阻力，提示有颈强直，颈强直的程度可用下颏与胸骨柄间的距离（如几横指）来表示。

（2）克尼格征（Kernig's sign）：患者仰卧，检查者托起患者的一侧大腿，使髋、膝关节各屈曲成直角，随后一手固定其膝关节，另一手握住足跟，将小腿缓缓抬起，伸膝关节，若膝部伸直困难，其大、小腿间夹角伸不到135°，就出现抵抗，并伴有大腿后侧及腘窝部疼痛为阳性（见图4-13）。

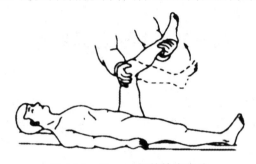

图4-13 Kernig 征的检查方法

（3）布鲁津斯基征（Brudzinski's sign）：患者仰卧，双下肢自然伸直，使其颈部前屈时，发生双侧髋、膝关节屈曲为阳性（见图4-14）。

六、查体要点

医护人员的态度要稳重、端庄，应修剪指甲，接触患者的手应保持清洁、干爽、温暖，避免引起患者不舒适的感觉。保持环境安静，光线适宜，光线太亮或太暗都不利于观察。注意为患者保暖，对不必要暴露的部位应予以适当遮挡。体检时要注意患者的表情、适应能力和耐力，适时停止或给予安慰和鼓励。查体要全面完整，手法要正确。

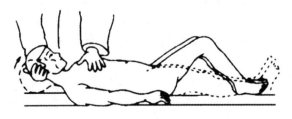

图4-14 Brudzinski 征的检查方法

（刘亚男）

第五章　心内科的护理

第一节　心肌炎的护理

心肌炎常为全身性疾病在心肌上的炎症性表现,由于心肌病变范围大小及病变程度不同,轻者可无临床症状,严重者可致猝死,诊断及时并经适当治疗者,可完全治愈,迁延不愈者,可发成慢性心肌炎或心肌病。

一、病因与发病机制

(一)病因

细菌如白喉杆菌、溶血性链球菌、肺炎双球菌、伤寒杆菌等,病毒如柯萨奇病毒、艾柯病毒、肝炎病毒、流行性出血热病毒、流感病毒、腺病毒等,其他如真菌、原虫等均可致心肌炎。但目前以病毒性心肌炎较为常见。

致病因素包括以下几点:①过度运动:运动可致病毒在心肌内繁殖速度加剧,加重心肌炎症和坏死。②细菌感染:细菌和病毒混合感染时,可能起协同致病作用。③妊娠:妊娠可以增强病毒在心肌内的繁殖,所谓围产期心肌病,可能是病毒感染所致。④其他:营养不良、高热寒冷、缺氧、过度饮酒等,均可诱发病毒性心肌炎。

(二)发病机制

根据动物实验、临床与病毒学、病理学观察,有以下两种机制。

1.病毒直接作用

实验中将病毒注入血循环后可致心肌炎,在急性期,主要在起病9天以内,患者或动物的心肌中可分离出病毒,病毒荧光抗体检查结果为阳性,或在电镜检查时发现病毒颗粒。病毒感染心肌细胞后产生溶细胞物质,使细胞溶解,心肌间质增生、水肿及充血。

2.免疫反应

病毒性心肌炎起病9天后,心肌内已找不到病毒,但心肌炎病变仍在发生;有些患者病毒感染的其他症状轻微,而心肌炎表现颇为严重;还有些患者心肌炎的症状在病毒感染其他症状发生一段时间以后才出现;有些患者的心肌中可能发现抗原抗体复合体。以上都证明了心肌炎过程中免疫机制的存在。

（三）病理改变

病变范围大小不一,可为弥漫性或局限性,随病程发展可为急性或慢性。病变较重者肉眼见心肌非常松弛,呈灰色或黄色,心腔扩大。病变较轻者在大体检查时可无发现,仅可在显微镜下有所发现,而病理学检查必须在多个部位切片,方使病变免于遗漏。在显微镜下,心肌纤维之间与血管四周的结缔组织中可发现细胞浸润,以单核细胞为主,心肌细胞可有变性、溶解或坏死。病变如在心包下区则可合并心包炎,成为病毒性心包心肌炎。病变可涉及心肌与间质,也可涉及心脏的起搏与传导系统,如窦房结、房室结、房室束和束支,成为心律失常的发病基础。病毒的毒力越强,病变范围越广。在实验性心肌炎中,可见到心肌坏死之后被纤维组织替代。

二、临床表现

临床表现取决于病变的广泛程度与部位,重者可致猝死,轻者几无症状。心肌炎老幼均可发病,但年轻人较易发病,且男多于女。

（一）症状

心肌炎的症状可出现于原发病的症状期或恢复期。如在原发病的症状期出现,其表现可被原发病掩盖。多数患者在发病前有发热、全身酸痛、咽痛、腹泻等症状,反映发生全身性病毒感染,但也有部分患者原发病症状轻,而心肌炎症状则比较显著。心肌炎患者常诉胸闷、心前区隐痛、心悸、乏力、恶心、头晕。临床上诊断的心肌炎中,90%左右以心律失常为主诉或首见症状,其中少数患者可因此而发生昏厥或阿-斯综合征。极少数患者起病后发展迅速,出现心力衰竭或心源性休克。

（二）体征

1.心脏扩大

症状轻者心脏不扩大,一般有暂时性扩大,不久即恢复。心脏扩大显著反映心肌炎广泛而严重。

2.心率改变

心率增速与体温不相称,或心率异常缓慢,均为心肌炎的可疑征象。

3.心音改变

心尖区第一音可减低或分裂,心音可呈胎心样,心包摩擦音的出现反映有心包炎存在。

4.杂音

查体可见与发热程度不平行的心动过速,心尖区可能有收缩期吹风样杂音或舒张期杂音,前者为发热、贫血、心腔扩大所致,后者为左室扩大造成的相对性左房室瓣狭窄所致。杂音响度都不超过三级,心肌炎好转后即消失。

5.心律失常

心律失常极常见,各种心律失常都可出现,以房性与室性期前收缩最为常见,其次为房室传导阻滞;此外,心房颤动、病态窦房结综合征均可出现。心律失常是造成猝死的原因之一。

6.心力衰竭

重症弥漫性心肌炎患者可出现急性心力衰竭,属于心肌泵血功能衰竭,左右心同时发生衰竭,引起心排血量过低,故除一般心力衰竭表现外,易合并心源性休克。

三、辅助检查

（一）心电图

心电图异常的阳性率高，且为诊断心肌炎的重要依据，起病后心电图可突然由正常变为异常，但异常可随感染的消退而消失。主要表现有 ST 段下移，T 波低平或倒置，特别是室性心律失常和房室传导阻滞等。

（二）X 线检查

由于病变范围及病变严重程度不同，放射线检查亦有较大差别。1/3～1/2 的患者有心脏扩大，多为轻中度扩大，明显扩大者多伴有心包积液，心影呈球形或烧瓶状，心搏动减弱。局限性心肌炎或病变较轻者，心界可完全正常。

（三）血液检查

白细胞计数在病毒性心肌炎发生时可保持正常、偏高或降低，血沉大多正常，亦可稍增快，C-反应蛋白含量大多增高，尿谷草转氨酶（GOT）、谷丙转氨酶（GPT）、乳酸脱氢酶（LDH）、肌酸磷酸激酶（CPK）正常或升高，慢性心肌炎多在正常范围。有条件者可做病毒分离或抗体测定。

四、诊断

病毒性心肌炎的诊断必须建立在有心肌炎和病毒感染证据的基础上。胸闷、心悸常可提示心脏被波及，心脏扩大、心律失常或心力衰竭为心脏明显受损的表现，心电图上出现 ST-T 改变与异位心律或传导障碍反映心肌病变的存在。病毒感染的证据有以下各点：①有发热、腹泻或流感症状，发生后不久出现心脏症状或心电图变化。②血清病毒中和抗体测定结果为阳性，由于柯萨奇 A、B 病毒最为常见，通常检测此组病毒的中和抗体，在起病早期和 2～4 周各取血标本 1 次，如两次抗体效价示 4 倍上升，可作为近期感染该病毒的依据。③咽、肛拭病毒分离，结果若为阳性则有辅助意义。有些正常人也可为阳性，阳性结果须与阳性中和抗体测定结果相结合。④用聚合酶链反应法从粪便、血清或心肌组织中检出病毒 RNA。⑤心肌活检，从取得的活组织做病毒检测，病毒学检查对心肌炎的诊断有帮助。

五、治疗

应卧床休息，以减轻组织损伤，加速病变恢复。若伴有心律失常，应卧床休息 2～4 周，然后逐渐增加活动量，严重心肌炎伴有心脏扩大者，应休息 6 个月至 1 年，直到临床症状完全消失，心脏大小恢复正常。应用免疫抑制剂。激素的应用尚有争论，但重症心肌炎伴有房室传导阻滞、心源性休克、心功能不全者均可应用激素。常用激素为泼的松 40～60 mg/d，病情好转后逐渐减量，6 周一个疗程。必要时亦可用氢化可的松或地塞米松，静脉给药。心肌炎对洋地黄耐受性差、填用。心力衰竭者可用强心、利尿、血管扩张剂。心律失常者的治疗方法与一般心律失常的治疗相同。

六、病情观察

（1）定时测量体温、脉搏，判断体温与脉率增速是否成正比。

（2）密切观察患者呼吸频率、节律的变化，及早发现是否存在心功能不全的症状。

（3）定时测量血压，观察记录尿量，以及早判断有无心源性休克的发生。

(4)急性期密切观察心率与心律,及早发现有无心律失常,如室性期前收缩、不同程度的房室传导阻滞等,严重者可出现急性心力衰竭、心律失常等。

七、对症护理

(一)心悸、胸闷

保证患者休息,急性期应卧床。按医嘱及时使用改善心肌营养与代谢的药物。

(二)心律失常

对于急性病毒性心肌炎引起高度房室传导阻滞或窦房结病变引起窦房阻滞、窦房停搏而致阿-斯综合征的患者,应就地进行心肺复苏,并积极配合医生进行药物治疗或紧急做临时心脏起搏处理。

(三)心力衰竭

对于心力衰竭患者,按心力衰竭护理常规护理。

八、护理措施

(1)遵医嘱给予氧气吸入,药物治疗。发生心肌炎时,心肌细胞对洋地黄的耐受性较差,应用洋地黄时应特别注意其毒性反应。

(2)休息与活动:反复向患者解释急性期卧床休息可减轻心脏负荷,减少心肌耗氧量,有利于心功能的恢复,防止病情恶化或转为慢性病程;患者在急性期常需卧床 2～3 个月,待症状、体征和实验室检查结果恢复后,方可逐渐增加活动量。

(3)心理护理:告诉患者体力恢复需要一段时间,不要急于求成;当患者活动耐力有所增加时,应及时给予鼓励;对不愿意活动或害怕活动的患者,应给予心理疏导,督促患者完成能力范围内的活动量,恢复期仍应限制活动 3～6 个月。

(4)病情观察:急性期严密监测患者的体温、心率、心律、血压的变化。若发现心率突然变慢、血压偏低、频发期前收缩、房室传导阻滞,应及时报告;观察患者有无脉速、易疲劳、呼吸困难、烦躁及肺水肿的表现。

(5)活动中监测:病情稳定后,与患者及家属一起制订并实施每日活动计划,严密监测活动时心率、心律、血压变化。若活动后出现胸闷、心悸、呼吸困难、心律失常等,应停止活动,以此作为限制最大活动量的指征。

九、健康教育

(1)向患者讲解充分休息的必要性及心肌营养药物的作用。指导患者进食高蛋白、高维生素、易消化的食物,尤其是补充富含维生素 C 的食物,如新鲜蔬菜、水果,以促进心肌代谢与修复,戒烟酒。

(2)告诉患者经积极治疗后多数患者可以痊愈,少数可留有心律失常后遗症,极少数患者在急性期因严重心律失常、急性心力衰竭和心源性休克而死亡,有部分患者会演变成慢性心肌炎。

(3)积极预防感冒,避免受凉及接触传染源,恢复期每日有一定时间的户外活动但不宜过多,以适应环境,增强体质。

(4)积极治疗和消除细菌感染灶,如慢性扁桃体炎、慢性鼻窦炎、中耳炎等。

（5）遵医嘱按时服药，定期复查。

（6）教会患者及家属测脉搏、节律，发现异常或有胸闷、心悸等不适应症状及时复诊。

（吴彩虹）

第二节　心律失常的护理

正常心律起源于窦房结，并沿正常房室传导系统顺序激动心房和心室，频率为 60～100 次/分（成人）。心律失常是指心脏冲动的起源、频率、节律、传导速度和传导顺序等异常。

一、分类

心律失常按其发生机制可分为冲动形成异常和冲动传导异常两大类。

（一）冲动形成异常

1.窦性心律失常

（1）窦性心动过速。

（2）窦性心动过缓。

（3）窦性心律不齐。

（4）窦性停搏等。

2.异位心律

（1）主动性异位心律：①期前收缩（房性、房室交界区性、室性）；②阵发性心动过速（房性、房室交界区性、室性）；③心房扑动、心房颤动；④心室扑动、心室颤动。

（2）被动性异位心律：①逸搏（房性、房室交界区性、室性）；②逸搏心律（房性、房室交界区性、室性）。

（二）冲动传导异常

1.生理性

干扰及房室分离。

2.病理性

（1）窦房传导阻滞。

（2）房内传导阻滞。

（3）房室传导阻滞。

（4）室内传导阻滞（左、右束支及左束支分支传导阻滞）。

此外，临床上根据心律失常发作时心率的快慢又将心律失常分为快速性心律失常和缓慢性心律失常。

二、病因及发病机制

（一）生理因素

健康人均可发生心律失常，特别是窦性心律失常和期前收缩等。情绪激动、精神紧张、过度疲劳、大量吸烟、饮酒、喝浓茶或咖啡等常为诱发因素。

（二）器质性心脏病

各种器质性心脏病是引发心律失常的最常见原因，以冠心病、心肌病、心肌炎、风湿性心脏病多见，尤以心力衰竭或心肌梗死常见。

（三）非心源性疾病

除了心脏病外，其他系统的严重疾病，也可引发心律失常，如急性脑血管病、甲状腺功能亢进、慢性阻塞性肺病等。

（四）其他

电解质紊乱（低钾血症、低钙血症、高钾血症等）、药物作用（洋地黄、肾上腺素等）、心脏手术或心导管检查、中暑、电击伤等均可引发心律失常。

心律失常发生的基本原理是多种原因引起心肌细胞的自律性、兴奋性、传导性改变，导致心脏冲动形成异常、冲动传导异常，或两者兼而有之。

三、诊断要点

通过病史、体征可以作出初步判定。确定心律失常的类型主要依靠心电图，某些心律失常尚需做心电生理检查。

（一）病史

心律失常的诊断应从详尽采集病史入手，让患者客观描述发生心悸等症状时的感受。症状的严重程度取决于心律失常对血流动力学的影响，轻者可无症状或出现心悸、头晕；严重者可诱发心绞痛、心力衰竭、晕厥甚至猝死。

（二）体格检查

体格检查包括心脏视诊、触诊、叩诊、听诊的全面检查，并应注意检查患者的神志、血压、脉搏频率及节律。

（三）辅助检查

心电图是诊断心律失常最重要的一项无创性检查技术。应记录多导联心电图，并记录能清楚显示P波导联的心电图长条以备分析，通常选择Ⅱ或V_1导联。其他辅助诊断的检查还有动态心电图、运动试验和食管心电图等。临床心电生理检查，如食管心房调搏检查、心室内心电生理检查对明确心律失常的发病机制、治疗、预后均有很大帮助。

四、各种心律失常的概念、临床意义及心电图特点

（一）窦性心律失常

心脏正常起搏点位于窦房结，由窦房结发出冲动引起的心律称窦性心律，成人窦性心律为60～100次/分。正常窦性心律的心电图特点：①P波在Ⅰ、Ⅱ、aVF导联直立，aVR导联倒置。②PR间期0.12～0.20秒。③PP间期之差不超过0.12秒。窦性心律的频率可因年龄、性别、体力活动等不同有显著差异（图5-1）。

1.窦性心动过速

（1）成人窦性心律的频率超过100次/分为窦性心动过速，其心律的增快和减慢是逐渐改变的。

（2）心电图特点为窦性心律，PP间期小于0.60秒，成人频率大多在100～180次/分（图5-2）。

（3）窦性心动过速一般不需特殊治疗。治疗主要针对原发病和诱因的去除,必要时可应用 β 受体阻滞剂(如普萘洛尔)或镇静剂(如地西泮)。

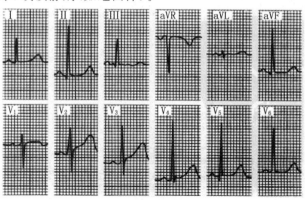

图 5-1　正常心电图

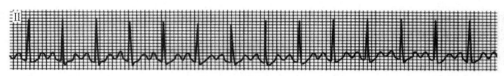

图 5-2　窦性心动过速

2.窦性心动过缓

（1）成人窦性心律的频率低于 60 次/分,称为窦性心动过缓。

（2）心电图特点为窦性心律,PP 间期差异大于 1.0 秒。常伴窦性心律不齐,即 PP 间期之差大于 0.12 秒(图 5-3)。

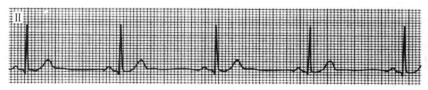

图 5-3　窦性心动过缓

（3）无症状的窦性心动过缓通常无须治疗。因心率过慢出现头晕、乏力等心排血量不足症状时,可用阿托品、异丙肾上腺素等药物,必要时需行心脏起搏治疗。

3.窦性停搏

（1）窦性停搏是指窦房结冲动形成暂停或中断,导致心房及心室活动相应暂停的现象,又称窦性静止。

（2）心电图特点为一个或多个 PP 间期显著延长,而长 PP 间期与窦性心律的基本 PP 间期之间无倍数关系,其后可出现交界性或室性逸搏或逸搏心律(图 5-4)。

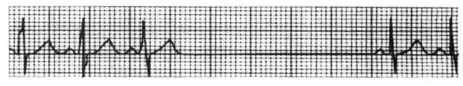

图 5-4　窦性停搏

（3）窦性停搏可由迷走神经张力增高或洋地黄、胺碘酮、钾盐、乙酰胆碱等药物,高钾血症、心肌炎、心肌病、冠心病等引起。临床症状轻重不一,轻者无症状或偶尔出现心搏暂停,重者可发生阿-斯综合征甚至死亡。

4.病态窦房结综合征

（1）病态窦房结综合征（SSS）,简称病窦综合征,是由窦房结及其邻近组织病变引起的窦房结起搏功能和（或）窦房结传导功能障碍,从而产生的多种心律失常的综合表现。

（2）病窦综合征常见病因为冠心病、心肌病、心肌炎,亦可见于结缔组织病、代谢性疾病及家族性遗传性疾病等,少数病因不明。主要临床表现为心动过缓所致的脑、心、肾等脏器供血不足症状,尤以脑供血不足症状为主。轻者表现为头晕、心悸、乏力、记忆力减退等,重者可发生短暂晕厥或阿-斯综合征。部分患者合并短阵室上性快速性心律失常发作（慢-快综合征）,进而可出现心悸、心绞痛或心力衰竭。

（3）心电图特点:①持续而显著的窦性心动过缓（<50次/分）;②窦性停搏或（和）窦房阻滞;③窦房传导阻滞与房室传导阻滞并存;④心动过缓-心动过速综合征,又称慢-快综合征,是指心动过缓与房性快速性心律失常（如房性心动过速、心房扑动、心房颤动）交替发作,房室交界区性逸搏心律（图5-5）。

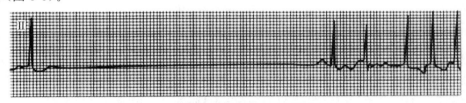

图5-5　病态窦房结综合征（慢-快综合征）

（4）积极治疗原发疾病。无症状者,不必给予治疗,仅定期随访观察;反复出现严重症状及心电图大于3秒长间歇者宜首选安装人工心脏起搏器。应用起搏器治疗慢-快综合征后,若患者仍有心动过速发作,则可同时用药物控制快速性心律失常发作。

（二）期前收缩

期前收缩又称过早搏动,简称早搏,是指窦房结以外的异位起搏点发出的过早冲动引起的心脏搏动,根据异位起搏点的部位不同可分为房性、房室交界性和室性。早搏可偶发或频发,如每个窦性搏动后出现一个早搏,称为二联律;每两个窦性搏动后出现一个早搏,称三联律。在同一导联上,若室性早搏的形态不同,称为多源性室性早搏。

期前收缩可见于健康人,其发生与情绪激动、过度疲劳、过量饮酒或吸烟、饮浓茶、饮咖啡等有关。冠心病急性心肌梗死、风湿性心瓣膜病、心肌病、心肌炎等各种心脏病常可引起期前收缩。此外,药物毒性作用,电解质紊乱,心脏手术或心导管检查均可引起期前收缩。

1.临床意义

偶发的期前收缩一般无症状,部分患者可有漏跳的感觉。频发的期前收缩由于影响心排血量,可引起头痛、乏力、晕厥等;原有心脏病者可诱发或加重心绞痛或心力衰竭。听诊心律不规则,期前收缩的第一心音增强,第二心音减弱或消失。脉搏触诊可发现脉搏脱落。

2.心电图特点

（1）房性期前收缩（图5-6）:提前出现的房性异位P波,其形态与同导联窦性P波不同;PR间期大于0.12秒;P波后的QRS波群有三种可能:①与窦性心律的QRS波群相同。②因室内差异性传导出现宽大畸形的 QRS 波群。③提前出现的 P 波后无 QRS 波群,称为未下传的房性期前收缩;多数为不完全性代偿间歇(即期前收缩前后窦性 P 波之间的时限常短于两个窦性 PP 间期)。

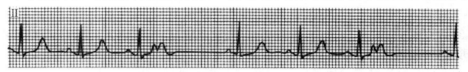

图 5-6　房性期前收缩

(2)房室交界区性期前收缩(图 5-7)提前出现的 QRS 波群,其形态与同导联窦性心律 QRS 波群相同,或因室内差异性传导而变形;逆行 P 波(Ⅰ、Ⅱ、aVF 导联倒置,aVR 导联直立)有三种可能:①P 波位于 QRS 波群之前,PR 间期小于 0.12 秒。②P 波位于 QRS 波群之后,RP 间期小于 0.20 秒。③P 波埋于 QRS 波群中,QRS 波群之前后均看不见 P 波;多数为完全性代偿间期(即期前收缩前后窦性 P 波之间的时限等于2 个窦性 PP 间期)。

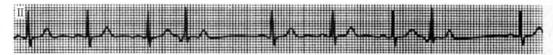

图 5-7　房室交界性期前收缩

(3)室性期前收缩(图 5-8):①提前出现的 QRS 波群宽大畸形,时限大于 0.12 秒;②QRS 波群前无相关的 P 波;③T 波方向与 QRS 波群主波方向相反;④多数为完全性代偿间歇。

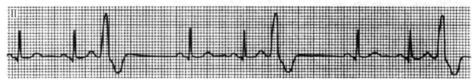

图 5-8　室性期前收缩

3.治疗要点

(1)病因治疗:积极治疗原发病,解除诱因,如改善心肌供血,控制心肌炎症,纠正电解质紊乱,避免情绪激动或过度疲劳等。

(2)药物治疗:无明显自觉症状或偶发的期前收缩者,一般无须抗心律失常药物治疗,可酌情使用镇静剂,如地西泮等。如频繁发作,症状明显或有器质性心脏病者,必须积极治疗,根据期前收缩的类型选用不同的药物。房性期前收缩、交界性期前收缩可选用维拉帕米、普罗帕酮、莫雷帕酮或 β 受体阻滞剂等药物;室性期前收缩选用 β 受体阻滞剂、美西律、普罗帕酮、莫雷帕酮等药物。

(3)其他:急性心肌梗死早期发生的室性期前收缩可选用利多卡因;洋地黄中毒引起的室性期前收缩者首选苯妥英钠。

(三)阵发性心动过速

阵发性心动过速是一种阵发性快速而规律的异位心律,由三个或三个以上连续发生的期前收缩形成,根据异位起搏点的部位不同可分为房性、房室交界性和室性阵发性心动过速。由于房性、房室交界性阵发性心动过速在临床上难以区别,故统称为阵发性室上性心动过速(PSVT)。阵发性室上性心动过速常见于无器质性心脏病者,其发作与体位改变、情绪激动、过度疲劳、烟酒过量等有关。阵发性室性心动过速多见于心肌病变广泛而严重的患者,如冠心病导致急性心肌梗死时,其次是心肌病、心肌炎、二尖瓣脱垂、心瓣膜病等。

1.临床意义

(1)阵发性室上性心动过速突然发作、突然终止,持续时间长短不一。发作时患者常有心悸、焦虑、紧张、乏力,甚至诱发心绞痛、心功能不全、晕厥或休克。症状轻重取决于发作时的心率、持续时间和有无心脏病变等。听诊时心律规则,心率150～250次/分,心尖部第一心音强度不变。

(2)阵发性室性心动过速症状轻重取决于室速发作的频率、持续时间、有无器质性心脏病及心功能异常状况。非持续性室速(发作时间<30秒)患者通常无症状或仅有心悸;持续性室速患者常伴明显血流动力学障碍与心肌缺血,可出现低血压、晕厥、心绞痛、休克或急性肺水肿。听诊心律略不规则,心率常在100～250次/分。如发生完全性房室分离,则第一心音强度不一致。

2.心电图特点

(1)阵发性室上性心动过速(图5-9)特征:①三个或三个以上连续而迅速的室上性早搏,频率范围达150～250次/s,节律规则;②P波不易分辨;③绝大多数患者QRS波群形态与时限正常。

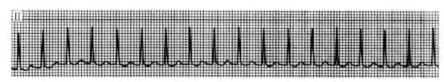

图5-9　阵发性室上性心动过速

(2)阵发性室性心动过速(图5-10)特征:①三个或三个以上连续而迅速的室性早搏,频率范围达100～250次/分,节律较规则或稍有不齐;②QRS波群形态畸形,时限大于0.12秒,有继发ST-T改变;③如有P波,则P波与QRS波无关,且其频率比QRS频率缓慢;④常可见心室夺获与室性融合波。

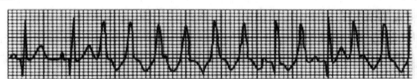

图5-10　阵发性室性心动过速

3.治疗要点

(1)阵发性室上性心动过速的治疗。

急性发作时治疗:①刺激迷走神经,可起到减慢心率、终止发作的作用。方法包括刺激悬雍垂诱发恶心、呕吐;深吸气后屏气,再用力做呼气动作(Valsalva动作);颈动脉窦按摩等。上述方法可重复多次使用。②药物终止发作:当刺激迷走神经无效时,可采用维拉帕米或三磷酸腺苷(ATP)静脉注射。

预防复发:除避免诱因外,发作频繁者可选用地高辛、长效钙通道阻滞剂、长效普萘洛尔等药物。

对于反复发作或药物治疗无效者,可考虑施行射频消融术。该方法具有安全、迅速、有效且能治愈心动过速的优点,可作为预防发作的首选方法。

(2)阵发性室性心动过速:由于室速多发生于器质性心脏病者,往往导致血流动力学障碍,甚至发展为室颤,应严密观察,必要时予以紧急处理,终止其发作。

一般遵循的原则是,无器质性心脏病者发生的非持续性室速,如无症状,无须进行治疗;持续性室速发作,无论有无器质性心脏病,均应给予治疗;有器质性心脏病的非持续性室速亦应考虑给予治疗。药物首选利多卡因,静脉注射 100 mg,有效后可予静脉滴注维持;其他药物如普罗帕酮、胺碘酮也有疗效。如使用上述药物无法终止发作,且患者已出现低血压、休克、脑血流灌注不足等危险表现,应立即给予同步直流电复律。

（四）扑动与颤动

当自发性异位搏动的频率超过阵发性心动过速的范围时,形成扑动或颤动。根据异位起搏点的部位不同可分为心房扑动(简称房扑)与心房颤动(简称房颤),心室扑动(简称室扑)与心室颤动(简称室颤)。房颤是成人最常见的心律失常之一,远较房扑多见,二者发病率之比为10：1～20：1,绝大多数房颤并发于各种器质性心脏病,其中以风湿性心瓣膜病最为常见。室扑与室颤是最严重的致命性心律失常,室扑多为室颤的前奏,而室颤则是导致心源性猝死的常见心律失常,也是心脏病或其他疾病临终前的表现。

1.临床意义

（1）心房扑动与心房颤动。房扑和房颤的症状取决于有无器质性心脏病、基础心功能以及心室率的快慢。如心室率不快且无器质性心脏病者可无症状,心室率快者可有心悸、胸闷、头晕、乏力等症状。发生房颤时心房有效收缩消失,心排血量减少 25％～30％,加之心室率增快,对血流动力学影响较大,导致心排血量、冠状循环及脑部供血明显减少,引起心力衰竭、心绞痛或晕厥;还易引起心房内附壁血栓的形成,部分血栓脱落可引起体循环动脉栓塞,以脑栓塞最为常见。体检时房扑的心室律可规则或不规则,发生房颤时,听诊第一心音强弱不等,心室律绝对不规则;心室率较快时,脉搏短绌(脉率慢于心率)明显。

（2）心室扑动与心室颤动。室扑和室颤对血流动力学的影响与心室停搏相同,其临床表现无差别。室扑与室颤具有下列特点:意识突然丧失,常伴有全身抽搐,持续时间长短不一;心音消失,触不到脉搏,测不出血压;呼吸不规则或停止;瞳孔散大,对光反射消失。

2.心电图特点

（1）心房扑动心电图(图 5-11)特征:①P 波消失,代之以频率为 250～350 次/分,间隔均匀,形状相似的锯齿状心房扑动波(F 波);②F 波与 QRS 波群成某种固定的比例,最常见的房室传导比例为2：1,有时比例关系不固定,则引起心室律不规则;③QRS 波群形态一般正常,伴有室内差异性传导者 QRS 波群可增宽、变形。

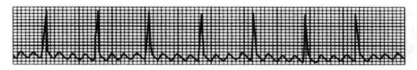

图 5-11　心房扑动(2：1 房室传导)

（2）心房颤动心电图(图 5-12)特征:①P 波消失,代之以大小不等、形态不一、间期不等的心房颤动波(f 波),频率为 350～600 次/分;②RR 间期绝对不等;③QRS 波群形态通常正常,当心室率过快,发生室内差异性传导时,QRS 波群增宽、变形。

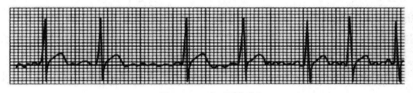

图 5-12　心房颤动

（3）心室扑动的心电图（图 5-13）特征：P-QRS-T 波群消失，代之以频率为 150～300 次/分，波幅大而较规则的正弦波（室扑波）图形。

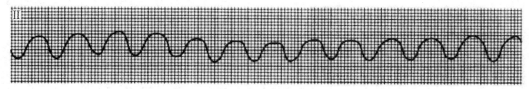

图 5-13　心室扑动

（4）心室颤动的心电图（图 5-14）特征：P-QRS-T 波群消失，代之以形态、振幅与间隔绝对不规则的颤动波（室颤波），频率为 150～500 次/分。

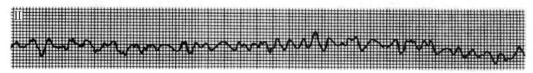

图 5-14　心室颤动

3.治疗要点

（1）心房扑动和颤动的治疗。房扑或房颤伴有较快心室率时，可使用洋地黄类药物减慢心室率，以保持血流动力学的稳定，此法可以使有些房扑或房颤转为窦性心律。其他药物如维拉帕米、地尔硫草等也能起到终止房扑、房颤的作用。对于发生持续性房颤的患者，符合条件者可采用药物如奎尼丁、胺碘酮等进行复律，无效时可使用电复律。

（2）心室扑动和颤动的治疗。室扑或室颤发生后，如果不迅速采取抢救措施，患者一般在 3～5 分钟内死亡，因此必须争分夺秒、尽快恢复有效心律。一旦心电监测确定为心室扑动或颤动时，立即采用除颤器进行非同步直流电除颤，同时配合胸部按压及人工呼吸等心肺复苏术，并经静脉注射利多卡因以及其他复苏药物，如肾上腺素等。

（五）房室传导阻滞

房室传导阻滞（AVB）是指冲动从心房传到心室的过程中，冲动传导发生延迟或中断。根据病因不同，其阻滞部位可发生在房室结、房室束以及束支系统内，按阻滞程度可分为三类。AVR 常见于器质性心脏病，第一度和第二度Ⅰ型房室传导阻滞偶尔可见于健康人，与迷走神经张力过高有关。

1.临床意义

（1）第一度房室传导阻滞：指传导时间（PR 间期）延长；患者多无自觉症状，听诊时第一心音可略为减弱。

（2）第二度房室传导阻滞：心房冲动部分不能传入心室（心搏脱漏）；心搏脱漏仅偶尔出现时，患者多无症状或偶有心悸；如心搏脱漏频繁，心室率缓慢时，可有乏力、头晕甚至短暂晕厥；听诊有心音脱漏，触诊脉搏脱落。若为 2∶1 传导阻滞，则可听到慢而规则的心室率。

（3）第三度房室传导阻滞：心房冲动全部不能传入心室；患者症状取决于心室率的快慢，如心室率过慢，心排血量减少，导致心脑供血不足，可出现头晕、疲乏、心绞痛、心力衰竭等；如心室搏动停顿超过 15 秒，可引起晕厥、抽搐，即阿-斯综合征发生，严重者可猝死；听诊心律慢而规则，心室率多为 35～50 次/分，第一心音强弱不等，间或闻及心房音及响亮清晰的第一心音（大炮音）。

2.心电图特点

(1)第一度房室传导阻滞心电图(图5-15)特征:①PR间期延长,成人大于0.20秒(老年人大于0.21秒);②每个P波后均有QRS波群。

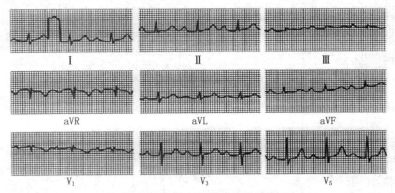

图5-15　第一度房室传导阻滞

(2)第二度房室传导阻滞:按心电图表现可分为Ⅰ型和Ⅱ型。

第二度Ⅰ型房室传导阻滞心电图(图5-16)特征:①PR间期在相继的心搏中逐渐延长,直至发生心室脱漏,脱漏后的第一个PR间期缩短,如此周而复始;②相邻的RR间期进行性缩短,直至P波后QRS波群脱漏;③心室脱漏造成的长RR间期小于两个PP间期之和。

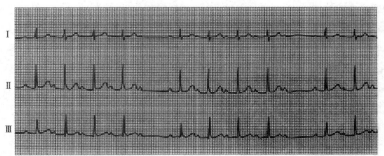

图5-16　第二度Ⅰ型房室传导阻滞

第二度Ⅱ型房室传导阻滞心电图(图5-17)特征:①PR间期固定不变(可正常或延长);②数个P波之后有一个QRS波群脱漏,形成2∶1、3∶1、3∶2等不同比例的房室传导阻滞;③QRS群形态一般正常,亦可有异常。

如果第二度Ⅱ型房室传导阻滞下传比例大于等于3∶1时,称为高度房室传导阻滞。

(3)第三度房室传导阻滞心电图(图5-18)特征:①P波与QRS波群各有自己的规律,互不相关,呈完全性房室分离;②心房率大于心室率;③QRS波群形态和时限取决于阻滞部位,如阻滞位于希氏束及其附近,心室率40~60次/分,QRS波群正常;④如阻滞部位在希氏束分叉以下,心室率可在40次/分以下,QRS波群宽大畸形。

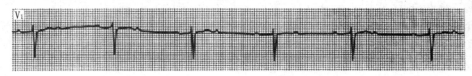

图5-17　第二度Ⅱ型房室传导阻滞

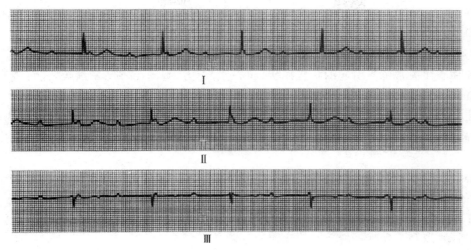

I

II

III

图 5-18　第三度房室传导阻滞

3.治疗要点

(1)病因治疗。积极治疗能引起房室传导阻滞的各种心脏病,纠正电解质紊乱,停用有关药物,解除迷走神经过高张力等。第一度或第二度Ⅰ型房室传导阻滞,心室率大于 50 次/分且无症状者,仅需针对病因治疗,心律失常本身无须进行治疗。

(2)药物治疗。第二度Ⅱ型或第三度房室传导阻滞,心室率慢并影响血流动力学,应及时提高心室率以改善症状,防止发生阿-斯综合征。常用药物:①异丙肾上腺素持续静脉滴注,使心室率维持在60～70 次/分,对急性心肌梗死患者要慎用;②阿托品静脉注射,适用于阻滞部位在房室结的患者。

(3)人工心脏起搏治疗。对心室率低于 40 次/分,症状严重者,特别是曾发生过阿-斯综合征者,应首选安装人工心脏起搏器。

五、常见护理诊断

(一)活动无耐力

活动无耐力与心律失常导致心排血量减少有关。

(二)焦虑

焦虑与心律失常致心跳不规则、停跳及反复发作,治疗效果不佳有关。

(三)潜在并发症

并发症有心力衰竭、猝死。

六、护理措施

(一)一般护理

1.体位与休息

当心律失常发作患者出现胸闷、心悸、头晕等不适时,应采取高枕卧位、半卧位或其他舒适体位,尽量避免左侧卧位。有头晕、晕厥发作或曾有跌倒病史者应卧床休息,加强生活护理。

2.饮食护理

给予患者清淡易消化、低脂和富于营养的饮食,且应少量多餐,避免刺激性饮料。对于伴发心力衰竭的患者,应限制其钠盐摄入;对服用利尿剂者,应鼓励其多进食富含钾盐的食物,避免出现低钾血症而诱发心律失常。

(二)病情观察

(1)评估心律失常可能引起的临床症状,如心悸、乏力、胸闷、头晕、晕厥等,注意观察和询问这些症状的程度、持续时间以及给患者日常生活带来的影响。

(2)定期测量心率和心律,判断有无心动过速、心动过缓、过早搏动、房颤等心律失常发生。对于房颤患者,两名护士应同时测量患者心率和脉率1分钟,并记录,以观察脉短绌变化的发生情况。

(3)心电图检查是判断心律失常类型及检测心律失常病情变化的最重要的手段,护士应掌握心电图机的使用方法,在患者心律失常突然发作时及时描记心电图并表明日期和时间。对于行24小时动态心电图检查的患者,应嘱其保持平素的生活和活动,并记录症状出现的时间及当时所从事的活动,以利于发现病情及查找病因。

(4)对持续心电监测的患者,应注意观察其是否出现心律失常及心律失常的类型、发作次数、持续时间、治疗效果等情况。当患者出现频发、多源性室性早搏、R-on-T现象、阵发性室性心动过速、第二度Ⅱ型及第三度房室传导阻滞时,应及时通知医生。

(三)用药护理

严格遵医嘱按时按量应用抗心律失常药物,静脉注射抗心律失常药物时,速度应缓慢,静脉滴注速度严格按医嘱执行。用药期间应严密监测脉率、心律、心率、血压及患者的反应,及时发现因用药而引起的新的心律失常和药物中毒,做好相应的护理。

1.奎尼丁

奎尼丁毒性反应较重,可致心力衰竭、窦性停搏、房室传导阻滞、室性心动过速等心脏毒性反应,故在给药前要测量血压、心率、心律。当血压低于90/60 mmHg(1 mmHg=0.133 kPa),心率慢于60次/分,或心律不规则时需告知医生。

2.普罗帕酮

本品可引起恶心、呕吐、眩晕、视物模糊、房室传导阻滞,诱发和加重心力衰竭等。餐时或餐后服用可减少胃肠道刺激。

3.利多卡因

本品有中枢抑制作用,能诱导心血管系统不良反应,剂量过大可引起震颤、抽搐,甚至呼吸抑制和心脏停搏等,应注意给药的剂量和速度。对心力衰竭、肝肾功能不全、酸中毒者,以及老年人应减少剂量。

4.普萘洛尔

本品可引起低血压、心动过缓、心力衰竭等,并可加重哮喘与慢性阻塞性肺部疾病。在给药前应测量患者的心率,当心率低于50次/分时应及时停药。伴发糖尿病的患者可能会发生低血糖、乏力。

5.胺碘酮

本品可致胃肠道反应、肝功能损害、心动过缓、房室传导阻滞,久服可影响甲状腺功能,引起角膜碘沉着,少数患者可出现肺纤维化,这是其最严重的不良反应。

6.维拉帕米

本品可出现低血压、心动过缓、房室传导阻滞等。严重心衰、高度房室传导阻滞及低血压者禁用。

7.腺苷

服用腺苷后可出现面部潮红、胸闷、呼吸困难,通常持续时间小于1分钟。

(四)特殊护理

当患者发生较严重心律失常时应采取如下护理措施。

(1)嘱患者卧床休息,保持情绪稳定,以减少心肌耗氧和对交感神经的刺激。

(2)给予鼻导管吸氧,改善因心律失常造成血流动力学改变而引起的机体缺氧。立即建立静脉通道,为用药、抢救做好准备。

(3)准备好纠正心律失常的药物、其他抢救药品、除颤器、临时起搏器等。对突然发生室扑或室颤的患者,应立即施行非同步直流电除颤。

(4)遵医嘱给予抗心律失常药物,注意药物的给药途径、剂量、给药速度,观察药物的作用效果和不良反应。用药期间严密监测心电图、血压,及时发现用药引起的新的心律失常。

(五)健康教育

1.疾病知识指导

向患者及家属讲解心律失常的常见病因、诱因及防治知识,使患者和家属能充分了解该疾病,而与医护人员配合共同控制疾病。

2.生活指导

快速心律失常患者应改变不良的生活习惯,如吸烟、饮酒、喝咖啡、饮浓茶等;避开造成精神紧张激动的环境,保持乐观稳定的情绪,分散注意力,不要过分关注心悸的感受。使患者和亲属明确无器质性心脏病的良性心律失常对人的影响主要是心理因素,帮助患者协调好活动与休息,根据心功能情况合理安排,注意劳逸结合。运动有诱发心律失常的危险,建议患者做较轻微的运动,最好在有家人陪同的条件下运动。心动过缓者应避免屏气用力的动作,以免兴奋迷走神经而加重心动过缓。

3.用药指导

让患者认识到服药的重要性,遵医嘱继续服用抗心律失常药物,不可自行减量或撤换药物。教会患者观察药物疗效和不良反应,必要时提供书面材料,嘱患者有异常时及时就医。对室上性阵发性心动过速的患者和家属,教会其采用刺激迷走神经的方法,如刺激咽后壁诱发恶心,深吸气后屏气再用力呼气,上述方法可终止或缓解室上速。教会患者家属徒手心肺复苏的方法,以备紧急需要时应用。

4.自我监测指导

教会患者及家属测量脉搏的方法,每天至少测量一次,每次应在1分钟以上,并做好记录。告诉患者和家属,出现以下情况应来医院就诊:①脉搏过缓,少于60次/分,并有头晕、目眩或黑矇;②脉搏过快,超过100次/分,休息及放松后仍不减慢;③脉搏节律不齐,出现漏搏、期前收缩超过5次/分;④原本整齐的脉搏出现忽强忽弱、忽快忽慢的现象;⑤应用抗心律失常药物后出现不良反应。出现上述情形应及时就诊,并按时随诊复查。

(吴彩虹)

第三节 原发性高血压的护理

原发性高血压系指原因未明的以动脉血压升高为主要临床表现的临床综合征,通常简称为高血压。高血压是多种心脑血管疾病的重要病因和危险因素,影响心、脑、肾等重要脏器的结构和功能,最终导致这些器官的功能衰竭,目前仍是心血管疾病导致死亡的主要原因之一。约5%的高血压患者,血压升高是由某些确定的疾病或病因引起,为继发性高血压。我国流行病学调查显示,高血压患病率呈明显上升趋势,北方高于南方,沿海高于内地,城市高于农村,青年期男性高于女性,中年后女性略高于男性,且高血压患病率、发病率及血压水平随年龄增加而升高。

一、病因与发病机制

(一)病因

目前认为,原发性高血压是在一定的遗传背景下,由于多种后天环境因素作用,使正常血压调节机制失代偿所致。一般认为遗传因素约占40%,环境因素约占60%。

1.遗传因素

高血压具有明显的家族聚集性,父母均有高血压的正常血压子女,以后发生高血压概率更大,提示其有遗传学基础或伴有遗传生化异常。

2.环境因素

(1)饮食:流行病学和临床观察均显示食盐摄入量与高血压的发生和血压水平呈正相关,钠盐摄入越多,血压水平和患病率越高,而低钾、低钙、低动物蛋白的膳食更加重了钠对血压的不良影响。

(2)精神应激:人在长期紧张、压力、焦虑或长期环境噪声、视觉刺激下也可发生高血压,因此,城市从事脑力劳动者高血压的患病率超过体力劳动者,从事精神紧张度高的职业和长期于噪音环境中工作者患高血压较多。

3.其他因素

肥胖、服避孕药也与高血压的发生有关,肥胖是血压升高的重要危险因素,一般采用体重指数(BMI)来衡量肥胖程度,即体重(kg)/身高^2(m^2)(20~24为正常范围),约1/3高血压患者有不同程度肥胖。服避孕药妇女的血压升高发生率及程度与服用时间长短有关,口服避孕药引起的高血压一般为轻度,并且可逆转。另外,阻塞性睡眠呼吸暂停综合征(OSAS)亦与高血压有关,约50%的OSAS患者有高血压。

(二)发病机制

影响血压的因素众多,从血流动力学角度,主要取决于心排血量及体循环的外周阻力,平均动脉血压(MBP)=心排血量(CO)×总外周阻力(PR)。高血压的血流动力学特征主要是总外周血管阻力相对或绝对增高。高血压的发病机制包括以下几个方面。

1.交感神经系统活性亢进

各种病因使大脑皮质兴奋与抑制过程失调,皮层下神经中枢功能发生变化,各种神经递质浓度与活性异常,导致交感神经系统活性亢进,血浆儿茶酚胺浓度升高,阻力小动脉收缩增强。

2.肾性水钠潴留

各种原因引起肾性水钠潴留,机体为避免心排血量增高,使组织过度灌注,全身阻力小动脉收缩增强,导致外周血管阻力增高,也可能通过排钠激素分泌释放增加使外周血管阻力增高。

3.肾素-血管紧张素-醛固酮系统(RAAS)激活

肾小球入球动脉的球旁细胞分泌肾素,作用于肝脏产生的血管紧张素原,生成血管紧张素Ⅰ,再经血管紧张素转换酶(ACE)的作用生成血管紧张素Ⅱ,血管紧张素Ⅱ作用于血管紧张素Ⅱ受体,使小动脉平滑肌收缩,外周血管阻力增加,并可刺激肾上腺皮质分泌醛固酮,使水钠潴留,血容量增加;还可通过交感神经末梢使去甲肾上腺素分泌增加,这些作用均可使血压升高。

4.胰岛素抵抗

近年认为胰岛素抵抗是2型糖尿病和高血压发生的共同病理生理基础,胰岛素抵抗表现为继发性高胰岛素血症,使肾脏水钠重吸收增加,交感神经系统活性亢进,动脉弹性减退,从而使血压升高。

5.其他

细胞膜离子转运异常,血管内皮系统生成、激活和释放的各种血管活性物质,代谢异常,饮酒过多等均可导致心排出量及外周血管阻力增加,引起血压升高。

以上机制主要从总外周血管阻力增高出发,但此机制尚不能解释单纯收缩性高血压和脉压明显增大。通常情况下,收缩压和脉压的主要决定因素是大动脉弹性和外周血管的压力反射波,因而近年来,研究者很重视动脉弹性功能在高血压发病中的作用。

二、血压分类和定义

目前,我国采用国际上统一的血压分类和标准(表5-1),此标准适用于任何年龄的成人。高血压定义为收缩压大于等于140 mmHg和(或)舒张压大于等于90 mmHg,根据血压升高水平,又进一步将高血压分为1、2、3级。

表5-1 血压水平分类

类别	收缩压/mmHg(kPa)		舒张压/mmHg(kPa)
理想血压	<120(16)		<80(10.7)
正常血压	<130(17.3)	和	<85(11.3)
正常高值	130～139(17.3～18.5)		85～89(11.3～11.9)
1级高血压(轻度)	140～159(18.7～21.2)	和(或)	90～99(12～13.2)
亚组:临界高血压	140～149(18.7～19.9)	和(或)	90～94(12～12.5)
2级高血压(中度)	160～179(21.3～23.9)	和(或)	100～109(13.3～14.5)
3级高血压(重度)	≥180(24)	和(或)	≥110(14.7)
单纯收缩期高血压	≥140(18.7)	和	<90(12)
亚组:临界收缩期高血压	140～149(18.7～19.9)	和	<90(12)

当收缩压和舒张压属于不同分级时,以较高的级别作为标准;既往有高血压病史者,目前正服降压药,即使血压低于140/90 mmHg亦应诊断为高血压。

三、危险度分层

根据血压水平、其他心血管危险因素、糖尿病、靶器官损害及并发症情况将高血压患者分为低危、中危、高危和极高危,见表 5-2。

心血管疾病危险因素:男性大于 55 岁,女性大于 65 岁;吸烟;血胆固醇大于 5.72 mmol/L;早发心血管疾病家族史。

靶器官的损害:左心室肥厚、蛋白尿和(或)血肌酐轻度升高、有动脉粥样斑块、视网膜动脉狭窄。并发症:心脏疾病、脑血管病、肾脏疾病、血管疾病和视网膜病变。

低度危险组:高血压 1 级,不伴有上列危险因素者,行以改善生活方式为主的治疗。

中度危险组:高血压 1 级伴 1~2 个危险因素或高血压 2 级不伴或伴有不超过 2 个危险因素者,除行改善生活方式的治疗外,还应给予药物治疗。

高度危险组:高血压 1~2 级伴至少 3 个危险因素者,必须应用药物治疗。

极高度危险组:高血压 3 级或高血压 1~2 级伴靶器官损害及相关的临床疾病(包括糖尿病)者,应尽快给予强化治疗。

表 5-2　高血压患者心血管危险分层标准

其他危险因素和病史	血压水平		
	1 级高血压	2 级高血压	3 级高血压
无其他危险因素	低危	中危	高危
1~2 个危险因素	中危	中危	极高危
3 个以上危险因素或糖尿病,或靶器官损伤	高危	高危	极高危
有并发症	极高危	极高危	极高危

四、临床表现

(一)一般表现

1.症状

大多数高血压患者起病缓慢、渐进,早期症状不明显,一般缺乏特殊的临床表现,只是在精神紧张、情绪激动后才出现血压暂时性升高,随后即可恢复正常;部分患者没有症状。常见症状有头痛、头晕、颈项板紧、疲劳、心悸等,在紧张或劳累后加重,不一定与血压水平有关,多数症状可自行缓解,也可出现视力模糊、鼻出血等较重症状。约 1/5 患者无症状,仅在测量血压时或发生心、脑、肾等并发症时才被发现。

2.体征

患者血压随季节、昼夜、情绪等因素变化而有较大波动。冬季血压较高,夏季较低;血压有明显昼夜波动,一般夜间血压较低,清晨起床活动后血压迅速升高,形成清晨血压高峰。患者在家中的自测血压值往往低于在医院所测的血压值,心脏听诊时可有主动脉瓣区第二心音亢进、收缩期杂音或收缩早期喀喇音。高血压后期的临床表现常与心、脑、肾损害程度有关。

(二)临床特殊类型

1.恶性高血压

恶性高血压发病急骤,多见于青、中年。临床特点为血压明显升高,舒张压持续在

130 mmHg以上。眼底出血、渗出或视神经乳头水肿,出现头痛、视力迅速减退。肾脏损害明显,出现持续的蛋白尿、血尿及管型尿,可伴有肾功能不全。本病进展快,如不给予及时治疗,预后差,可死于肾衰竭、脑卒中或心力衰竭。

2.高血压危重症

(1)高血压危象:是指在高血压病程中,由于血管阻力突然上升,血压明显增高,收缩压达260 mmHg(34.7 kPa)、舒张压大于120 mmHg,患者出现头痛、烦躁、心悸、多汗、恶心、呕吐、面色苍白或潮红、视力模糊等症状。伴靶器官损害病变者可出现心绞痛、肺水肿或高血压脑病,控制血压后病情可迅速好转,但易复发。其发生机制是交感神经兴奋性增加导致儿茶酚胺分泌过多。

(2)高血压脑病:是指在高血压病程中发生急性脑血液循环障碍,引起脑水肿和颅内压增高而产生的临床征象。发生机制可能为血压过高超过了脑血管的自身调节机制,使脑灌注过多,导致液体渗入脑血管周围组织,引起脑水肿。临床表现为严重头痛、呕吐、神志改变,重者意识模糊、抽搐、癫痫样发作甚至昏迷。

五、并发症

(一)心脏

血压长期升高使心脏尤其是左心室后负荷过重,致使左心室肥厚、扩大,形成高血压性心脏病,最终导致左心衰竭。高血压可促使冠状动脉粥样硬化的形成,并使心肌耗氧量增加,可出现心绞痛、心肌梗死和猝死。

(二)脑

长期高血压易形成颅内微小动脉瘤,血压突然增高时可引起破裂而致脑出血。血压急剧升高还可发生一过性脑血管痉挛,导致短暂性脑缺血发作及脑血栓形成,出现头痛、失语、肢体瘫痪。血压极度升高可发生高血压脑病。

(三)肾脏

长期而持久的血压升高,可引起肾小动脉硬化,导致肾功能减退,出现蛋白尿,晚期可出现氮质血症及尿毒症。

(四)眼底

眼底可反映高血压的严重程度,分为四级。①Ⅰ级:视网膜动脉痉挛、变细、反光增强。②Ⅱ级:视网膜动脉狭窄,动静脉交叉压迫。③Ⅲ级:在上述血管病变的基础上有眼底出血或棉絮状渗出。④Ⅳ级:出血或渗出伴有视神经乳头水肿。

5.血管

除心、脑、肾血管病变外,严重高血压可促使主动脉夹层形成并破裂,常可致命。

六、护理

(一)护理目标

患者血压控制在合适的范围,头痛减轻;无意外发生;能增进保健知识,坚持合理用药;无并发症的发生。

（二）护理措施

1.用药护理

一般从小剂量开始用药,遵医嘱调整剂量,不可自行增减或突然撤换药物,多数患者需长期服用维持量药物;注意降压不可过快、过低,某些降压药物有体位性低血压反应,应指导患者改变体位时动作宜缓慢,警惕服降压药后可能发生的低血压反应;服药后如有晕厥、恶心、乏力,立即平卧,保持头低足高位,以促进静脉回流,增加脑部血流量;服药后不要站立太久,因长时间站立会使腿部血管扩张,血液淤积于下肢,脑部血流量减少;避免用过热的水洗澡或蒸气浴,防止周围血管扩张导致晕厥。

2.高血压危重症的护理

（1）一旦发生高血压急症,应绝对卧床休息,抬高床头,避免一切不良刺激和不必要的活动,协助患者的生活护理。必要时使用镇静剂。

（2）保持呼吸道通畅,吸氧 4～5 L/min。

（3）立即建立静脉通道,遵医嘱尽早准确给药,以达到快速降压和脱水降颅内压的目的。硝普钠静脉滴注过程中应避光,调整给药速度,严密监测血压,脱水剂滴速宜快,等等。

（4）定期监测血压,严密观察病情变化,做好心电、血压、呼吸监测,一旦发现血压急剧升高、剧烈头痛、呕吐、大汗、视力模糊、面色及神志改变、肢体运动障碍等症状,立即通知医生。

（5）制止抽搐,发生抽搐时用牙垫置于上、下臼齿间防止唇舌咬伤;患者意识不清时应加床栏,防止坠床;避免屏气或用力排便。

3.健康指导

（1）合理膳食:坚持低盐饮食,减少膳食中脂肪摄入,补充适量蛋白质,多食蔬菜和水果,摄入足量钾、镁、钙;进食应少量多餐,避免暴饮暴食及饮用刺激性饮料,戒烟酒。

（2）预防便秘:采用适当的措施,如多食粗纤维食物、饮蜂蜜水等,保持大便通畅,因为便秘会使降压药的吸收增加或变得不规则而引起危险的低血压反应;同时,排便时用力会使胸、腹压上升,极易引起收缩压升高,甚至造成血管破裂,因此应预防便秘。

（3）适当运动:可根据年龄及身体状况选择慢跑、练太极拳等不同方式的运动;应避免提重物或自高处取物,因会屏气用力,导致血压升高;鼓励患者参加有兴趣的休闲娱乐活动,如养花、养鸟。

（4）指导用药:告诉患者及其家属有关降压药的名称、剂量、用法、作用、不良反应与降压药应用注意事项,并提供书面材料;教育患者服药剂量必须遵医嘱执行,不可随意增减药量或突然撤换药物。

（5）自测血压:建议患者自备血压计,教会患者或家属定时测量血压并记录,定期门诊复查。

（6）减少压力,保持情绪稳定:创造安静、舒适的休养环境,避免过度兴奋,减少影响患者激动的因素;教会患者训练自我控制能力,以消除紧张和压力,保持最佳心理状态。

（三）护理评价

患者能正确认识疾病,避免加重高血压的诱发因素,懂得自我护理方法,改变不良的生活方式;患者坚持按医嘱服降压药,减少并发症的发生,无高血压急症发生。

（吴彩虹）

第四节　冠状动脉粥样硬化性心脏病的护理

冠状动脉粥样硬化性心脏病简称冠心病,指冠状动脉粥样硬化使血管腔狭窄或阻塞,和(或)因冠状动脉功能性改变(痉挛)导致心肌缺血、缺氧或坏死而引起的心脏病,统称冠状动脉性心脏病,亦称缺血性心脏病。冠心病是严重危害人民健康的常见病。在我国,本病呈逐年上升趋势。发生年龄多在 40 岁以后,男性多于女性,脑力劳动者多见。

一、临床分型

(一)无症状性心肌缺血(隐匿型)

患者无症状,但静息、动态或负荷试验心电图有 ST 段压低,T 波低平或倒置等心肌缺血的客观证据;或有心肌灌注不足的核素心肌显像表现。

(二)心绞痛

心绞痛有发作性胸骨后疼痛,为一过性心肌供血不足引起。

(三)心肌梗死

心肌梗死一般症状严重,由冠状动脉闭塞致心肌急性缺血性坏死所致。

(四)缺血性心肌病(心律失常和心力衰竭型)

缺血性心肌病表现为心脏增大、心力衰竭和心律失常,由长期心肌缺血导致心肌纤维化引起,临床表现与扩张型心肌病类似。

(五)猝死

因原发性心脏骤停而猝然死亡,多为缺血心肌局部发生电生理紊乱引起的严重室性心律失常所致。

二、心绞痛

心绞痛是由于冠状动脉供血不足,导致心肌急剧的、暂时的缺血缺氧所产生的临床综合征。心绞痛可分为稳定型心绞痛和不稳定型心绞痛,本部分重点介绍稳定型心绞痛。

(一)病因及发病机制

1.病因

心绞痛最基本的病因是冠状动脉粥样硬化引起血管腔狭窄和(或)痉挛。其次有重度主动脉瓣狭窄或关闭不全、肥厚型心肌病、先天性冠状动脉畸形、冠状动脉栓塞、严重贫血、休克、快速心律失常、心肌耗氧量增加等。常因体力劳动、情绪激动、饱餐、寒冷、阴雨天气、吸烟而诱发。

2.发病机制

当冠状动脉的血液供应与需求之间发生矛盾时,冠状动脉血流量不能满足心肌代谢的需要,引起心肌急剧的、暂时的缺血缺氧,即可发生心绞痛。

正常情况下,冠状循环血流量具有很大的储备力量,其血流量可随身体的生理情况变化而有显著的变化,在剧烈体力活动、情绪激动等情况下,机体对氧的需求增加,冠状动脉适当扩张,血流量增加(可增加 6～7 倍),达到供求平衡。当冠状动脉粥样硬化致冠状动脉狭窄或部分分支闭塞时,其扩张性减弱,血流量减少,当心肌的血供减少到尚能应付平时的需要时,则休息时无症状。一旦心脏负荷突然增加,如劳累、激动、心力衰竭等使心脏负荷增加,心肌耗氧量增加时,对血液的需求增加,而冠脉的供血已经不能相应增加,即可引起心绞痛。

在缺血缺氧的情况下,心肌内积聚过多的代谢产物,如乳酸、磷酸、丙酮酸等酸性物质,或类似激肽的多肽类物质,刺激心脏内自主神经传入纤维末梢,经1~5胸交感神经节和相应的脊髓段,传到大脑,可产生疼痛的感觉,即心绞痛。

(二)临床分型

1.劳累性心绞痛

劳累性心绞痛发作常由于体力劳动或其他增加心肌需氧量的因素诱发,休息或含服硝酸甘油后可迅速缓解。其原因主要是冠状动脉狭窄使血流不能按需求相应地增加,出现心肌氧的供需不平衡。

(1)稳定型心绞痛:最常见,指劳累性心绞痛发作的性质在1~3个月内并无改变,即每次发作的诱因、发作次数、程度、持续时间、部位、缓解方式等大致相同。

(2)初发型心绞痛:过去未发作过心绞痛或心肌梗死,初次发生劳累性心绞痛的时间不足1个月,或既往有稳定型心绞痛,已长期未发作,再次发生时间不足1个月。

(3)恶化型心绞痛:原为稳定型心绞痛的患者,在3个月内疼痛发作的频率、程度、时限、诱因经常变动,发生进行性恶化,硝酸甘油不易缓解,可发展为心肌梗死或猝死,亦可逐渐恢复为稳定型心绞痛。

2.自发性心绞痛

自发性心绞痛的发作特点为,疼痛发生与体力或脑力活动引起心肌需氧量增加无明显关系,常与冠脉血流储备量减少有关。疼痛程度较重,时限较长,不易为硝酸甘油所缓解。

(1)卧位型心绞痛:常在休息、睡眠时发作,常在半夜、偶在午睡时发生,硝酸甘油不易缓解,卧位型心绞痛易发展为心肌梗死或猝死。

(2)变异型心绞痛:与卧位型心绞痛相似,常在夜间或清晨发作,但发作时心电图相关导联ST段抬高,发作后ST段下移,主要为冠状动脉痉挛所致,患者迟早会发生心肌梗死。

(3)急性冠状动脉功能不全:亦称中间综合征,常在休息或睡眠时发生,时间可达30分钟至1小时或以上,但无心肌梗死表现,常为心肌梗死的前奏。

(4)梗死后心绞痛:为急性心肌梗死发生后1个月内再发的心绞痛。

3.混合性心绞痛

其特点是患者既可在心肌需氧量增加时发生心绞痛,亦可在心肌需氧量无明显增加时发生心绞痛,为冠状动脉狭窄使冠脉血流储备量减少,而这一血流储备量的减少又不固定,经常波动地发生进一步减少。

临床上常将除稳定型心绞痛之外的以上所有类型的心绞痛及冠脉成形术后心绞痛、冠脉旁路术后心绞痛等归入不稳定型心绞痛。此外,恶化型心绞痛及各型自发性心绞痛有可能进一步发展为心肌梗死,故又被称为梗死前心绞痛。

(三)临床表现

1.症状

其症状以发作性胸痛为主要临床表现,典型的疼痛特点如下。

(1)部位:位于胸骨体上段或中段之后,可波及心前区,有手掌大小,甚至横贯前胸,界限不是很清楚。常放射至左肩、左臂内侧达无名指和小指,或达咽、颈、下颌部等。

(2)性质:典型的胸痛呈压迫性或紧缩性,发闷,也可有堵塞、烧灼感,但不尖锐,不像针刺或刀割样痛,偶伴濒死的恐惧感觉。发作时,患者常不自觉地停止原来的活动。

(3)诱因:体力劳动、情绪激动(如愤怒、焦虑、过度兴奋)、饱餐、寒冷、阴雨天气、吸烟、排便、心动过速、休克等。

(4)持续时间:疼痛出现后逐渐加重,呈阵发性,轻者3~5分钟,重者可达10~15分钟,很少超过30分钟。

(5)缓解方式:一般停止原有活动或含服硝酸甘油后1~3分钟内缓解。

(6)发作频率:疼痛可数天、数周发作1次,亦可1日内多次发作。

2.体征

一般无异常体征。心绞痛发作时可见面色苍白、皮肤发冷或出汗、血压升高、心率增快,有时闻及第四心音奔马律,可有暂时性心尖部收缩期杂音。

(四)护理

1.护理目标

患者疼痛缓解,生活能自理;能叙述心绞痛的诱因,遵守保健措施。

2.护理措施

(1)一般护理。①休息和活动。一般不需卧床休息,保持适当的体力劳动,以不引起心绞痛为宜。但心绞痛发作时应立即休息,不稳定型心绞痛者,应卧床休息。缓解期应根据患者的具体情况制订合理的活动计划,以提高患者的活动耐力,最大活动量以不发生心绞痛症状为度。但应避免竞赛活动和屏气用力动作,并防止精神过度紧张和长时间工作。②饮食。原则为低盐、低脂、高维生素、易消化饮食。控制摄入总热量,热量控制在2000 kcal左右,主食每天控制在小于等于500 g,避免过饱,少吃甜食,晚餐宜少;低脂饮食,限制动物脂肪、蛋黄及动物内脏的摄入,其标准是把食物中胆固醇的含量控制在300 mg/d以内(一个鸡蛋含胆固醇200~300 mg)。少食动物脂肪,常食植物油(豆油、菜油、玉米油等),因为动物脂肪中含较多的饱和脂肪酸,食用过多会使血中胆固醇升高,而植物油含有较多的不饱和脂肪酸,可降低血中胆固醇,防止动脉硬化形成和发展的作用;低盐饮食,通常以小于等于4 g/d为宜,若有心功能不全,则应更少;限制含糖食物的摄入,少吃含糖高的糕点、糖果,少饮含糖的饮料,粗细搭配主食,防止热量过剩、体重增加;一日三餐要有规律,避免暴饮暴食,戒烟限酒。多吃新鲜蔬菜、水果,以增加维生素的摄取,防止便秘的发生。③保持大便通畅。由于便秘时患者用力排便可增加心肌耗氧量,诱发心绞痛。因此,应指导患者养成按时排便的习惯,增加食物中纤维素的含量,多饮水,增加活动,以防发生便秘。

(2)病情观察。心绞痛发作时应观察胸痛的部位、性质、程度、持续时间,严密监测血压、心率、心律、脉搏、体温,描记疼痛发作时心电图,观察有无心律失常、急性心肌梗死等并发症的发生。

(3)用药护理。注意药物的疗效及不良反应。含服硝酸甘油片后1~2分钟开始起作用,30分钟后作用消失。硝酸甘油可引起头痛、血压下降,偶伴晕厥。使用时注意:①随身携带硝酸甘油片,注意药物有效期,定期更换,以防药效降低。②对于规律性发作的劳累性心绞痛,可进行预防用药,在外出、就餐、排便等活动前含服硝酸甘油。③胸痛发作时每隔5分钟含服硝酸甘油0.5 mg,直至疼痛缓解,如果疼痛持续15~30分钟或连续含服3片后仍未缓解,应警惕急性心肌梗死的发生。④胸痛发作含服硝酸甘油后最好平卧,必要时吸氧。⑤静脉滴注硝酸甘油时应监测患者心率、血压的变化,掌握好用药浓度和输液速度,患者及家属不可擅自调整滴速,防止低血压的发生。⑥青光眼、低血压时忌用。

(4)心理护理。心绞痛发作时患者常感到焦虑,而焦虑能增强交感神经兴奋性,增加心肌需氧量,加重心绞痛。因此患者心绞痛发作时应专人守护,安慰患者,增加患者的安全感,必要时可遵医嘱给予镇静剂。

(5)健康指导。①生活指导。合理安排休息与活动,保证充足的休息时间;出院后遵医嘱服药,不要擅自增减药量,自我检测药物的不良反应;外出时随身携带硝酸甘油以备急用;活动应循序渐进,以不引起症状为原则;避免重体力劳动、精神过度紧张的工作或过度劳累。②指导患者防止心绞痛再发作的方法。避免诱发因素,告知患者及家属过劳、情绪激动、饱餐、剧烈运动、受寒冷潮湿刺激等都是心绞痛发作的诱因,应注意尽量避免;减少危险因素,如戒烟、减轻精神压力,选择低盐、低脂、低胆固醇、高纤维素饮食,维持理想的体重,控制高血压,调节血脂,治疗糖尿病等。

3.护理评价

患者主诉疼痛减轻或消失,能自觉避免诱发因素,未发生并发症或发生后得到了及时的控制;患者的生活需要得到了及时的满足。

三、心肌梗死

心肌梗死是指在冠状动脉病变的基础上,发生冠状动脉血供急剧减少或中断,使相应心肌发生严重而持久的急性缺血,导致心肌坏死。临床表现为持续而剧烈的胸骨后疼痛、特征性心电图动态演变、白细胞计数和血清心肌坏死标记物增高,常可发生心律失常、心力衰竭或心源性休克,属冠心病的严重类型。

(一)病因及发病机制

本病基本病因:冠状动脉粥样硬化造成管腔严重狭窄和心肌血液供应不足,而侧支循环尚未充分建立,在此基础上,若发生血供急剧减少或中断,使心肌严重而持久地缺血达1小时以上,即可发生心肌梗死。心肌梗死绝大多数是由于不稳定粥样斑块破溃,继而发生出血和管腔内血栓形成,使管腔闭塞。少数情况下,粥样斑块内或其下发生出血或血管持续痉挛,也可使冠状动脉完全闭塞。

促使粥样斑块破裂出血及血栓形成的诱因有休克、脱水、出血、外科手术或严重心律失常,这些因素使心排血量骤降,冠状动脉灌流量锐减;饱餐,特别是进食多量脂肪后,血脂增高,血黏稠度增高;重体力活动、情绪过分激动、用力排便或血压剧升,致左心室负荷明显加重,儿茶酚胺分泌增多,心肌需氧量猛增,冠状动脉供血明显不足;晨起6时至12时交感神经活动增加,机体应激反应增强,冠状动脉张力增高。

心肌梗死可由频发心绞痛发展而来,也可原无症状,直接发生心肌梗死。心肌梗死后发生的严重心律失常、休克或心力衰竭,均可使冠状动脉灌流量进一步降低,心肌坏死范围进一步扩大,严重者可导致死亡。

(二)临床表现

1.先兆症状

50%～81.2%的患者在发病前数日有乏力、胸部不适、活动时心悸、气急、烦躁、心绞痛等前驱症状。心绞痛以新发生或出现较以往更剧烈而频繁的疼痛为突出特征,疼痛持续时间较以往长,诱因不明显,硝酸甘油疗效差,心绞痛发作时伴恶心、呕吐、大汗、心动过缓、急性心功能不全、严重心律失常或血压有较大波动等,心电图示 ST 段一时性明显抬高或压低,T 波倒置或增高。及时处理先兆症状,可使部分患者避免心肌梗死的发生。

2.主要症状

其症状与心肌梗死面积的大小、部位以及侧支循环情况密切相关。

(1)疼痛。疼痛为最早、最突出的症状。疼痛部位和性质与心绞痛相似,但多无明显的诱因。常发生于安静或睡眠时,疼痛程度更重,范围更广,常呈难以忍受的压榨、窒息或烧灼样疼痛,伴有大汗、烦躁不安、恐惧及濒死感。疼痛持续时间较长,可达数小时或数日,休息和含服硝酸甘油不能缓解。部分患者疼痛可向上腹部、颈部、下颌和背部放射而被误诊为其他疾病;少数患者无疼痛,一开始即表现为休克或急性心力衰竭;也有患者整个病程都无疼痛或其他症状,后来才发现发生过心肌梗死。

(2)全身症状。全身症状一般在疼痛发生后 24～48 小时出现,表现为发热、白细胞增高和红细胞沉降率增快等,由坏死组织吸收所引起。体温升高至 38 ℃左右,一般不超过 39 ℃,持续大约 1 周,伴有心动过速或过缓。

(3)胃肠道症状。剧烈疼痛时常伴恶心、呕吐和上腹胀痛,与坏死心肌刺激迷走神经和心排血量降低致组织灌注不足等有关;亦可出现肠胀气;重者可发生呃逆。

(4)心律失常。大部分患者都有心律失常,多发生在起病 1～2 日内,24 小时内最多见。室性心律失常最多,尤其是室性期前收缩,如出现频发(每分钟 5 次以上)室性期前收缩、成对或呈短阵室性心动过速、多源性室性期前收缩或 R-on-T 现象,常为心室颤动的先兆。前壁心肌梗死易发生室性心律失常,下壁心肌梗死易发生房室传导阻滞及窦性心动过缓。前壁心肌梗死如并发房室传导阻滞,表明梗死范围广泛,预后较差。

(5)低血压和心源性休克。疼痛发作期间常见血压下降,但未必是休克,如疼痛缓解而收缩压下降(<80 mmHg),且患者表现烦躁不安、面色苍白、皮肤湿冷、脉细而快、大汗淋漓、尿量减少(<20 mL/h)、神志迟钝甚至昏厥,则为休克表现,多在起病后数小时至 1 周内发生,主要为心肌广泛坏死、心排血量急剧下降所致。

(6)心力衰竭。主要为急性左心衰竭,为梗死后心脏舒缩力显著减弱或不协调所致,可在起病最初几日内发生,或在疼痛、休克好转阶段出现。发生率 32%～48%,表现为呼吸困难、咳嗽、发绀、烦躁等。重者可发生肺水肿,随后可有右心衰竭的表现。右心室心肌梗死者一开始即可出现右心衰竭表现,并伴血压下降。

3.体征

(1)心脏体征。心脏浊音界可正常或轻至中度增大;心率多增快,也可减慢,心律不齐;心尖区第一心音减弱,可闻第三或第四心音奔马律。部分患者发病后 2～3 日出现心包摩擦音,亦有部分患者在心前区可闻及收缩期杂音或喀喇音,为二尖瓣乳头肌功能失调或断裂所致。

(2)血压和其他。除急性心肌梗死早期血压可增高外,几乎所有患者都有血压下降。起病前有高血压者,血压可降至正常;起病前无高血压者,血压可降至正常以下。当伴有心律失常、休克或心力衰竭时,可有相应的体征。

（三）并发症

1.乳头肌功能失调或断裂

二尖瓣乳头肌因缺血、坏死等使收缩功能发生障碍,造成不同程度的二尖瓣脱垂及关闭不全,心尖区可出现粗糙的收缩期杂音或伴收缩中晚期喀喇音。轻者可以恢复,重者可严重损害左心功能,致使患者发生急性肺水肿,在数天内死亡。

2.心脏破裂

心脏破裂较少见,常在起病1周内出现。多为心室游离壁破裂,偶为心室间隔破裂,造成穿孔。

3.栓塞

栓塞的发生率为1％～6％,多见于起病后1～2周。如为左心室附壁血栓脱落所致,则引起脑、肾、脾或四肢等动脉栓塞;若由下肢静脉血栓破碎脱落所致,则产生肺动脉栓塞。

4.心室壁瘤

心室壁瘤主要见于左心室,发生率为15％～20％。若有较大的室壁瘤,体检时可见左侧心界扩大,超声心动图可见心室局部有反常运动,心电图ST段持续抬高。

5.心肌梗死后综合征

心肌梗死后综合征发生率为10％,于心肌梗死后数周至数月内出现,可反复发生,表现为心包炎、胸膜炎或肺炎,有发热、胸痛、气急、咳嗽等症状,可能为机体对坏死组织的变态反应。

（四）护理

1.护理目标

患者主诉疼痛减轻或消失;卧床期间生活需要得到满足,促进身心休息;患者的活动耐力逐渐增加;患者保持排便通畅,无便秘发生;心律失常被及时发现和控制,未发生心力衰竭和心源性休克。

2.护理措施

治疗原则是尽早使心肌血液再灌注,如到达医院后30分钟内开始溶栓或90分钟内开始介入治疗,以挽救濒死的心肌,防止梗死面积扩大或缩小心肌缺血范围,保护和维持心脏功能,及时处理严重心律失常、泵衰竭和各种并发症,防止猝死。

（1）一般护理。

休息与活动:急性期患者应绝对卧床休息12小时,保持环境安静,减少探视,协助患者进食、洗漱及大小便;如无并发症,24小时后进行床上肢体活动,第3日可房内走动,第4～5日可逐渐增加活动量,以不感到疲劳为宜;有并发症者可适当延长卧床时间。

饮食指导:起病后4～12小时内给予患者流质饮食,随后用半流质,以减轻胃扩张,2～3日后改为软食,宜进低盐、低脂、低胆固醇、易消化的食物,多吃蔬菜、水果,少量多餐,不宜过饱;禁烟、酒,避免浓茶、咖啡及过冷、过热、辛辣刺激性食物;超重者应控制总热量,有高血压、糖尿病者应进食低脂、低胆固醇及低糖饮食;有心功能不全者,应适当限制钠盐。

保持大便通畅:急性心肌梗死患者由于卧床休息、进食少、使用吗啡等药物易引起便秘,而排便用力易诱发心力衰竭、肺梗死甚至心脏骤停,因此,应评估患者日常的排便习惯、排便次数及形态,指导患者养成每天定时排便的习惯,多吃蔬菜、水果等粗纤维食物,或服用蜂蜜水;适当行腹部环形按摩,促进排便;也可每天常规给缓泻剂,必要时给予甘油灌肠,以防止便秘时用力排便导致病情加重。

（2）病情观察。进入冠心病监护病房（CCU），严密监测心电图、血压、呼吸、神志、出入量、末梢循环等情况3～5日，如有条件还可进行血流动力学监测，及时发现心律失常、休克、心力衰竭等并发症的早期症状，备好各种急救药品和设备。

（3）疼痛护理。疼痛可使交感神经兴奋，心肌缺氧加重，促使梗死范围扩大，易发生休克和严重心律失常，因此应及早采取有效的止痛措施。遵医嘱给予吗啡或哌替啶止痛时注意呼吸功能是否被抑制，并密切观察血压、脉搏的变化。一般采用鼻导管或双腔氧气管法吸氧，根据血氧饱和度监测调整氧流量。静脉滴注或用微量泵注射硝酸甘油时，应严格控制速度，并注意观察血压、心率变化。

（4）溶栓治疗的护理。溶栓前询问患者有无活动性出血、消化性溃疡、脑血管病、近期手术、外伤史等溶栓禁忌证，检查血小板、出凝血时间和血型，配血；迅速建立静脉通道，遵医嘱准确配制并输注溶栓药物；用药后询问患者胸痛有无缓解，监测心肌酶、心电图及出凝血时间，以判断溶栓效果；观察有无发热、皮疹等过敏现象，皮肤、黏膜及内脏有无出血，出血严重时，停止治疗并立即处理。

（5）心理护理。心肌梗死的发生不仅会使患者产生焦虑、抑郁、恐惧等负性心理反应，还会对整个家庭造成严重的影响，往往会导致整个家庭处于危机状态，使得家庭应对能力降低，不能发挥正常家庭功能。因此，护理人员应尽量陪伴在患者身边，加强患者的心理护理，如给患者介绍监护室的环境、治疗方法，解释不良情绪对疾病的负面影响等。指导患者保持乐观、平和的心情。告诉家属要积极配合和支持患者，并为患者创造一个良好的身心休养环境，生活中避免对其施加压力。及时了解患者家属的需要，并设法予以满足，如及时向家属通告患者的病情和治疗情况，解答家属的疑问等，以协助患者和家属提高应对危机的能力，维持患者和家庭的心理健康。

（6）康复护理。急性心肌梗死患者进行早期康复护理有利于疾病的预后和提高生活质量，优点如下：①改善功能储备，增加运动耐量和肌力；②改善精神、心理状态，减轻症状，减少心绞痛的发生；③增强心肌血液灌注，减少心肌缺血；④延缓动脉粥样硬化的进展，甚至可使之逆转；⑤减少长期卧床所致的血流缓慢、静脉栓塞等并发症。

根据美国心脏康复学会的建议，急性心肌梗死患者的康复可分为以下三期。

住院期：住院期又可分为监护室抢救期和普通病房期，一般为1～2周。主要护理措施为指导患者进行低强度的体力活动，实施健康教育，为患者及家属提供心理、社会支持以及制订出院计划等。

恢复期：恢复期即出院后休养阶段，一般为8～12周。康复可在家庭、社区或医院中进行，存在低危因素的患者适合在家庭或社区；而存在中、高危因素的患者则适合在医院，其康复过程需要在医疗监护下进行，以防止发生意外。主要护理措施为鼓励患者逐步增加体力活动、继续接受健康教育，提供进一步的心理、社会支持等。

维持期：维持期自发病后数月直到生命终止。主要护理措施为督促患者坚持进行冠心病的二级预防和适当的体育锻炼，以进一步恢复并保持体力与心功能，从而提高生活质量。

（7）健康指导。

1）运动指导。患者应根据自身条件，进行适当有规律的运动，适当运动可以提高患者的心理健康水平和生活质量，延长存活时间。运动内容的选择应视病情、年龄、性别、身体状况等来决定，根据运动中的反应，掌握运动强度，避免剧烈运动，防止疲劳。运动中心率达到患者最大心率的60％～65％的低强度长期锻炼是安全有效的。

2)生活指导。合理膳食,均衡营养,防止过饱;戒烟限酒,保持理想体重;根据天气变化适当增减衣服,防止感冒受凉。

3)避免危险因素。积极治疗梗死后心绞痛、高血压、糖尿病、高脂血症,控制危险因素;保持情绪稳定,避免精神紧张、激动;避免寒冷;保持大便通畅,防止用力排便。

4)用药指导。坚持按医嘱服药,注意药物不良反应,定期复查。

(8)心肌梗死发作时的自救方式:①立刻就地休息,保持靠坐姿势,放松心情,保持环境安静而温暖;②积极与急救站或医院联系,呼叫救护车或用担架将患者送往医院,切忌扶患者勉强步行;③如有条件,立刻吸入氧气;④舌下含服硝酸甘油、异山梨酯,可连续多次服用,亦可舌下含服速效救心丸、复方丹参滴丸等扩张冠状动脉的药物。

3.护理评价

患者的疼痛得到缓解;卧床休息期间,患者的生活需要得到满足;患者生命体征稳定,能进行循序渐进的运动;患者大便正常,并能说出预防便秘的方法;患者未发生心律失常、心力衰竭、心源性休克等并发症。

（吴彩虹）

第六章　神经外科的护理

第一节　脑疝的护理

当颅腔内某分腔有占位性病变时，该分腔的压力大于邻近分腔，脑组织由高压力区向低压力区移位，导致脑组织、血管及脑神经等重要结构受压或移位，产生相应的临床症状和体征，称为脑疝。

根据移位的脑组织及其通过的硬脑膜间隙和孔道，可将脑疝分为以下常见的三类。①小脑幕切迹疝：小脑幕切迹疝又称颞叶疝，为颞叶的海马回、钩回通过小脑幕切迹被推移至幕下所产生的一系列临床症状。②枕骨大孔疝：枕骨大孔疝又称小脑扁桃体疝，为小脑扁桃体及延髓经枕骨大孔被推挤向椎管内所产生的一系列临床症状。③大脑镰下疝：又称扣带回疝，为一侧半球的扣带回经镰下孔被挤入对侧分腔所产生的一系列临床症状（图 6-1）。

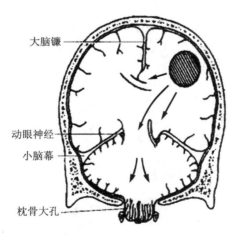

图 6-1　大脑镰下疝(上)、小脑幕切迹疝(中)、枕骨大孔疝(下)

脑疝是发生颅内压增高危象和引起死亡的主要原因，常见的有小脑幕切迹疝和枕骨大孔疝。

一、病因与发病机制

（1）外伤所致各种颅内血肿，如硬膜外血肿、硬膜下血肿及脑内血肿。

（2）颅内脓肿。

（3）颅内肿瘤，尤其是颅后窝、中线部位及大脑半球的肿瘤。

（4）颅内寄生虫病及各种肉芽肿性病变。

（5）医源性因素。如对颅内压增高患者进行不适当的操作，如腰椎穿刺，放出脑脊液过多过快，使各分腔间的压力差增大等。

发生脑疝时，移位的脑组织在小脑幕切迹或枕骨大孔处挤压脑干，使脑干受压移位，导致其实质内血管受到牵拉，严重时基底动脉进入脑干的中央支可被拉断而致脑干内部出血，出血常为斑片状，有时出血可沿神经纤维行走方向达内囊水平。同侧的大脑脚受到挤压会造成病变对侧偏瘫，同侧动眼神经受到挤压可产生动眼神经麻痹症状。钩回、海马回移位可将大脑后动脉挤压于小脑幕切迹缘上，致枕叶皮层缺血坏死。移位的脑组织可致小脑幕切迹裂孔及枕骨大孔堵塞，使脑脊液循环通路受阻，颅内压增高进一步加重，形成恶性循环，使病情迅速恶化。

二、临床表现

（一）小脑幕切迹疝

（1）颅内压增高：剧烈头痛，进行性加重，伴躁动不安，频繁呕吐。

（2）进行性意识障碍：由于阻断了脑干内网状结构上行激活系统的通路，所以随脑疝的进展，患者可出现嗜睡、浅昏迷、深昏迷。

（3）瞳孔改变：脑疝初期，由于患侧动眼神经受刺激，导致患侧瞳孔变小，对光反射迟钝；随病情进展，患侧动眼神经麻痹，患侧瞳孔逐渐散大，直接和间接对光反射均消失，并伴上睑下垂及眼球外斜；晚期，对侧动眼神经因脑干移位也受到推挤时，则出现双侧瞳孔散大，对光反射消失，此时患者多处于濒死状态（图 6-2）。

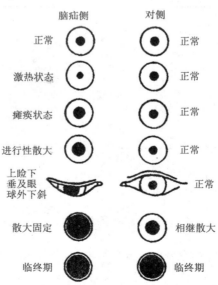

图 6-2　一侧颞叶钩回疝引起的典型瞳孔变化

（4）运动障碍：钩回直接压迫大脑脚，锥体束受累后，病变对侧肢体肌力减弱或麻痹，病理征阳性，见图6-3。脑疝进展时可致双侧肢体自主活动消失，严重时可出现去皮质强直状，这是脑干严重受损的信号。

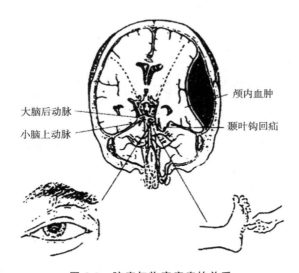

图 6-3　脑疝与临床病症的关系

动眼神经受压导致：同侧瞳孔散大，上睑下垂及眼外肌瘫痪；锥体束受
压导致：对侧肢体瘫痪，肌张力增加，腱反射活跃，病理反射阳性。

（5）生命体征变化：若脑疝不能及时解除，病情进一步发展，则患者出现深昏迷，双侧瞳孔散大固定，血压骤降，脉搏快弱，呼吸浅而不规则等症状，直至呼吸、心跳相继停止而死亡。

（二）枕骨大孔疝

枕骨大孔疝是小脑扁桃体及延髓经枕骨大孔被挤向椎管中，又称小脑扁桃体疝。由于颅后窝容积较小，对颅内高压的代偿能力也小，病情变化更快。患者常有进行性颅内压增高的临床表现，如头痛剧烈，呕吐频繁，颈项强直或强迫头位。生命体征紊乱出现较早，意识障碍、瞳孔改变出现较晚。因脑干缺氧，瞳孔可忽大忽小。由于位于延髓的呼吸中枢受损严重，患者早期即可突发呼吸骤停而死亡。

三、治疗要点

治疗的关键在于及时发现和处理。

（一）非手术治疗

患者一旦出现典型的脑疝症状，应立即给予其脱水治疗，以缓解病情，争取抢救时间。

（二）手术治疗

患者一经确诊后，应尽快手术，去除病因，如清除颅内血肿或切除脑肿瘤等；若患者难以确诊或虽确诊但病变无法切除，可通过脑脊液分流术、侧脑室外引流术或病变侧颞肌下、枕肌下减压术等降低颅内压。

四、急救护理

（1）快速静脉输入甘露醇、山梨醇、呋塞米等强效脱水剂，并观察脱水效果。

(2)保持呼吸道通畅,吸氧。

(3)准备气管插管盘及呼吸机,对呼吸功能障碍者,行人工辅助呼吸。

(4)密切观察呼吸、心跳、瞳孔的变化。

(5)紧急做好术前特殊检查及术前准备。

(谭德彩)

第二节　脑出血的护理

脑出血是指原发于脑实质内的出血,主要发生于高血压和动脉硬化的患者。脑出血多发生于 55 岁以上的人群,多数患者有高血压史,常在情绪激动或活动用力时突然发病,出现头痛、呕吐、偏瘫及不同程度昏迷等症状。

一、护理措施

(一)术前护理

(1)密切监测患者病情变化,包括意识、瞳孔、生命体征变化及肢体活动情况,定时监测呼吸、体温、脉搏、血压等,发现异常(瞳孔不等大、呼吸不规则、血压高、脉搏缓慢)应及时报告医生,立即抢救。

(2)嘱患者绝对卧床休息,取头高位,15°～30°;头置冰袋可控制脑水肿,降低颅内压,利于静脉回流。吸氧可改善脑缺氧,减轻脑水肿。翻身时动作要轻,尽量减少搬动患者,加床挡以防患者坠床。

(3)谢绝探视神志清楚的患者,以免患者情绪激动。

(4)脑出血昏迷的患者24～48小时内禁食,以防止呕吐物反流至气管造成窒息或吸入性肺炎,以后按医嘱进行鼻饲。

(5)加强排泄护理:若患者有尿潴留或不能自行排尿,应进行导尿,并留置尿管,定时更换尿袋,注意无菌操作,每日冲洗会阴1～2次;便秘时定期给予通便药或提供一些粗纤维的食物,嘱患者排便时勿用力过猛,以防再出血。

(6)遵医嘱静脉快速输注脱水药物,降低颅内压,适当使用降压药,使血压保持在正常水平,防止高血压引起再出血。

(7)预防并发症:①加强皮肤护理,每日擦澡1～2次,定时翻身,每2小时翻身1次;床铺干净平整;对骨隆突处的皮肤要经常检查和按摩,防止发生压力性损伤。②加强呼吸道管理,保持口腔清洁,每日口腔护理1～2次;患者有咳痰困难,要勤吸痰,保持呼吸道通畅;若患者呕吐,应使其头偏向一侧,以防发生误吸。③急性期应保持偏瘫肢体的生理功能位,恢复期应鼓励患者早期进行被动活动和按摩,每日2～3次,防止瘫痪肢体的挛缩畸形和关节的强直疼痛,以促进神经功能的恢复;对失语的患者应进行语言方面的锻炼。

(二)术后护理

1.卧位

患者清醒后抬高床头 15°～30°,以利于静脉回流,减轻脑水肿,降低颅内压。

2.病情观察

严密监测生命体征,特别是意识及瞳孔的变化。术后 24 小时内易发生再次脑出血,如患者意识障碍继续加重,同时脉搏缓慢,血压升高,要考虑发生再次脑出血可能,应及时通知医生。

3.应用脱水剂的注意事项

临床常用的脱水剂一般是 20％甘露醇,滴注时应注意速度,一般 250 mL 的 20％甘露醇应在20～30 分钟内输完,防止药液渗漏于血管外,以免造成皮下组织坏死;20％甘露醇不可与其他药液混用;血压过低时禁止使用 20％甘露醇。

4.血肿腔引流的护理

注意引流量的变化,若引流量突然增多,应考虑再次发生脑出血的可能性。

5.保持出入量平衡

术后注意补液速度不宜过快,根据出量补充入量,以免入量过多,加重脑水肿。

6.功能锻炼

术后患者常出现偏瘫和失语,应加强患者的肢体功能锻炼和语言训练。协助患者进行肢体的被动活动,进行肌肉按摩,防止肌肉萎缩。

(三)健康指导

1.清醒患者的健康指导

(1)应避免情绪激动,去除不安、恐惧、愤怒、忧虑等不利因素,保持心情舒畅。

(2)饮食清淡,多吃含水分、纤维素多的食物;多食蔬菜、水果;忌烟、酒,以及辛辣、刺激性强的食物。

(3)定期测量血压,复查病情,及时治疗可能并存的动脉粥样硬化、高脂血症、冠心病等。

(4)康复活动:①应规律生活,避免劳累、熬夜、暴饮暴食等不利因素,保持心情舒畅,注意劳逸结合;②坚持适当锻炼,康复训练过程艰苦而漫长(一般为 1～3 年,长者需终生训练),需要信心、耐心、恒心,在康复医生指导下,循序渐进、持之以恒。

2.昏迷患者的健康指导

(1)注意保持昏迷患者的皮肤清洁、干燥,每日床上擦浴,定时翻身,防止形成压力性损伤。

(2)坚持每日被动活动,保持肢体功能位置。

(3)防止气管切开患者出现呼吸道感染。

(4)不能经口进食者,应注意营养液的温度、保质期以及每日的出入量是否平衡。

(5)保持大小便通畅。

(6)定期高压氧治疗。

二、主要护理问题

(1)疼痛:疼痛与颅内血肿压迫有关。

(2)生活自理能力缺陷:生活自理能力缺陷与长期卧床有关。

(3)脑组织灌注异常:脑组织灌注异常与术后脑水肿有关。

(4)有皮肤完整性受损的危险:皮肤受损与昏迷、术后长期卧床有关。

(5)躯体移动障碍:躯体移动障碍与出血所致脑损伤有关。

（6）清理呼吸道无效：清理呼吸道无效与长期卧床所致的机体抵抗力下降有关。

（7）有受伤的危险：受伤与术后癫痫发作有关。

（谭德彩）

第三节　面肌痉挛的护理

面肌痉挛是指以一侧面神经所支配的肌群不自主地阵发性、无痛性抽搐为特征的慢性疾病。抽搐多起于眼轮匝肌，临床表现：从一侧眼轮匝肌很少的收缩开始，缓慢由上向下扩展到半侧面肌，严重者可累及颈肩部肌群。抽搐为阵发性、不自主痉挛，不能控制，情绪紧张、过度疲劳可诱发或加重病情。开始抽搐较轻，仅持续几秒，之后抽搐逐渐延长至几分钟，频率增快，严重者致同侧眼不能睁开，口角向同侧歪斜，严重影响身心健康。女性患者多见，左侧多见，通常在青少年时期出现，神经外科常用手术方法为微血管减压术（MVD）。

一、护理措施

（一）术前护理

1.心理护理

嘱患者充分休息，以减轻心理负担，消除心理焦虑，并向患者介绍疾病知识、治疗方法、术后患者的康复情况，以及术后可能出现的不适和应对办法，使患者对手术做好充分的准备。

2.饮食护理

营养均衡，可进食高蛋白、低脂肪、易消化食物。

3.术前常规护理

选择性备皮（术侧耳后向上、向下、向后各备皮约5cm，尤适用于长发女性，可以很好地降低因外貌改变造成的不良心理应激）、配血、灌肠、禁食、禁水。

（二）术后护理

（1）密切观察患者生命体征、意识、瞳孔变化。

（2）观察患者有无继发性出血。

（3）保持患者呼吸道通畅，如有恶心、呕吐，去枕头偏向一侧，及时清除分泌物，避免吸入性肺炎。

（4）饮食：麻醉清醒4小时后，若不伴恶心、呕吐，由护士亲自喂第一口水，观察有无呛咳，防止误吸；术后第一日可进流食，逐渐过渡至正常饮食；鼓励营养均衡，并适当摄取汤类食物，多饮水，以缓解低颅内压症状。

（5）体位：去枕平卧4～6小时，患者无头晕、恶心、呕吐等不适主诉，在主管医生协助下给患者垫薄软枕或毛巾垫；如术后有头晕、恶心等明显低颅内压症状，要遵医嘱去枕平卧1～2天；术后2～3天可缓慢坐起，如头晕不适，应立即平卧，反复锻炼至症状消失，在他人搀扶下可下床活动，注意避免跌倒。

（6）观察有无颅内感染、切口感染。观察伤口敷料，监测体温4次/日，了解有无头痛、恶心等不适主诉。

（7）手术效果观察：评估术后抽搐时间、强度、频率。部分患者术后面肌痉挛会立即消失，部分患者需要休养，一段时间后可消失。

（8）对患者进行健康宣教，告知患者完全恢复需要3个月时间，以加强护患配合。

（9）术后并发症护理。①低颅内压反应：因术中为充分暴露手术视野需放出部分脑脊液，所以会导致低颅内压。术后根据情况去枕平卧1～3天，如恶心、呕吐，头偏向一侧，防止误吸；每日补液1500～2000 mL，并鼓励患者多进水、汤类食物，促进脑脊液分泌；鼓励患者于床上活动下肢，防止静脉血栓形成。②脑神经受累：因手术中脑神经根受损可致面部感觉麻木，不完全面瘫。不完全面瘫者应注意口腔和眼部卫生，眼睑闭合不全者予抗生素软膏涂抹，饭后及时清理口腔；遵医嘱给予营养神经药物，并做好细致解释，健康指导。③听力下降：因术中会损伤相邻的听神经，所以会导致同侧听力减退或耳聋。应密切观察患者，耐心倾听其不适主诉，以及时发现异常；遵医嘱使用营养神经药物，并注意避免使用损害听力的药物，保持安静，避免噪声。

（三）健康指导

（1）避免情绪激动，去除不安、恐惧、愤怒、忧虑等不利因素，保持心情舒畅。

（2）饮食清淡，多吃含水分、纤维素多的食物，多食蔬菜、水果，忌烟、酒及辛辣、刺激性的食物。

（3）定期复查病情。

二、主要护理问题

（1）知识缺乏：知识缺乏与缺乏面肌痉挛相关疾病知识有关。
（2）自我形象紊乱：自我形象紊乱与不自主抽搐有关。
（3）有出血的可能：出血与手术有关。
（4）有体液不足的危险：体液不足与体液丢失过多有关。
（5）有感染的危险：感染与手术创伤有关。

（谭德彩）

第四节　颅内肿瘤的护理

一、病因分析

肿瘤发生的原因目前尚未完全清楚，随着分子生物学、细胞生物学和遗传学研究的不断深入，人们对肿瘤发生、发展机制和转归的认识有了长足进步。目前认为，诱发肿瘤发生的因素有遗传因素、物理因素、化学因素等。

（一）遗传因素

人类只有少数几种神经系统肿瘤与遗传有关。神经纤维瘤病、血管网状细胞瘤和视网膜母细胞瘤等有明显的家族发病倾向，这些肿瘤常在一个家族中的几代人出现。胚胎原始细胞在颅内残留和异位生长也是颅内肿瘤形成的一个重要原因，如颅咽管瘤、脊索瘤、表皮样囊肿及畸胎瘤。颅咽管瘤发生于颅内胚胎颅咽管残余的上皮组织，脊索瘤来自脊索组织残余，上皮样囊肿和皮样囊肿来自于皮肤组织,而畸胎瘤则来自于多种胚胎组织的残余。

（二）物理因素

目前已肯定电离辐射能增加肿瘤的发病率,肿瘤的发生是人和动物接受射线作用后最严重的远期病理变化。

（三）化学因素

动物实验证实,多环芳香烃类化合物和亚硝酸类化合物均可诱发中枢神经系统肿瘤。有95%以上的化学致癌物进入体内必须经过代谢活化或生物转化才能起到致癌作用,这种致癌物为间接致癌物。大部分化学致癌物为间接致癌物,如多环芳香烃类化合物中的甲基胆蒽、二苯蒽和二甲基苯蒽都能诱发脑瘤;亚硝胺类化合物是很强的致癌物,几乎能引发各类脏器与组织的肿瘤,亚硝胺类化合物是不需要激活的直接致癌物,亚硝胺类的不同化合物能使特有的器官产生一定类型的肿瘤,特别是中枢神经系统。

二、临床观察

90%以上的颅内肿瘤可出现颅内压增高症状,症状的发展通常呈慢性进行性加重,少数有中间缓解期,当发生肿瘤囊性变或瘤内出血时可表现为急性颅内压增高,严重者或发生晚期肿瘤者常有脑疝形成,这常是导致患者死亡的直接原因。

（一）颅内压增高与肿瘤的关系

1.肿瘤部位与颅内压增高的关系

脑中线部位脑室系统肿瘤的颅内压增高症状出现较早,而且程度比较严重,尤其当肿瘤部位邻近室间孔和正中孔等生理狭窄区时,颅内压增高症状出现更早。另外,上述部位的肿瘤还可能在脑室系统生理狭窄区造成活瓣性梗阻,从而引起阵发性急性颅内压增高,临床表现为发作性剧烈头痛或眩晕、喷射状呕吐。发作常与头位有关,因而有的患者头部会被迫维持一种不自然的姿势,即强迫头位。

2.肿瘤性质与颅内压增高的关系

脑实质恶性肿瘤的体积增长速度较快,周围脑组织水肿反应较严重,临床上常出现头痛、呕吐和精神萎靡等症状。眼底检查常有明显的视盘水肿,并伴有眼底出血。

3.患病年龄与颅内压增高的关系

老年患者的颅内压增高症状出现较晚,主要是因为老年性脑萎缩使颅内有较充裕的空间代偿肿瘤体积的增长,以至在较长时间内可没有颅内压增高的表现。此外,老年人动脉硬化、脑血流量减少及脑血管通透性降低等因素,使得早期肿瘤周围的脑水肿反应较轻,即使已形成高颅压,也因为不易出现视盘水肿以及老年人的头痛、呕吐等反应较迟钝,从而容易被忽略。婴幼儿时期颅缝尚未闭合,早期可以出现代偿性颅腔容积扩大,临床表现以脑积水征为主。

（二）常见的肿瘤症状评估

1.大脑半球肿瘤

位于大脑半球功能区附近的肿瘤可表现为神经系统定位体征,早期可出现局部刺激症状,如癫痫发作、幻嗅、幻听、幻视等,晚期或肿瘤位于功能区脑内则会出现破坏症状,如感觉减退、肌力减弱、视野缺损等。大脑半球肿瘤常见的临床症状有以下几种。

（1）精神症状。精神症状主要是人格改变和记忆力减退,最常见于额叶肿瘤,尤其是当肿瘤向双侧额叶侵犯时,精神症状更为明显,此类患者多表现为反应迟钝,生活懒散,近记忆力减退甚至丧失,严重时会丧失自制力及判断力,也可表现为脾气暴躁,易激动或欣快,很少出现幻觉和妄想。

(2)癫痫发作。癫痫发作包括全身性发作和局限性发作,抽搐可由一侧肢体开始,甚至局限于单个手指、足趾或一侧口角。癫痫发作以额叶肿瘤最多见。有的病例抽搐发作前可有感觉先兆,如颞叶肿瘤发作前常有幻觉、眩晕的先兆,顶叶肿瘤癫痫发作前可有肢体麻木等异常感觉。

(3)锥体束损害症状。此症状因肿瘤的大小及对运动区损害程度的不同而异,表现为肿瘤对侧半身或单一肢体肌力弱或瘫痪,临床往往最早发现一侧腹壁反射减弱或消失,该侧腱反射亢进,肌张力增加,病理征为阳性。

(4)感觉障碍。顶叶肿瘤所致的痛、温觉障碍多不明显,即使发现也在肢体的远端,且多数非常轻微。皮质感觉障碍表现为肿瘤对侧肢体的位置觉、两点分辨觉、图形觉等感觉障碍。

(5)失语。失语分为运动性失语和感觉性失语,优势半球额下回受侵犯时患者保留理解语言的能力,但丧失语言表达的能力,称作运动性失语。当优势半球额上回后部受侵犯时,患者虽然保留语言表达的能力,但不能理解语言,称作感觉性失语。

2.蝶鞍区肿瘤

颅内压增高在蝶鞍区肿瘤相对少见,这是因为蝶鞍区肿瘤较早出现视力、视野及内分泌改变,故易引起患者的注意。

(1)视觉障碍:肿瘤向鞍区发展压迫视交叉可引起视力减退和视野缺损,视力减退多数先由一只眼开始,呈进行性加重,两眼视力可有较大的差异,最后可导致两眼相继失明;视野缺损的典型表现为双颞侧偏盲。

(2)内分泌功能改变:如性腺功能低下,男性表现为阳痿、性欲减退,女性表现为月经周期延长或闭经;生长激素分泌过盛,在机体发育成熟前可导致巨人症,机体发育成熟后表现为肢端肥大症。

3.松果体区肿瘤

松果体区肿瘤多以颅压高为主要症状,这是由于肿瘤位于中脑导水管附近,早期即可引起脑脊液循环梗阻。颅压高常为首发症状,甚至是唯一的临床症状。

4.颅后窝肿瘤症状

颅后窝肿瘤的局部症状可分为小脑半球、小脑蚓部、脑干和桥小脑角四个部位的症状。

(1)小脑半球症状:主要表现为患侧肢体共济失调,如指鼻试验和跟-膝-胫试验做不准,轮替动作试验动作幅度增大、缓慢、笨拙,步行时手足运动不协调,常向患侧倾倒。

(2)小脑蚓部症状:主要表现为躯干性和下肢远端共济失调,行走时两足分离过远,步态蹒跚或左右摇晃如醉汉。

(3)脑干症状:临床表现为出现交叉性麻痹,即病变节段同侧的核及核下性脑神经损害,以及节段下对侧的锥体束征。如中脑病变多表现为病变侧动眼神经麻痹,脑桥病变可表现为病变侧眼球外展及面肌麻痹,同侧面部感觉障碍及听觉障碍,延髓病变可出现病变侧舌肌麻痹、咽喉麻痹、舌后 1/3 味觉消失。

(4)桥小脑角症状:病变同侧中、后组脑神经症状及小脑症状。前者常见耳鸣、听力下降、眩晕、颜面麻木、面肌抽搐、声音嘶哑、进食饮水呛咳等,后者表现为病变同侧共济失调及水平眼震。

（三）辅助检查

1.CT 扫描

CT 扫描能够分辨颅内不同组织对 X 线吸收值的细微差别，可使颅内的软组织结构，如脑室、脑池、灰质、白质，以及病变组织清晰显影，根据肿瘤组织形成的阴影与周围组织的密度对比，可以将病变分为三种基本类型，即高密度病变、等密度病变和低密度病变。CT 诊断颅内肿瘤通常主要根据肿瘤病理组织形成的异常密度的程度，以及肿瘤对脑室和脑池系统压迫移位的程度来判断。实质性肿瘤通常显示高密度病变，对有些肿瘤来说，更常见的情况是普通扫描时密度对比不显著或显示为等密度病变，静脉注射造影剂后病变密度才显著增高。

2.磁共振成像（MRI）

MRI 对中枢神经系统是一种性能优良的成像手段，其对不同神经组织和结构的细微分辨能力远胜过 CT，具有对比度良好，无射线辐射和能同时进行多方向层面扫描等优点。MRI 通过分析不同组织的 H 质子密度、T_1 和 T_2 弛豫时间，从而分辨不同的组织。

三、常见护理问题

（一）颅内压增高

1.头痛、恶心、呕吐

头痛、恶心、呕吐是颅内压增高的主要症状，头痛多位于前额及颞部，为持续性头痛并有阵发性加剧。头痛常常在早上更重，间歇期可以正常，呕吐多为喷射状，呕吐之后头痛也随之有所缓解。

2.视盘水肿和视力减退

视盘水肿和视力减退是颅内压增高的客观征象，严重时可发生眼底出血，颅内压增高持续时间长，可引起视神经继发性萎缩、视力减退，甚至导致失明。

3.精神与意识障碍

颅内压增高可引起头晕、复视、一过性黑朦、猝倒、意识模糊、精神不安或淡漠，可发生癫痫，重度颅内压增高时可出现昏迷。

4.中度与重度急性颅内压增高

中度与重度急性颅内压增高常引起呼吸、脉搏、血压方面的改变，即出现库欣综合征，表现为呼吸、脉搏减慢而血压升高。

（二）外伤

由于肿瘤的压迫，颅内肿瘤患者会出现不同的局部症状，如偏瘫、癫痫、视力视野障碍、精神症状等。上述为发生外伤的高危因素。

（三）心理压力

除肿瘤压迫脑部引起的局部症状与颅内压上升所致的症状会使患者感到焦虑、害怕之外，脑肿瘤的诊断也会给患者带来极大的心理压力，其情绪反应也如癌症患者。护理人员应协助患者面对疾病，使患者能以正确的态度面对疾病并接受治疗。

四、护理目标与措施

（一）护理目标

（1）护士能及时发现患者的意识改变及颅压高的症状。

（2）护士能观察到患者的焦虑情绪。

（3）患者不发生外伤、压疮等意外。

（二）护理措施

1.减轻颅内压升高所致的头痛和意识障碍的程度

对因颅内压增高而引起头痛的患者,护士要协助患者摆好体位,将床头抬高 15°～30°,避免颈部扭曲,以利于颅腔静脉回流。同时要严密监测患者的生命体征,意识的观察对颅压增高的患者尤为重要,观察意识的方法是护士亲自呼唤患者,通过患者的反应做出正确的判断。意识通常分为五级:清醒、嗜睡、蒙眬、浅昏迷、深昏迷。因脑水肿也是引起颅内压增高的原因之一,故对脑水肿患者应限制水的入量,对不能进食的患者应限制每天输液量在 1500～2000 mL。因为缺氧可使脑水肿加重,所以对昏迷患者要保持呼吸道通畅,护士要加强有效吸痰,对痰液黏稠的患者要加强雾化吸入,以稀释痰液。对围手术期患者,静脉输入甘露醇是降低颅内压、减轻头痛的有效方法之一,护士必须严格遵医嘱在短时间内静脉快速滴注甘露醇,使其迅速进入血液循环,降低颅内压,减轻脑水肿。

2.维护患者的安全,预防外伤的发生

影响患者安全的高危因素有精神症状、癫痫、偏瘫、视力视野障碍,护士要对不同的高危因素采取相应的措施。对有精神症状的患者,护士要及时发现;对抑郁型患者,护士要防止其跳楼自杀;对躁狂型患者,护士要要适当约束,防止自伤和伤害他人;对癫痫患者,护士要防止外伤,患者在病房洗澡、外出时一定要有专人陪护,患者一旦发生癫痫要就地抢救,防止舌咬伤,有口吐白沫者要将头偏向一侧,防止窒息,同时要记录癫痫发作的时间和持续时间,观察癫痫发作的状态,并做客观的记录;对偏瘫、视力视野障碍的患者,护士的生活护理要到位,防止因其行动不便发生外伤。

3.给予患者及家属心理支持

患有脑瘤的患者在确诊和知情后便开始焦虑,一旦决定手术治疗又会出现恐惧的情绪,所以护士应设法使患者面对疾病,向患者进行相关知识的宣教,护士与患者之间应建立相互信任的关系。若患者围手术期有失语症、一侧肢体偏瘫、同侧偏盲或感觉缺失等局部症状,需注意随时给予患者心理支持,在日常生活中减少患者的挫折感,护士要经常鼓励患者,同时需给予家属解释与安慰,协同家属帮助患者接受治疗。

4.维持身体清洁

维持身体清洁对预防并发症是很重要的,尤其是老年患者、危重患者、长期昏迷患者皮肤的血液循环很差,易产生压疮,护士可用温水清洗患者皮肤。此外需保持床单位清洁、干燥与平整,对昏迷患者要做好口腔护理,每日两次,若有假牙应取出。

5.供给适当的营养

脑瘤患者围手术期应采用均衡饮食,并且要摄取足够的肉类蛋白质,对能下地行动的患者应每周测量体重。对不能自行进食的患者,应采用鼻饲管鼻饲喂食。

6.维持排泄管通畅

对留置导尿的患者,要保持尿管通畅,每天更换尿袋,每天消毒尿道口,此外还要维持其大便通畅;对昏迷和长期卧床的患者,要定时服用缓泻剂,以预防便秘。

五、开颅手术的术前术后护理

(一)常见护理问题

1.颅内压升高

手术后若发生手术部位出血或脑水肿,即会产生颅内压升高症状。

2.呼吸道不通畅

(1)有些患者在手术前即因意识不清、无法将痰咳出,造成呼吸道阻塞现象。

(2)由于手术全麻插管的关系,其气管内分泌物增多,若患者无法咳出也会造成呼吸道阻塞现象。

3.烦躁不安

在手术后,由于手术部位疼痛和尿潴留等,患者会出现烦躁不安现象。

4.头皮或皮肤压疮

在手术后,由于患者伤口疼痛不能自行翻身,局部皮肤长期受压,易形成压疮。

(二)护理目标

维持呼吸道通畅;预防颅内压升高;保持安静,增进身心舒适;预防感染,促进伤口愈合;维持出入量平衡;预防手术后并发症。

(三)护理措施

1.手术前护理

(1)完成一切术前检查,以评估心、肺、肾功能。

(2)鼓励患者及家属面对手术。手术室护士应术前访视,向患者讲述手术程序及患者麻醉前应如何配合,以减轻患者在手术间等待期的恐惧心理;重症加强护理病房(ICU)护士应做术前访视,并向患者讲述术后麻醉恢复及监护程序;病区护士应鼓励患者或家属说出所担忧的事或对手术所持的期望。

(3)完成手术前准备。手术前1日,病房护士应完成患者的配血或自体输血及抗生素皮试的准备工作,以备术中用血、用药及术后用药。告知患者术前晚12点以后禁食水,以免麻醉中误吸。对术前因心理紧张而导致睡眠不良的患者,要及时请示医生给予镇静剂。手术前1日患者要洗澡、剪指甲、更衣,术前晚剃头,护士要检查患者头皮是否有损伤或感染。

(4)手术日清晨的准备。患者再次剃头,并用肥皂水清洗干净,告知患者脱去内衣,换上清洁的病服并排空膀胱。护士要检测手术者的体温、脉搏、呼吸,对女患者要询问有无月经来潮,若有发热、月经来潮应及时通知医生。待手术室护士接患者前夕,病区护士要遵医嘱给术前用药。并准备好病历、CT、MRI片,手术室护士接患者时应和病区护士共同查对床号、姓名并护送患者进手术室。

(5)特殊手术准备。垂体瘤经蝶窦入路的患者,术前3天开始用氯麻滴鼻液滴鼻,多贝尔液漱口,手术前1日减去鼻毛。

2.手术后护理

(1)生命体征的观察。患者术后进监护室,如没有监护条件,患者术后回病房后护士应立即测量其血压、脉搏、呼吸、瞳孔,并向麻醉师了解术中的情况。麻醉未清醒前需每15~30分钟测一次生命体征,如发现瞳孔不增大、血压升高、脉搏、呼吸减慢,应及时通知医生,因可能会出现术后血肿或脑水肿。如为颅后窝开颅的患者,要密切观察其呼吸的变化,测量呼吸时间不少于

1 分钟。

（2）保持呼吸道通畅。①全麻未清醒前安排患者平卧,头偏向无伤口一侧,口中放置通气道并将肩部抬高头向后仰,以防止舌后坠。对有气管插管的患者护士要注意观察,如出现患者不耐管或咳嗽反射,应及时通知医生拔除气管插管。②护士要及时清除患者口腔及上呼吸道分泌物,并注意观察呼吸的幅度和频率,有无呼吸困难、发绀、痰鸣音等,如出现呼吸道分泌物堵塞、误吸呕吐物、喉痉挛、严重的舌后坠,引起突发梗阻性呼吸暂停,应立即行气管插管或采用 16 号针头做环甲膜穿刺,再行气管切开、呼吸机辅助呼吸。

（3）循环系统的观察。对手术后患者要准确记录出入量,尤其是脑垂体和下视丘肿瘤术后,以尽早发现有无尿崩症。同时要注意观察患者皮肤的温度、颜色和湿度,根据血压、脉搏、尿量及末梢循环情况调节输液量及速度,对血压过高者应静脉用药以维持正常血压,避免因血压波动而造成术后出血。

（4）维持体温的稳定。因术中大量输液、输血,全麻术后患者多有体温不升,有的出现寒战,所以护士要注意为患者保暖,并按常规定时测量体温。对术后体温过高的患者,应设法降低体温,可按医嘱给予退热药物或使用物理降温的方法。

（5）保持安静。手术后应减少不必要、没有意义的刺激,应采取集中护理和治疗。对躁动不安的患者应做好保护,以防发生意外。同时要找出患者不安的原因,因异常兴奋、躁动不安的临床表现往往提示有术后血肿、水肿等的发生,护士应及早发现并及时通知医生处理。对术后患者要限制探视。

（6）伤口敷料及引流的观察。护士要及时观察患者伤口敷料的渗血、渗液情况,如发生渗血、渗液,要及时通知医生检查伤口情况并给予处理。对术后各种引流管,护士要妥善固定,防止脱出,患者翻身时要避免引流管牵拉、扭曲。脑室引流时引流管比头部高出 15 cm 左右,硬膜外、皮下引流时与头部同样高,注意观察引流液的颜色、引流量,引流管内液面波动说明引流通畅,如发现引流不畅,应及时通知医生。

（7）协助患者完成基本生理需要。①饮食方面:手术第二天患者能吞咽时可给予进食,开始为流质食物,根据患者的进食情况逐渐改为正常饮食。②减轻眼睛周围水肿引起的不适,可冷敷或用凡士林润滑眼睑,若患者眼睑无法闭合,可用生理盐水纱布润湿之,以防角膜过度干燥、溃疡。③每 1～2 小时协助患者翻身一次,翻身时检查身体皮肤有无发红或破皮。在骨突处加以按摩,以促进血液循环。④提供合适的营养,避免患者因营养不良而造成肌肉缺乏弹性。

（8）预防手术后并发症。①癫痫:对手术前有癫痫、手术部位在中央回及颞叶附近者,术后应观察有无癫痫发作,应嘱患者按时服用抗癫痫药。②肺部并发症:对昏迷、意识不清的患者,平时在翻身时应进行背部叩击,对意识清醒者则可鼓励其深呼吸及有效咳痰。

（9）给予患者及家属心理支持。不论患者还是家属,在整个病程当中都可能会表现出心理适应危机,如愤怒、不满等,甚至会干扰医护活动,所以在做任何医疗、护理活动之前都应耐心向他们说明,以免因患者家属这方面的知识不足而延误医疗。

（谭德彩）

第五节　脑动脉瘤的护理

脑动脉瘤是局部动静脉异常改变产生的脑动静脉瘤样突起,好发于组成脑底动脉环(Willis动脉环)的大动脉分支或分叉部。因为这些动脉位于脑底的脑池中,所以动脉瘤破裂出血会引起动脉痉挛、栓塞及蛛网膜下隙出血(SAH)等症状,主要见于中年人。脑动脉瘤的病因尚未完全明了,但目前多认为与先天性缺陷、动脉粥样硬化、高血压、感染、外伤有关,临床表现为突然头痛、呕吐、意识障碍、癫痫样发作、脑膜刺激征等。脑动脉瘤的治疗以手术治疗为主,常采用动脉瘤栓塞术、开颅动脉瘤夹闭术及穿刺栓塞动脉瘤。

一、护理措施

(一)术前护理

(1)一旦确诊,患者需绝对卧床,暗化病室,减少探视,避免一切外来刺激。情绪激动、躁动不安可使血压上升,增加再出血的可能,应适当给予镇静剂。

(2)密切观察生命体征及意识变化,每日监测两次血压,及早发现出血情况,尽早采取相应的治疗措施。

(3)胃肠道的管理:合理饮食,勿食用易导致便秘的食物;常规给予口服缓泻剂,如酚酞、麻仁润肠丸,保持排便通畅,必要时给予低压缓慢灌肠。

(4)尿失禁的患者,应留置导尿管。

(5)患者避免用力打喷嚏或咳嗽,以免增加腹压,反射性地增加颅内压,引起脑动脉瘤破裂。

(6)伴发癫痫者,要注意安全,防止发作时受外伤;保持呼吸道通畅,同时给予吸氧,记录抽搐时间,遵医嘱给予抗癫痫药。

(二)术后护理

(1)监测患者生命体征,特别是意识、瞳孔的变化,尽量使血压维持在一个个体化的稳定水平,避免血压过高引起脑出血或血压过低致脑供血不足。

(2)持续低流量给氧,保持脑细胞的供氧。观察肢体活动及感觉情况,与术前对比有无改变。

(3)遵医嘱给予甘露醇及甲泼尼龙泵入,减轻脑水肿;或泵入尼莫地平,减轻脑血管痉挛。

(4)保持引流通畅,观察引流液的色、量及性质,如短时间内出血过多,应通知医生及时处理。

(5)保持呼吸道通畅,防止肺部感染及压力性损伤的发生。

(6)避免情绪激动及剧烈活动。

(7)手术恢复期应多进高蛋白食物,加强营养,增强机体的抵抗力。

(8)减少刺激,防止癫痫发作,尽量将癫痫发作时的损伤减到最小,装好床挡,备好抢救用品,防止意外发生。

(9)将清醒患者的床头抬高30°,利于减轻脑水肿。

(10)准确记录出入量,保证出入量平衡。

（11）减轻患者心理负担,加强沟通。

（三）健康指导

（1）定期测量血压,复查病情,及时治疗可能并存的血管病变。

（2）保持大小便通畅。

（3）其他指导:①应规律生活,避免劳累、熬夜、暴饮暴食等不利因素,保持心情舒畅,注意劳逸结合;②坚持适当锻炼,康复训练过程艰苦而漫长(一般为1～3年,长者需终生训练),需要信心、耐心、恒心,在康复医生指导下,循序渐进、持之以恒。

二、主要护理问题

（1）脑出血与手术创伤有关。

（2）脑组织灌注异常与脑水肿有关。

（3）感染与手术创伤有关。

（4）睡眠型态紊乱与疾病创伤有关。

（5）便秘与手术后卧床有关。

（6）疼痛与手术损伤有关。

（7）受伤与手术可能诱发癫痫有关。

（8）活动无耐力与术后卧床时间长有关。

(谭德彩)

第六节　椎管内肿瘤的护理

一、椎管内肿瘤的护理评估

（一）评估是否有感觉功能障碍

1.疼痛

询问患者有无刺激性疼痛,疼痛的程度,疼痛是否影响休息与睡眠。疼痛由肿瘤刺激神经后根、传导束,以及硬脊膜受牵引所致,可因咳嗽、喷嚏、大便用力而加重,有"刀割样""针扎样"疼痛感。有的患者可表现为平卧疼,是因平卧后脊髓延长,改变了神经根与脊髓、脊柱的关系所致。

2.感觉异常

患者表现为感觉不良,如麻木、蚁走感、针刺、烧灼、冷;感觉错乱,如触为疼,冷为热。

3.感觉缺失

相应的神经根损害,可导致部分感觉缺失,表现为割伤、烧伤后不知疼痛。

（二）评估是否有运动障碍

患者表现为肢体无力,脊髓肿瘤在颈段时上肢不能高举,握物不稳,不能完成精细的动作,下肢举步无力、僵硬、易跌,甚至发生肌肉萎缩与瘫痪(偏瘫、全瘫、高位瘫、低位瘫)。

（三）评价是否有反射异常

肿瘤所在平面,由于神经根和脊髓受压使反射弧中断而发生发射减弱或反射消失。在肿瘤所在的节段以下深反射亢进、浅反射消失,并出现病理反射。

(四)评价是否有自主神经功能障碍

1.膀胱和直肠功能障碍

膀胱和直肠功能障碍可表现为尿频、尿急、排尿困难,甚至尿潴留、尿失禁,大便秘结、失禁。

2.排汗异常

汗腺在脊髓的前神经元受到破坏,化学药物仍起作用,可表现为少汗和无汗。

(五)了解辅助检查的结果

1.腰穿和脑脊液检查

腰穿和脑脊液检查主要表现为以下几点。

(1)压力常较正常为低。

(2)颜色改变:呈黄色,肿瘤部位越低,颜色越深。

(3)蛋白增加:完全阻塞、梗阻部位低、肿瘤位于硬脊膜内者,蛋白含量增高。

(4)细胞数增加:增加的细胞主要为淋巴细胞,也有肿瘤脱落细胞。

2.X 线检查

X 线检查可见椎弓根间距增宽,椎间孔扩大,椎体变形、破坏及出现肿块。

3.脊髓造影

脊髓造影可以确定肿瘤平面与脊髓和硬脊膜的关系。

4.CT 检查

CT 检查可见脊髓明显局限性增粗,呈对称型或非对称型;瘤细胞多呈等密度。

5.MRI 检查

MRI 检查结果可清晰显示肿瘤的形态、大小及邻近结构的关系,其信号可因肿瘤的性质不同而变化。

(六)个人史

询问患者一般情况,包括患者年龄、职业、民族,以及饮食营养是否合理,有无烟酒嗜好,有无大小便异常,睡眠是否正常,生活能否自理,有无接受知识的能力。同时评估患者的既往健康史、过敏史、用药史。

(七)心理、社会评估

了解患者的文化程度、生活环境、宗教信仰、住址、家庭成员及患者在家中的地位和作用,了解陪护和患者的关系、经济状况及费用支付方式,了解患者及家庭成员对疾病的认识和康复的期望值,了解患者的个性特点,有助于对患者进行针对性心理指导和护理支持。

二、椎管内肿瘤的护理问题

(一)恐惧

恐惧与担心疾病预后有关。

(二)脊髓功能障碍

脊髓功能障碍与肿瘤压迫有关。

(三)疼痛

疼痛与脊髓肿瘤压迫脊髓、神经有关。

（四）潜在并发症

潜在并发症有截肢、感染。

（五）预感性悲哀

预感性悲哀与面临截瘫有关。

三、椎管内肿瘤的术前护理措施

（一）心理护理

由于疼痛、感觉障碍、肢体活动受限或大小便障碍等，患者会承受躯体和心理痛苦，产生悲观心理。①应主动关心患者，耐心倾听患者的主观感觉，并协助患者的日常生活。②向患者介绍手术经过及术后康复的病例，鼓励其以乐观的心态配合治疗与护理。③遵医嘱使用镇痛药物促进睡眠，增进食欲，可提高机体抵抗力。

（二）饮食

术前晚10时禁水以减少粪便形成，可避免手术区因麻醉后肛门括约肌松弛被大便污染。手术前一晚清洁灌肠一次。

（三）体位

睡硬板床，适当休息，保证充足的睡眠，以增进食欲，提高机体抵抗力；训练患者在床上大小便；肢体活动障碍者勿单独外出，以免摔倒。

（四）症状护理

1.呼吸困难

应密切注意患者的呼吸情况，呼吸费力、节律不齐等表现提示高位颈髓肿瘤导致膈肌麻痹。①应备气管切开包和呼吸机于床旁；②遵医嘱输氧；③指导并鼓励患者有意识地深呼吸，保持呼吸次数为12次／分，防止呼吸停止；④鼓励、指导患者有效咳嗽。

2.瘫痪

瘫痪因脊髓损伤所致，表现为损伤平面以下感觉、运动障碍、被动体位。护理上要预防褥疮发生，保持大小便通畅，鼓励和指导患者最大限度地自理部分生活，积极指导患者进行功能锻炼，改善肢体营养，防止肌肉萎缩。

四、椎管内肿瘤的术后护理措施

（一）心理护理

患者可因术后的麻醉反应、手术创伤、伤口疼痛及脑水肿等出现呕吐等表现，加之伤口引流管、导尿管、静脉输液管等各种管道限制了其躯体活动，而使患者产生孤独、恐惧的心理反应，护理时应注意：①及时了解并对患者进行心理疏导；②指导患者正确配合，如呕吐时头偏向一侧，排出呕吐物，不可吞下呕吐物，避免呕吐物进入气管引起咳嗽或窒息或反流入胃内加重呕吐；③术后早期安排家人和亲友探视，必要时可陪护患者，指导其亲友鼓励、安慰患者，分担患者的痛苦，使之消除孤独感；④尽量减少插管、穿刺等物理刺激给患者造成的恐惧，并宣教各种管道的自我保护法。

（二）饮食

腰骶部肿瘤术后，应待肛门排气后才可进食少量流质饮食，以后逐渐增加饮食量。应给予患者高蛋白、高能量、易消化、多纤维的食物，并注意补充维生素及水分，以促进机体康复。

（三）体位

体位主要包括：①睡硬板床以保持脊柱的功能位置。②术后应平卧4～6小时后按时翻身，呈卷席样翻身，保持颈、躯干在同一个水平，以防止扭转造成损伤；应对受压部进行按摩；翻身时动作须轻柔、协调，切记杜绝强行的拖拉动作，减轻伤口疼痛，保持床单平整、干燥清洁，防止继发损伤。③慎用热水袋，因患者皮肤感觉障碍，易导致烫伤。④对颈部手术者，应用沙袋置其头部两侧，输氧并注意呼吸情况；对腰部手术者，用平枕置于其腰部，并及时检查患侧瘫痪肢体的运动感觉恢复情况。

（四）症状护理

1.便秘

便秘是由脊髓损伤使神经功能障碍、卧床、进食不当、不适应床上排便等因素所致。促进肠蠕动的护理措施：①合理进食，增加纤维素、水果摄入，并补充足够水分；②指导并教会患者顺肠蠕动方向自右下腹、右上腹、上腹、左上腹、左下腹，由轻到重，再由重到轻按摩腹部；③指导患者病情允许时做肢体活动及做收腹活动；④督促患者养成定时排便的习惯；⑤必要时用润滑剂、缓泻剂，以及灌肠等方法解除便秘。

2.压疮

压疮发生与截瘫以下失去知觉，骨突起处皮肤持续受压有关。护理措施：①勤翻身，以防止局部长时间受压；②常按摩骨突部位，可改善局部血液循环；③加强支持疗法，包括增加蛋白质和维生素摄入量，适量输血，调整水电解质平衡，应用抗生素，增加受压局部的抵抗力。

（五）留置导尿管的护理

留置导尿管的护理主要包括：①每日清洗消毒两次尿道口，女患者月经期随时保持会阴部清洁；②不长期开放导尿管，避免膀胱挛缩；③训练膀胱功能，每4小时开放一次，30分钟/次；④膀胱高度充盈时不能完全排空膀胱，避免膀胱内压力突然降低而引起充血性出血；⑤使用气囊导尿管者每周更换导尿管，并注意无菌操作；⑥怀疑有泌尿系感染时，以250 mL 1：5000的呋喃西林冲洗膀胱，2次/天，冲洗前排空膀胱，冲洗后保留30分钟再开放；⑦对尿失禁男患者用男式接尿器或尿袋接尿，女患者可用接尿器；⑧监测有无感染指征，如尿液的颜色、性质、尿道口有无红肿等；⑨鼓励患者多喝水，以增加尿量，稀释尿液，起到自然冲洗的作用。

（六）潜在的并发症——感染

感染常与腰骶部肿瘤术后大小便失禁、伤口污染、留置导尿管和引流管等有关。护士应注意：①术前晚、术晨灌肠后应指导患者彻底排尽肠道粪便，以免术中排便污染术区；②骶部手术患者，术后3天给予流质饮食，有助于减少术后大便污染的机会；③大小便污染，渗湿后及时更换敷料，保持伤口敷料干燥；④术后3～7天，若患者出现伤口局部搏动性疼痛、皮肤潮红、肿胀、皮温升高、压痛明显并有体温升高，应及时通知医生，检查伤口情况。

五、椎管内肿瘤的健康教育

（一）饮食

合理进食以提高机体抵抗力，保持大小便通畅，促进疾病康复：①行高热量、高蛋白（鱼，肉，鸡，蛋，牛奶，豆浆等）、富含纤维素（韭菜、麦糊、芹菜等）、维生素丰富（新鲜蔬菜、水果）饮食；②应限制烟酒、浓茶、咖啡、辛辣刺激性食物。

（二）康复

1.出院时戴有颈托、腰托者

此类患者应注意翻身时保持头、颈、躯干一致，翻身时呈卷席样，以免脊柱扭曲引起损伤。

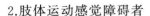

2.肢体运动感觉障碍者

此类患者应加强功能锻炼,保持肢体功能位置,用"L"形夹板固定脚踝部以防止足下垂。必要时行辅助治疗,如高压氧、针灸、理疗等帮助功能恢复。下肢运动障碍者应尽量避免单独外出,以免发生摔伤等意外。

3.截瘫患者

此类患者应正视现实,树立生活的信心,学会使用轮椅,并尽早参与社会生活及从事力所能及的活动。

4.卧床者

此类患者应预防褥疮发生,方法是定时翻身,按摩(每2小时一次),保持床上被服干燥、整洁、柔软,体瘦者骨突处垫气圈或柔软衣物、枕头等,防止皮肤破损。

(三)特别护理指导

1.保持大便通畅

便秘者可服果导、番泻叶等药物导泻,或使用开塞露塞肛。大便失禁者,应及时更换污染衣物,注意保持肛周会阴部皮肤清洁、干燥,可涂用湿润烧伤膏或麻油等保护肛周皮肤。

2.留置导尿管

每日清洗消毒两次尿道口,每日更换引流袋,导尿管应每周更换,注意引流袋低于膀胱位置,防止逆行感染。留置尿管期间定时夹闭开放尿管,锻炼膀胱收缩功能。

3.复查

应告知患者定期门诊复查。

(谭德彩)

第七章　乳腺外科的护理

第一节　急性乳腺炎的护理

一、疾病概述

（一）概念

急性乳腺炎是乳腺的急性化脓性感染，多发生于产后 3～4 周的哺乳期妇女，以初产妇最为常见。主要致病菌为金黄色葡萄球菌，少数为链球菌。

（二）相关病理生理

急性乳腺炎开始时，局部出现炎性肿块，数天后可形成单房或多房性的脓肿。表浅脓肿可向外破溃或破入乳管自乳头流出；深部脓肿不仅可向外破溃，也可向深部穿至乳房与胸肌间的疏松组织中，形成乳房后脓肿。感染严重者，还可并发脓毒血症。

（三）病因与诱因

1.乳汁淤积

乳汁是细菌繁殖的理想培养基，引起乳汁淤积的主要原因：①乳头发育不良（过小或凹陷）妨碍哺乳；②乳汁过多或婴儿吸乳过少导致乳汁不能完全排空；③乳管不通（脱落上皮或衣服纤维堵塞），影响乳汁排出。

2.细菌入侵

当乳头破损时，细菌沿淋巴管入侵是感染的主要途径。细菌也可直接侵入乳管，上行至腺小叶而致感染。细菌主要来自婴儿口腔、母亲乳头或周围皮肤。细菌入侵多数发生于初产妇，因其缺乏哺乳经验；也可发生于断奶时，因 6 个月以后的婴儿已经长牙，易致乳头损伤。

（四）临床表现

1.局部表现

初期患侧乳房红、肿、胀、痛，可有压痛性肿块，随病情发展症状进行性加重，数天后可形成单房或多房性的脓肿。脓肿表浅时局部皮肤可有波动感和疼痛，脓肿向深部发展可穿至乳房与胸肌间的疏松组织中,形成乳房后脓肿和腋窝脓肿,并出现患侧腋窝淋巴结肿大、压痛。局部表现可有个体差异,应用抗生素治疗的患者,局部症状可被掩盖。

2.全身表现

感染严重者,可并发败血症,出现寒战、高热、脉快、食欲减退、全身不适、白细胞上升等症状。

(五)辅助检查

1.实验室检查

白细胞计数及中性粒细胞比例增多。

2.B超检查

B超检查可确定有无脓肿及脓肿的大小和位置。

3.诊断性穿刺

在乳房肿块波动最明显处或压痛最明显的区域穿刺,抽出脓液可确诊脓肿已经形成。脓液应做细菌培养和药敏试验。

(六)治疗原则

治疗的主要原则为控制感染,排空乳汁。脓肿形成以前以抗菌药治疗为主,脓肿形成后,需及时切开引流。

1.非手术治疗

(1)一般处理:①患乳停止哺乳,定时排空乳汁,消除乳汁淤积。②局部外敷,用25%硫酸镁湿敷,或采用中药蒲公英外敷,也可用物理疗法促进炎症吸收。

(2)全身抗菌治疗。抗菌治疗的原则为早期、足量应用抗生素,使用针对革兰阳性球菌有效的药物,如青霉素、头孢菌素等。由于抗生素可被分泌至乳汁,故应避免使用对婴儿有不良影响的抗菌药,如四环素、氨基苷类、磺胺类和甲硝唑。如治疗后病情无明显改善,则应重复穿刺以了解有无脓肿形成,或根据脓液的细菌培养和药敏试验结果选用抗生素。

(3)中止乳汁分泌。患者治疗期间一般不停止哺乳,因停止哺乳不仅影响婴儿的喂养,且增加了乳汁淤积危险。但患侧乳房应停止哺乳,并以吸乳器或手法按摩排出乳汁,局部热敷。若感染严重或脓肿引流后并发乳瘘(切口常出现乳汁)需回乳,常用方法:①口服溴隐亭1.25 mg,每日二次,服用7~14天;或口服己烯雌酚1~2 mg,每日三次,服用2~3天;②肌内注射苯甲酸雌二醇,每次2 mg,每日一次,至乳汁分泌停止;③中药炒麦芽,每日60 mg,分两次煎服或芒硝外敷。

2.手术治疗

脓肿形成后应切开引流。于压痛、波动最明显处先穿刺抽吸取得脓液后,于该处切开放置引流条,脓液做细菌培养及药物敏感试验。脓肿切开引流时注意:①切口一般以乳头为中心呈放射状,避免损伤乳管引起乳瘘;乳晕部脓肿沿乳晕边缘做弧形切口;乳房深部较大脓肿或乳房后脓肿,沿乳房下缘做弧形切口,经乳房后间隙引流;②分离多房脓肿的房间隔以利引流;③为保证引流通畅,引流条应放在脓腔最低部位,必要时另加切口做对口引流。

二、护理评估

(一)一般评估

1.生命体征(T、P、R、BP)

评估是否有体温升高,脉搏加快。急性乳腺炎患者通常有发热,可有低热或高热;发热时呼吸、脉搏加快。

2.患者主诉

询问患者是否为初产妇,有无乳腺炎、乳房肿块、乳头异常溢液等病史;询问患者有无乳头内陷;评估患者有无不良哺乳习惯,如婴儿含乳睡觉、乳头未每日清洁等;询问患者有无乳房胀痛、浑身发热、无力、寒战等症状。

3.相关记录

体温、脉搏、皮肤异常时及时记录。

(二)身体评估

1.视诊

观察乳房皮肤有无红、肿、破溃、流脓等异常情况;评估乳房皮肤红肿的开始时间、位置、范围、进展情况。

2.触诊

评估乳房乳汁淤积的位置、范围、程度及进展情况;评估乳房有无肿块,乳房皮下有无波动感,脓肿是否形成,脓肿形成的位置、大小。

(三)心理、社会评估

评估患者心理状况,如是否担心婴儿喂养与发育、乳房功能及形态改变。

(四)辅助检查阳性结果评估

患者血常规检查示血白细胞计数及中性粒细胞比例升高,提示有炎症的存在;根据B超检查的结果判断脓肿的大小及位置,诊断性穿刺后方可确诊脓肿形成;根据脓液的药物敏感试验选择抗生素。

(五)治疗效果的评估

1.非手术治疗评估要点

应用抗生素是否有效果,乳腺炎症是否得到控制,患者体温是否恢复正常;回乳措施是否起效,乳汁淤积情况有无改善,患者乳房肿胀疼痛有无减轻或加重;患者是否了解哺乳卫生和预防乳腺炎的知识,情绪是否稳定。

2.手术治疗评估要点

手术切开排脓是否彻底;伤口愈合情况是否良好。

三、主要护理诊断/问题

(一)疼痛

疼痛与乳汁淤积、乳房急性炎症使乳房压力显著增加有关。

(二)体温过高

体温过高与乳腺急性化脓性感染有关。

(三)知识缺乏

知识缺乏与不了解乳房保健和正确哺乳知识有关。

(四)潜在并发症

患者有发生乳瘘的潜在风险。

四、主要护理措施

(一)对症处理

定时测患者体温、脉搏、呼吸、血压,监测白细胞计数及分类变化,必要时做血培养及药物敏感试验。密切观察患者伤口敷料引流、渗液情况。

1.高热者

对高热者给予冰袋、乙醇擦浴等物理降温措施,必要时遵医嘱应用解热镇痛药;脓肿切开引流后,保持引流通畅,定时更换切口敷料。

2.缓解疼痛

(1)患乳暂停哺乳,定时用吸乳器吸空乳汁。若乳房肿胀过大,不能使用吸乳器,应每天坚持用手揉挤乳房以排空乳汁,防止乳汁淤积。

(2)用乳罩托起肿大的乳房以减轻疼痛。

(3)疼痛严重时,遵医嘱给予止痛药。

3.炎症已经发生

(1)消除乳汁淤积:用吸乳器吸出乳汁或用手顺乳管方向加压按摩,使乳管通畅。

(2)局部热敷:每次20～30分钟,促进血液循环,利于炎症消散。

(二)饮食与运动

给予高蛋白、富含维生素、低脂肪食物,保证足量水分摄入。注意休息,适当运动,劳逸结合。

(三)用药护理

遵医嘱,早期使用抗菌药,根据药物敏感试验选择合适的抗菌药,注意评估患者有无药物不良反应。

(四)心理护理

观察了解患者心理状况,给予必要的疾病有关的知识宣教,抚慰其紧张急躁的情绪。

(五)健康教育

1.保持乳头和乳晕清洁

每次哺乳前后清洁乳头,保持局部干燥清洁。

2.纠正乳头内陷

妊娠期每天挤捏、提拉乳头。

3.养成良好的哺乳习惯

定时哺乳,每次哺乳时让婴儿吸净乳汁,如有淤积,及时用吸乳器或手法按摩排出乳汁;培养婴儿不含乳头睡眠的习惯;注意婴儿口腔卫生,及时治疗婴儿口腔炎症。

4.及时处理乳头破损

乳晕破损或皲裂时暂停哺乳,用吸乳器吸出乳汁哺乳婴儿;局部用温水清洁后涂以抗菌药软膏,待愈合后再行哺乳;症状严重时及时诊治。

五、护理效果评估

(1)患者的乳汁淤积情况有无改善,是否学会正确排出淤积乳汁的方法,是否坚持每天挤出已经淤积的乳汁,回乳措施是否产生效果,乳房胀痛有无逐渐减轻。

(2)患者乳房皮肤的红肿情况有无好转,乳房皮肤有无溃烂,乳房肿块有无消失或增大。

（3）患者应用抗生素后体温有无恢复正常,炎症有无消退,炎症有无进一步发展为脓肿。

（4）患者脓肿有无及时切开引流,伤口愈合情况是否良好。

（5）患者是否了解哺乳卫生和预防乳腺炎的知识,焦虑情绪是否缓解。

（吴　万）

第二节　乳房良性肿瘤的护理

临床常见的乳房良性肿瘤中以纤维腺瘤为最多,约占良性肿瘤的 3/4,其次为乳管内乳头状瘤,约占良性肿瘤的 1/5。

一、乳房纤维腺瘤

乳房纤维腺瘤是女性常见的乳房良性肿瘤,好发年龄为 20～25 岁,其次为 15～20 岁和25～30 岁。

（一）病因

本病的发生与雌激素的作用活跃度密切相关,原因是小叶内纤维细胞对雌激素的敏感性异常增高,可能与纤维细胞所含雌激素受体的量或质的异常有关。雌激素是本病发生的刺激因子,所以纤维腺瘤发生于卵巢功能期。

（二）临床表现

临床主要表现为乳房肿块。肿块多发生于乳房外上象限,约 75％ 为单发,少数为多发。肿块增大缓慢,质似硬橡皮球的弹性感,表面光滑,易于推动。月经周期对肿块大小的影响不大。除肿块外,患者常无明显自觉症状,多为无意中扪及。

（三）处理原则

乳房纤维腺瘤虽属良性,癌变可能性很小,但有肉瘤变可能,故手术切除是唯一有效的治疗方法。由于妊娠可使纤维瘤增大,所以妊娠前或妊娠后发现的乳房纤维腺瘤一般应行手术切除,并做常规病理学检查。术中应将肿瘤连同其包膜整块切除,周围包裹少量正常乳腺组织为佳。

（四）主要护理诊断/问题

知识缺乏:缺乏乳房纤维腺瘤诊治的相关知识。

（五）护理措施

（1）为患者讲解乳房纤维腺瘤的病因及治疗方法。

（2）行肿瘤切除术后,嘱患者保持切口敷料清洁干燥,及时更换敷料。

（3）指导不手术患者密切观察肿块的变化,明显增大者应及时到医院诊治。

二、乳管内乳头状瘤

乳管内乳头状瘤多见于 40～50 岁妇女,75％发生在大乳管近乳头的壶腹部,瘤体很小,且有很多壁薄的血管,容易出血,乳管内乳头状瘤属于良性,但有恶变的可能,恶变率为6％～8％。

（一）临床表现

乳头溢血性液为主要表现,无其他自觉症状。多数因瘤体小,常不能触及;偶有较大的肿块。

大乳管乳头状瘤,可在乳晕区扣及直径为数毫米的小结节,质软、可推动,轻压之,常可见乳头溢出血性液体。

（二）辅助检查

乳腺导管造影可明确乳管内肿瘤的大小和部位;也可行乳管内镜检查,通过内镜成像技术观察乳腺导管内的情况。

（三）处理原则

以手术治疗为主,行乳腺区段切除并做病理学检查,若有恶变应施行根治性手术。

（四）主要护理诊断/问题

焦虑,与乳头溢液、缺乏乳管内乳头状瘤诊治的相关知识有关。

（五）护理措施

(1)提供疾病的相关知识,减轻患者的焦虑。

(2)对患者讲解乳头溢液的病因、手术治疗的必要性,解除患者的疑虑。

（毛淑霞）

第八章　胃肠外科的护理

第一节　胃癌的护理

一、概念

胃癌是消化道最常见的恶性肿瘤,占我国消化道肿瘤的第一位。发病年龄以 40～60 岁为多见,但 40 岁以下仍占 15%～20%。男多于女,男女比例约为 3∶1。早期胃癌因症状不明显,易被忽视,若有胃不适症状出现而经诊断为胃癌者,往往多为进展期胃癌。胃癌多见于胃窦,其次为胃体小弯、贲门。胃癌分为早期胃癌和进展期胃癌:①早期胃癌,指所有局限于黏膜或黏膜下层的胃癌,胃镜检查直径在 6～10 mm 的癌灶为小胃癌,直径小于等于 5 mm 的癌灶为微小胃癌;②进展期胃癌在临床上又分为块状型、溃疡型和弥漫型癌三种。从组织学上看,胃癌分为腺癌、腺鳞癌、鳞状细胞癌、未分化癌和未分化类癌。其转移途径有直接蔓延、淋巴转移、血行转移及腹腔种植转移。

胃癌的发生原因目前尚未明确,但与以下因素有关。

(一)饮食形态

(1)从全球来看,胃癌的发病率差距大,中国、日本等发病率高,而美国、马来西亚发病率低,有人学习这些发病率低的国家的饮食形态后,胃癌发生率显著下降。

(2)食物或添加物内含有致癌物质。

(3)烹煮过程不当,如烟熏及腌制鱼肉,烤过的食物等。

(二)遗传因素

(1)胃癌常见于近亲中。双胞胎中,若有一人患胃癌,则另一人患病的概率也较高。

(2)调查发现,A 型血人的胃癌发病率较其他血型高 20%。

(三)其他

环境、土壤等;体质、种族、职业;恶性贫血、胃溃疡、萎缩性胃炎、胃酸缺乏症等患者的胃癌发病率比一般人高。近年发现胃幽门螺杆菌是胃癌发生的重要因素之一。某些疾病,如胃息肉、萎缩性胃炎、恶性贫血等胃癌发病率高。

二、临床表现

（1）胃癌早期临床症状多不明显,也不典型,表现为模糊的上腹不适、隐痛,食欲减退、嗳气、反酸、轻度贫血等。

（2）随着病情发展,上述症状加重,出现体重减轻症状。胃窦部癌可致幽门部分性或完全性梗阻,出现幽门梗阻症状。

（3）癌肿破溃或侵袭血管可导致出血,通常为隐血和黑便,也可突发上消化道大出血。

（4）胃癌也可能发生急性穿孔,尤其是溃疡型胃癌发生穿孔者较多见。

（5）晚期患者消瘦,贫血更明显或呈恶病质,查体可有上腹部肿块、肝大、腹水、锁骨上淋巴结肿大。直肠指检在直肠前壁可摸到肿块。

三、辅助检查

（一）胃液分析

患者胃酸减低或缺乏。

（二）血常规检查

血常规显示血红蛋白、红细胞计数均下降,部分患者可有缺铁性贫血。

（三）粪便隐血试验

粪便隐血试验为阳性。

（四）X线钡餐检查

X线钡餐检查以观察胃的形态和黏膜变化、胃蠕动功能和排空时间,可发现不规则充盈缺损或腔内壁龛影,气钡双重造影更有助于发现早期胃癌,早期确诊率可达90%。

（五）纤维胃镜检查

胃镜检查对胃癌诊断有重要价值,可直接观察病变部位,并可做活检确定诊断,是一种安全、有效、痛苦少的检查方法。

（六）细胞学检查

可采用一般冲洗法或采用纤维胃镜直接冲洗法,通过收集冲洗液查找癌细胞。

四、护理措施

到目前为止,胃癌治疗仍采取以手术治疗为主的综合治疗。早期胃癌的有效治疗方法是胃癌根治术,根治手术的原则是按癌肿位置整块地切除胃的全部或大部,以及大、小网膜和区域淋巴结,并重建消化道。如癌肿已有远处转移,无根治之可能,而原发肿瘤可切除者,可行包括原发肿瘤在内的胃部分切除术,又称姑息性切除。对于癌肿不能切除而又有幽门梗阻者,可行胃空肠吻合术,以解除梗阻。化学疗法是胃癌治疗的重要手段之一,根据不同的患者选择不同的治疗方案。护理措施如下。

（1）热情接待患者,耐心解答患者的问题,讲解有关疾病知识,消除患者不良心理,增强患者对手术的信心,使患者及家属能积极配合治疗。

（2）给予高蛋白、高热量、富含维生素、易消化饮食,注意少量多餐。术前一日进流质饮食。

（3）营养状况较差的患者,术前应予以纠正,必要时静脉补充血浆或全血,以提高患者手术耐受力。

（4）术前 12 小时禁食，4 小时禁饮，术晨安置胃管，必要时放置尿管。

（5）术后护理：对于全胃切除者，除行胃大部分切除术后护理措施外，还应注意肺部并发症的预防及营养支持。如经胸全胃切除者，要注意胸腔闭式引流的护理。

（6）观察术后化疗期间出现的不良反应，如恶心、呕吐等消化道症状，也可出现脱发、口腔溃疡等，应给予对症处理；同时注意患者血常规变化，若白细胞总数低于 $3×10^9/L$，血小板计数低于 $100×10^9/L$，此时应酌情停药，给予相应的处理；有时可出现腹泻、便血，如患者出现持续腹泻等应引起高度重视，及时处理。

（张荣华）

第二节　胃十二指肠溃疡的护理

一、胃溃疡和十二指肠溃疡

胃十二指肠溃疡是指发生于胃十二指肠黏膜的局限性圆形或椭圆形的全层黏膜缺损，因溃疡的形成与胃酸-蛋白酶的消化作用有关，故又称为消化性溃疡。纤维内镜技术的不断完善、新型制酸剂和抗幽门螺杆菌药物的合理应用使得大部分患者经内科药物治疗可以痊愈，需要外科手术的溃疡患者显著减少。外科治疗主要用于溃疡穿孔、溃疡出血、瘢痕性幽门梗阻、药物治疗无效及恶变的患者。

（一）病因与发病机制

胃十二指肠溃疡病因复杂，是多种因素综合作用的结果。其中最为重要的是幽门螺杆菌感染、胃酸分泌异常和黏膜防御机制的破坏，某些药物的作用以及其他因素也参与溃疡病的发病。

1.幽门螺杆菌（Hp）感染

幽门螺杆菌（Hp）感染与消化性溃疡的发病密切相关。90％以上的十二指肠溃疡患者与近70％的胃溃疡患者中检出 Hp 感染，Hp 感染发展为消化性溃疡的累积危险率为15％～20％；Hp可分泌多种酶，部分 Hp 还可产生毒素，使细胞发生变性反应，损伤组织细胞。Hp 感染破坏胃黏膜细胞与胃黏膜屏障功能，损害胃酸分泌调节机制，引起胃酸分泌增加，最终导致胃十二指肠溃疡。幽门螺杆菌被清除后，胃十二指肠溃疡易被治愈且复发率低。

2.胃酸分泌过多

溃疡只发生在经常与胃酸相接触的黏膜。胃酸过多的情况下，激活胃蛋白酶，可使胃十二指肠黏膜发生自身消化。十二指肠溃疡可能与迷走神经张力及兴奋性过度增高有关，也可能与壁细胞数量的增加以及壁细胞对胃泌素、组胺、迷走神经刺激敏感性增高有关。

3.黏膜屏障损害

非类固醇抗炎药（NSAIDs）、肾上腺皮质激素、胆汁酸盐、酒精等均可破坏胃黏膜屏障，造成 H^+ 逆流入黏膜上皮细胞，引起胃黏膜水肿、出血、糜烂，甚至溃疡。长期使用 NSAIDs 者胃溃疡的概率显著增加。

4.其他因素

其他因素包括遗传、吸烟、心理压力和咖啡因等;遗传因素在十二指肠溃疡的发病中起一定作用;O 型血者患十二指肠溃疡的概率比其他血型者显著增高。

正常情况下,酸性胃液对胃黏膜的侵蚀作用与胃黏膜的防御机制处于相对平衡状态。如平衡受到破坏,侵害因子的作用增强、胃黏膜屏障等防御因子的作用削弱,胃酸、胃蛋白酶分泌增加,最终会导致消化性溃疡的形成。

(二)临床表现

典型消化道溃疡的表现为节律性和周期性发作的腹痛,与进食有关,且呈慢性病程。

1.症状

(1)十二指肠溃疡:主要表现为上腹部或剑突下的疼痛,有明显的节律性,与进食密切相关,常表现为餐后延迟痛(餐后 3～4 小时发作),进食后腹痛能暂时缓解,服制酸药物能止痛。饥饿痛和夜间痛是十二指肠溃疡的特征性症状,与胃酸分泌过多有关,疼痛多为烧灼痛或钝痛,程度不一。腹痛具有周期性发作的特点,好发于秋冬季。十二指肠溃疡每次发作时,症状持续数周后缓解,间歇 1～2 个月再发。若间歇期缩短,发作期延长,腹痛程度加重,则提示溃疡病变加重。

(2)胃溃疡:腹痛是胃溃疡的主要症状,多于餐后 0.5～1 小时开始疼痛,持续 1～2 小时;进餐后疼痛不能缓解,有时反而加重;服用抗酸药物疗效不明显。疼痛部位在中上腹偏左,但腹痛的节律性不如十二指肠溃疡明显。胃溃疡经抗酸治疗后常容易复发,除易引起大出血、急性穿孔等严重并发症外,约有 5% 胃溃疡可发生恶变;其他症状有反酸、嗳气、恶心、呕吐、食欲缺失,病程迁延可致消瘦、贫血、失眠、心悸及头晕等症状。

2.体征

溃疡活动期剑突下或偏右有一固定的局限性压痛,十二指肠溃疡压痛点在脐部偏右上方,胃溃疡压痛点位于剑突与脐的正中线或略偏左。缓解期无明显体征。

(三)实验室及其他检查

1.内镜检查

胃镜检查是诊断胃十二指肠溃疡的首选检查方法,可明确溃疡部位,并可经活检做病理学检查及幽门螺杆菌检测。

2.X 线钡餐检查

X 线钡餐检查可在胃十二指肠部位显示一周围光滑、整齐的龛影或见十二指肠壶腹部变形。上消化道大出血时不宜行钡餐检查。

(四)治疗要点

无严重并发症的胃十二指肠溃疡一般均采取内科治疗,外科手术治疗主要针对胃十二指肠溃疡的严重并发症。

1.非手术治疗

(1)一般治疗:包括养成生活规律、定时进餐的良好习惯,避免过度劳累及精神紧张等。

(2)药物治疗:包括根除幽门螺杆菌、抑制胃酸分泌和保护胃黏膜的药物。

2.手术治疗

(1)适应证。

十二指肠溃疡外科治疗:外科手术治疗的主要适应证包括十二指肠溃疡急性穿孔、内科无法控制的急性大出血、瘢痕性幽门梗阻以及经内科正规治疗无效的十二指肠溃疡,即顽固性溃疡。

胃溃疡外科手术治疗:①8～12周包括抗幽门螺杆菌措施在内的严格内科治疗,适用于溃疡不愈合或短期内复发者;②发生胃溃疡急性大出血、溃疡穿孔及溃疡穿透至胃壁外者;③溃疡巨大(直径＞2.5 cm)或高位溃疡者;④胃十二指肠复合型溃疡者;⑤溃疡不能除外恶变或已经恶变者。

(2)手术方式。

1)胃大部切除术:这是治疗胃十二指肠溃疡的首选术式。胃大部切除术治疗溃疡的原理:①切除胃窦部,减少 G 细胞分泌的胃泌素所引起的体液性胃酸分泌;②切除大部分胃体,减少了分泌胃酸、胃蛋白酶的壁细胞和主细胞数量;③切除了溃疡本身及溃疡的好发部位。胃大部切除的范围是胃远侧2/3～3/4,包括部分胃体、胃窦部、幽门和十二指肠壶腹部的近胃部分。

胃大部切除术后胃肠道重建的基本术式包括毕(Billrorh)Ⅰ式胃大部切除术、毕(Billrorh)Ⅱ式胃大部切除术、胃大部切除后胃空肠 Roux-en-Y 吻合术。①毕Ⅰ式胃大部切除术(图 8-1):即在胃大部切除后将残胃与十二指肠吻合,多适用于胃溃疡。其优点是重建后的胃肠道接近正常解剖生理状态,胆汁、胰液反流入残胃较少,术后因胃肠功能紊乱而引起的并发症亦较少;缺点是有时为避免残胃与十二指肠吻合口的张力过大致切除胃的范围不够,增加了术后溃疡的复发机会。②毕Ⅱ式胃大部切除术(图 8-2):即切除远端胃后,缝合关闭十二指肠残端,将残胃与空肠行断端侧吻合。本手术适用于各种胃及十二指肠溃疡,特别是十二指肠溃疡。十二指肠溃疡切除困难时,可行溃疡旷置。优点是即使胃切除较多,胃空肠吻合口张力也不致过大,术后溃疡复发率低;缺点是吻合方式改变了正常的解剖生理关系,术后发生胃肠道功能紊乱的可能性较毕Ⅰ式大。③胃大部切除后胃空肠 Roux-en-Y 吻合术:胃大部切除后关闭十二指肠残端,在距十二指肠悬韧带10～15 cm 处切断空肠,将残胃和远端空肠吻合,据此吻合口以下45～60 cm 处将空肠与空肠近侧断端吻合;此法临床应用较少,但有防止术后胆汁、胰液进入残胃的优点。

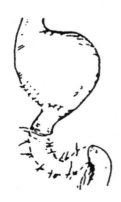

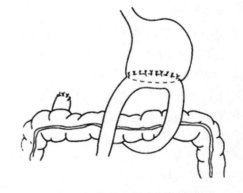

图 8-1　毕Ⅰ式胃大部切除术　　　　　　　图 8-2　毕Ⅱ式胃大部切除术

2)胃迷走神经切断术:此手术方式临床已较少使用。迷走神经切断术治疗溃疡的原理:①阻断迷走神经对壁细胞的刺激,消除神经性胃酸分泌;②阻断迷走神经引起的促胃泌素的分泌,减少体液性胃酸分泌。胃迷走神经切断术可分为三种类型:①迷走神经干切断术;②选择性迷走神经切断术;③高选择性迷走神经切断术。

（五）常见护理诊断/问题

1.焦虑、恐惧

焦虑、恐惧与对疾病缺乏了解,担心治疗效果及预后有关。

2.疼痛

疼痛与胃十二指肠黏膜受侵蚀及手术后创伤有关。

3.潜在并发症

潜在并发症包括出血、感染、十二指肠残端破裂、吻合口瘘、胃排空障碍、消化道梗阻、倾倒综合征等。

（六）护理措施

1.术前护理

（1）心理护理:关心、了解患者的心理和想法,告知有关疾病治疗和手术的知识、手术前和手术后的配合,耐心解答患者的各种疑问,消除患者的不良心理,使其能积极配合疾病的治疗和护理。

（2）饮食护理:一般择期手术患者饮食宜少食多餐,给予高蛋白、高热量、高维生素等易消化的食物,忌酸辣、生冷、油炸、浓茶、烟酒等刺激性食品;患者营养状况较差或不能进食时常伴有贫血、低蛋白血症,术前应给予静脉输液,补充足够的热量,必要时补充血浆或全血,以改善患者的营养状况,提高其对手术的耐受力;术前1天进流质饮食,术前12小时禁食水。

（3）协助患者做好各种检查及手术前常规准备,做好健康教育,如教会患者深呼吸、有效咳嗽、床上翻身及肢体活动方法等。

（4）术日晨留置胃管,必要时遵医嘱留置胃肠营养管,并铺好麻醉床,备好吸氧装置、综合心电监护仪等。

2.术后护理

（1）病情观察:术后严密观察患者生命体征的变化,每30分钟测量一次,直至血压平稳,如病情较重仍需每1~2小时测量一次,或根据医嘱给予心电监护,同时观察患者神志、体温、尿量、伤口渗血、渗液情况,并且注意有无内出血、腹膜刺激征、腹腔脓肿等迹象,发现异常及时通知医生给予处理。

（2）体位:患者去枕平卧,头后仰偏向一侧,麻醉清醒、血压平稳后改半卧位,以保持腹部松弛,减少切口缝合处张力,减轻疼痛和不适,以利腹腔引流,也有利于呼吸和循环。

（3）引流管护理。十二指肠溃疡术后,患者常留有胃管、尿管及腹腔引流管等,护理时应注意:①妥善固定各种引流管,防止松动和脱出,并做好标识,一旦脱出不可自行插回;②保持引流通畅、持续有效,防止引流管受压、扭曲及折叠等,可经常挤捏引流管以防堵塞,如若堵塞,可在医生指导下用生理盐水冲洗引流管;③密切观察并记录引流液的性质、颜色和量,发现异常及时通知医生,协助处理。

留置胃管可减轻胃肠道张力,促进吻合口愈合。护理时还应注意:胃大部切除术后24小时内可由胃管内引流出少量血液或咖啡样液体,若引流液有较多鲜血,应警惕吻合口出血,需及时与医生联系并处理;术后胃肠减压量减少,腹胀减轻或消失,肠蠕动功能恢复,肛门排气后可拔除胃管。

（4）疼痛护理:术后切口疼痛的患者,可遵医嘱给予镇痛药物或应用自控止痛泵,应用自控止痛泵的患者应注意预防并处理可能发生的并发症,如尿潴留、恶心、呕吐等。

（5）禁食及静脉补液。禁食期间应静脉补充液体,因胃肠减压期间,会引流出大量含有各种电解质的胃肠液,加之患者禁食水,易造成水、电解质及酸碱失调和营养缺乏。因此,术后需及时补充患者所需的各种营养物质,包括糖、脂肪、氨基酸、维生素及电解质等,必要时输血、血浆或清蛋白,以改善患者的营养状况,促进切口的愈合。同时详细记录 24 小时液体出入量,为合理补液提供依据。

（6）早期肠内营养支持的护理。术前或术中放置空肠喂养管的患者,术后早期（术后 24 小时）可经喂养管输注肠内营养制剂,对改善患者的全身营养状况,维持胃肠道屏障结构和功能,促进肠功能恢复等均有益处。护理时应注意：①妥善固定喂养管,避免过度牵拉,防止滑脱、移动、扭曲和受压；保持喂养管的通畅,每次输注前后及输注中每隔4～6 小时用温开水或温生理盐水冲洗管道,防止营养液残留堵塞管腔；②肠内营养支持早期,应遵循从少到多、由慢至快和由稀到浓的原则,使肠道能更好地适应；③营养液的温度以 37 ℃左右为宜,温度偏低会刺激肠道引起肠痉挛,导致腹痛、腹泻；温度过高则可灼伤肠道黏膜,甚至可引起溃疡或出血；同时观察患者有无恶心、呕吐、腹痛、腹胀、腹泻和水电解质紊乱等并发症的发生。

（7）饮食护理：功能恢复、肛门排气后可拔除胃管,拔除胃管后当日可给少量饮水或米汤；如无不适,第 2 天进半量流食,每次 50～80 mL；第 3 天进全量流食,每次 100～150 mL；进食后若无不适,第 4 天可进半流食,以温、软、易于消化的食物为好；术后第 10～14 天可进软食,忌生、冷、硬和刺激性食物。要少食多餐,开始每天5～6餐,以后逐渐减少进餐次数并增加每餐进食量,逐步过渡到正常饮食。术后早期禁食牛奶及甜品,以免引起腹胀及胃酸。

（8）鼓励患者早期活动。围床期间,鼓励并协助患者翻身,病情允许时,鼓励并协助患者早期下床活动。如无禁忌,术日可活动四肢,术后第 1 天床上翻身或坐起做轻微活动,第 2～3 天视情况协助患者床边活动,第 4 天可在室内活动。患者活动量应根据个体差异而定,以不感到劳累为宜。

（9）胃大部切除术后并发症的观察及护理。

1）术后出血。术后出血包括胃和腹腔内出血。胃大部切除术后 24 小时内可由胃管内引流出少量血液或咖啡样液体,一般 24 小时内不超过 300 mL,且逐渐减少、颜色逐渐变浅变清,出血自行停止；若术后短期内从胃管不断引流出新鲜血液,24 小时后仍未停止,则为术后出血。发生在术后24 小时以内的出血,多属术中止血不确切；术后 4～6 天发生的出血,常为吻合口黏膜坏死脱落所致；术后 10～20 天发生的出血,与吻合口缝线处感染或黏膜下脓肿腐蚀血管有关。术后要严密观察患者的生命体征变化,包括血压、脉搏、心率、呼吸、神志和体温的变化；加强对胃肠减压及腹腔引流的护理,观察和记录胃液及腹腔引流液的量、颜色和性质,若短期内从胃管引流出大量新鲜血液,持续不止,应警惕有术后胃出血；若术后持续从腹腔引流管引出大量新鲜血性液体,应考虑腹腔内出血,须立即通知医生协助处理。遵医嘱采用静脉给予止血药物、输血等措施,或用冰生理盐水洗胃,一般可控制。若非手术疗法不能有效止血或出血量大于每小时500 mL,需再次行手术止血,应积极完善术前准备,并做好相应的术后护理。

2）十二指肠残端破裂。十二指肠残端破裂一般多发生在术后 24～48 小时,是毕Ⅱ式胃大部切除术后早期的严重并发症,与十二指肠残端处理不当及胃空肠吻合口输入袢梗阻引起的十二指肠腔内压力升高有关。十二指肠残端破裂的临床表现为突发性上腹部剧痛,发热,出现腹膜刺激征及白细胞计数增加,腹腔穿刺可有胆汁样液体。一旦确诊,应立即进行手术治疗。

3）胃肠吻合口破裂或吻合口瘘。胃肠吻合口破裂或吻合口瘘是胃大部切除术后早期并发症,常发生在术后1周左右,与术中缝合技术不当、吻合口张力过大、组织供血不足有关,表现为高热、脉速等全身中毒症状,有上腹部疼痛及腹膜炎的表现。如发生较晚,多形成局部脓肿或外瘘,临床工作中应注意观察患者生命体征和腹腔引流情况,一般情况下,患者术后体温逐渐趋于正常,腹腔引流液逐日减少和变清。若术后腹腔引流量仍不减,伴有黄绿色胆汁或呈脓性、带臭味,伴腹痛、体温再次升高,应警惕吻合口瘘的可能,须及时通知医生,协助处理。处理方式:①出现吻合口破裂伴有弥漫性腹膜炎的患者须立即手术治疗,做好急症手术准备;②症状较轻无弥漫性腹膜炎的患者,可先行禁食、胃肠减压、充分引流,合理应用抗生素并给予肠外营养支持,纠正水、电解质紊乱和酸碱平衡失调;③保护瘘口周围皮肤,应及时清洁瘘口周围皮肤并保持干燥,局部可涂以氧化锌软膏或使用皮肤保护膜加以保护,以免皮肤破溃继发感染。经上述处理后,多数患者吻合口瘘可在4~6周自愈;若经久不愈,须再次手术。

4)胃排空障碍。胃排空障碍也称胃瘫,常发生在术后4~10天,发病机制尚不完全明了。胃瘫的临床表现为拔除胃管后,患者出现上腹饱胀、钝痛和呕吐,呕吐物含食物和胆汁,消化道X线造影检查可见残胃扩张、无张力、蠕动波少而弱,且通过胃肠吻合口不畅。处理措施:①禁食、胃肠减压,减少胃肠道积气、积液,降低胃肠道张力,使胃肠道得到充分休息,并记录24小时出入量;②输液及肠外营养支持,纠正低蛋白血症,维持水、电解质和酸碱平衡;③应用胃动力促进剂如甲氧氯普安、多潘立酮,促进胃肠功能恢复,也可用3%温盐水洗胃。一般经上述治疗均可痊愈。

5)术后梗阻。术后梗阻根据梗阻部位可分为输入袢梗阻、输出袢梗阻和吻合口梗阻。①输入袢梗阻:输入袢梗阻可分为急、慢性两类。急性完全性输入袢梗阻多发生于毕Ⅱ式结肠前输入段对胃小弯的吻合术后,临床表现为上腹部剧烈疼痛,频繁呕吐,呕吐量少,多不含胆汁,呕吐后症状不缓解,且上腹部有压痛性肿块。系输出袢系膜悬吊过紧压迫输入袢,或是输入袢过长穿入输出袢与横结肠的间隙孔形成内疝所致,属闭袢性肠梗阻,易发生肠绞窄,应紧急行手术治疗。慢性不完全性输入袢梗阻患者,表现为进食后出现右上腹胀痛或绞痛,呈喷射状呕吐,呕吐物为大量不含食物的胆汁,呕吐后症状缓解。多由于输入袢过长扭曲或输入袢过短在吻合口处形成锐角,使输入袢内胆汁、胰液和十二指肠液排空不畅而滞留,由于消化液潴留在输入袢内,进食后消化液分泌明显增加,输入袢内压力增高,刺激肠管发生强烈的收缩,引起喷射样呕吐,也称输入袢综合征。②输出袢梗阻:输出袢梗阻多因粘连、大网膜水肿或坏死、炎性肿块压迫所致,临床表现为上腹饱胀,呕吐食物和胆汁。如果非手术治疗无效,应手术解除梗阻。③吻合口梗阻:吻合口梗阻因吻合口过小或是吻合时胃肠壁组织内翻过多而引起,也可因术后吻合口炎性水肿出现暂时性梗阻。患者表现为进食后出现上腹部饱胀感和溢出性呕吐等,呕吐物含或不含胆汁。发生呕吐应即刻禁食,给予胃肠减压和静脉补液等保守治疗。若保守治疗无效,可手术解除梗阻。

6)倾倒综合征。倾倒综合征是胃大部切除术后,胃失去幽门窦、幽门括约肌、十二指肠壶腹部等结构对胃排空的控制,导致胃排空过速所产生的一系列综合征。可分为早期倾倒综合征和晚期倾倒综合征。①早期倾倒综合征多发生在进食后半小时内,患者以循环系统症状和胃肠道症状为主要表现。患者可出现心悸、乏力、出汗、面色苍白等一过性血容量不足表现,并有恶心、呕吐、腹部绞痛、腹泻等消化道症状。处理:主要采用饮食调整,嘱患者少食多餐,饭后平卧20~30分钟,避免过甜食物,减少液体摄入量并降低食物渗透浓度,多数可在术后半年或一年内逐渐自愈。极少数症状严重而持久的患者需手术治疗。②晚期倾倒综合征是因为进食后胃排空过快,高渗性食物迅速进入小肠被过快吸收而使血糖急剧升高,刺激胰岛素大量释放,而当血糖下降后,胰岛素并未相应减少,继而发生低血糖,故又称低血糖综合征。晚期倾倒综合征表现为餐后2～4小时,患者出现心慌、无力、眩晕、出汗、手颤、嗜睡以至虚脱;消化道症状不明显,可有饥饿感,出现症状时稍进饮食即可缓解。饮食中减少糖类含量,增加蛋白质比例,少食多餐可防止其发生。

(七)健康指导

(1)向患者及家属讲解有关胃十二指肠溃疡的知识,使之能更好地配合治疗和护理。

(2)指导患者学会自我情绪调整,保持乐观进取的精神风貌,注意劳逸结合,减少会诱发溃疡病的客观因素。

(3)指导患者饮食应定时定量,少食多餐,营养丰富,以后可逐步过渡至正常饮食;少食腌、熏食品,避免进食过冷、过烫、过辣及油煎炸食物,切勿酗酒、吸烟。

(4)告知患者及家属手术后期可能出现的并发症的表现和预防措施。

(5)定期随访,如有不适及时就诊。

二、胃十二指肠溃疡急性穿孔

胃十二指肠溃疡急性穿孔是胃十二指肠溃疡的严重并发症,为常见的外科急腹症,起病急、变化快,病情严重,需要紧急处理,若诊治不当可危及生命。其发生率呈逐年上升趋势,发病逐渐趋于老龄化。十二指肠溃疡穿孔男性患者较多,胃溃疡穿孔则多见于老年妇女。

(一)病因及发病机制

溃疡穿孔是活动期胃十二指肠溃疡向深部侵蚀、穿破浆膜的结果。60%的胃溃疡穿孔发生在近幽门的胃小弯,而90%的十二指肠溃疡穿孔发生在壶腹部前壁偏小弯侧。发生急性穿孔后,具有强烈刺激性的胃酸、胆汁、胰液等消化液和食物进入腹腔,引起化学性腹膜炎和腹腔内大量液体渗出,6～8小时后细菌开始繁殖并逐渐转变为化脓性腹膜炎。病原菌以大肠埃希菌、链球菌为多见。因剧烈的腹痛、强烈的化学刺激、细胞外液的丢失及细菌毒素吸收等因素,患者可出现休克。

(二)临床表现

1.症状

穿孔多突然发生于夜间空腹或饱食后,主要表现为突发性上腹部刀割样剧痛,很快波及全腹,但仍以上腹为重。患者疼痛难忍,常伴恶心、呕吐、面色苍白、出冷汗、脉搏细速、血压下降、四肢厥冷等表现。其后由于大量腹腔渗出液的稀释,腹痛略有减轻,继发细菌感染后,腹痛可再次加重;当胃内容物沿右结肠旁沟向下流注时,可出现右下腹痛。溃疡穿孔后病情的严重程度与患者的年龄、全身情况、穿孔部位、穿孔大小和时间以及空腹是否穿孔密切相关。

2.体征

体检时患者呈急性病容,表情痛苦,蜷屈位、不愿移动;腹式呼吸减弱或消失;全腹有明显的压痛、反跳痛,腹肌紧张,呈"木板样"强直,以右上腹部最为明显,肝浊音界缩小或消失、可有移动性浊音,肠鸣音减弱或消失。

(三)实验室及其他检查

1.X线检查

大约80%的患者行站立位腹部X线检查时,可见膈下新月形游离气体影。

2.实验室检查

血常规提示血白细胞计数及中性粒细胞比例增高。

3.诊断性腹腔穿刺

临床表现不典型的患者可行诊断性腹腔穿刺,穿刺抽出液可含胆汁或食物残渣。

(四)治疗要点

根据病情选用非手术或手术治疗。

1.非手术治疗

(1)适应证:患者一般情况良好,症状及体征较轻,空腹状态下穿孔;穿孔超过 24 小时,腹膜炎症已局限;胃十二指肠造影证实穿孔已封闭;无出血、幽门梗阻及恶变等并发症。

(2)治疗措施:①禁食、持续胃肠减压,减少胃肠内容物继续外漏,以利于穿孔的闭合和腹膜炎症消退;②输液和营养支持治疗,以维持机体水、电解质平衡及营养需求;③全身应用抗生素,以控制感染;④应用抑酸药物,如给予 H_2 受体阻断剂或质子泵拮抗剂等制酸药物。

2.手术治疗

(1)适应证:①行上述非手术治疗措施 6～8 小时后,症状仍无减轻,而且逐渐加重者要改手术治疗;②饱食后穿孔,顽固性溃疡穿孔并伴有幽门梗阻、大出血、恶变等并发症者,应及早进行手术治疗。

(2)手术方式。①单纯缝合修补术:缝合穿孔处并加大网膜覆盖。此方法操作简单,手术时间短,安全性高。本方法适用于穿孔时间超过 8 小时,腹腔内感染及炎症水肿严重者;以往无溃疡病史或有溃疡病史但未经内科正规治疗,无出血、梗阻并发症者;有其他系统器质性疾病不能耐受急诊彻底性溃疡切除手术者。②彻底的溃疡切除手术(连同溃疡一起切除的胃大部切除术):手术方式包括胃大部切除术,对十二指肠溃疡穿孔行迷走神经切断加胃窦切除术,或缝合穿孔后行迷走神经切断加胃空肠吻合术,或行高选择性迷走神经切断术。

(五)常见护理诊断/问题

1.疼痛

疼痛与胃十二指肠溃疡穿孔后消化液对腹膜的强烈刺激及手术后切口有关。

2.体液不足

体液不足与溃疡穿孔后消化液的大量丢失有关。

(六)护理措施

1.术前护理/非手术治疗的护理

(1)禁食、胃肠减压:溃疡穿孔患者要禁食禁水,有效的胃肠减压,以减少胃肠内容物继续流入腹腔。做好引流期间的护理,保持引流通畅和有效负压,注意观察和记录胃液的颜色、性质和量。

(2)体位:休克者取休克体位(头和躯干抬高 $20°～30°$,下肢抬高 $15°～20°$),以增加回心血量;无休克或休克改善者取半卧位,以利于漏出的消化液积聚于盆腔最低位和便于引流,减少毒素的吸收,同时也可降低腹壁张力和减轻疼痛。

(3)维持体液平衡:①观察和记录 24 小时出入量,为合理补液提供依据;②给予静脉输液,根据出入量和医嘱,合理安排输液的种类和速度,以维持水、电解质及酸碱平衡,同时给予营养支持和相应护理。

(4)预防和控制感染:遵医嘱合理应用抗菌药。

(5)做好病情观察:密切观察患者生命体征,有无腹痛、腹膜刺激征及肠鸣音变化等。若患者经非手术治疗6～8小时病情不见好转,症状、体征反而加重,应积极做好急诊手术准备。

2.术后护理

加强术后护理,促进患者早日康复。

三、胃十二指肠溃疡大出血

胃十二指肠溃疡出血是上消化道大出血最常见的原因,占50%以上。其中5%～10%的胃十二指肠溃疡出血患者需要手术治疗。

(一)病因与病理

因溃疡基底的血管壁被侵蚀而发生破裂出血,患者过去多有典型溃疡病史,近期可有服用非甾体类抗炎药物、疲劳、饮食不规律等诱因。胃溃疡大出血多发生在胃小弯,出血源自胃左、右动脉及其分支或肝胃韧带内较大的血管;十二指肠溃疡大出血通常位于壶腹部后壁,出血多来自于胃十二指肠动脉或胰十二指肠上动脉及其分支;溃疡基底部的血管侧壁破裂出血不易自行停止,可引发致命的动脉性出血。大出血后,因血容量减少、血压下降、血流变慢,可在血管破裂处形成血凝块而暂时止血,由于胃酸、胃肠蠕动和胃十二指肠内容物与溃疡病灶的接触,部分病例可发生再次出血。

(二)临床表现

1.症状

患者的主要表现是呕血和黑便,多数患者只有黑便而无呕血,迅猛的出血则表现为大量呕血和排紫黑色血便。呕血前患者常有恶心,便血前多突然有便意,呕血或便血前后患者常有心悸、目眩、无力甚至昏厥。如出血速度缓慢,则血压、脉搏改变不明显。如果短期内失血量超过400 mL,患者可出现面色苍白、口渴、脉搏快速有力、血压正常或略偏高的循环系统代偿表现;当失血量超过800 mL时,可出现休克症状,患者烦躁不安、出冷汗、脉搏细速、血压下降、呼吸急促、四肢厥冷等。

2.体征

腹稍胀,上腹部可有轻度压痛,肠鸣音亢进。

(三)实验室及其他检查

1.内镜检查

胃十二指肠纤维镜检查可明确出血原因和部位,出血24小时内阳性率可达70%～80%,超过24小时则阳性率下降。

2.血管造影

选择性腹腔动脉或肠系膜上动脉造影可明确病因与出血部位,可采取栓塞治疗或动脉注射垂体升压素等介入性止血措施。

3.实验室检查

大量出血早期,由于血液浓缩,血常规变化不大,以后红细胞计数、血红蛋白、血细胞比容均呈进行性下降。

(四)治疗要点

胃十二指肠溃疡出血的治疗原则:补充血容量防止失血性休克,尽快明确出血部位并采取有效止血措施。

1.非手术治疗

(1)补充血容量:迅速建立静脉通路,快速静脉输液、输血。失血量达全身总血量的20%时,应输注右旋糖酐、羟乙基淀粉或其他血浆代用品,出血量较大时可输注浓缩红细胞,必要时可输全血,以保持血细胞比容不低于30%。

(2)禁食、留置胃管:用生理盐水冲洗胃腔,清除血凝块,直至胃液变清。还可经胃管注入200 mL含8 mg去甲肾上腺素的生理盐水溶液,每4～6小时一次。

(3)应用止血、制酸等药物:经静脉或肌内注射巴曲酶等止血药物;静脉给予H_2受体拮抗剂(西咪替丁等)、质子泵抑制剂(奥美拉唑)或生长抑素等。

(4)胃镜下止血:急诊胃镜检查明确出血部位后同时实施电凝、激光灼凝、注射或喷洒药物、钛夹夹闭血管等局部止血措施。

2.手术治疗

(1)适应证:①重大出血,短期内出现休克,或短时间内(6～8小时)需输入大量血液(>800 mL)方能维持血压和血细胞比容;②正在进行药物治疗的胃十二指肠溃疡患者发生大出血,说明溃疡侵蚀性大,非手术治疗难于止血,或暂时止血后又复发;③60岁以上伴血管硬化症者自行止血机会较小,应及早手术;④近期发生过类似的大出血或合并溃疡穿孔或幽门梗阻;⑤胃镜检查发现动脉搏动性出血或溃疡底部血管显露,再出血危险性大。

(2)手术方式:①胃大部切除术,适用于大多数溃疡出血的患者;②贯穿缝扎术,在病情危急,不能耐受胃大部切除手术时,可采用单纯贯穿缝扎止血法;③在贯穿缝扎处理溃疡出血后,可行迷走神经干切断加胃窦切除或幽门成形术。

(五)常见护理诊断/问题

1.焦虑、恐惧

焦虑、恐惧与突发胃十二指肠溃疡大出血及担心预后有关。

2.体液不足

体液不足与胃十二指肠溃疡出血致血容量不足有关。

(六)护理措施

1.非手术治疗的护理(包括术前护理)

(1)缓解焦虑和恐惧:关心和安慰患者,给予其心理支持,以减轻患者的焦虑和恐惧;及时为患者清理呕吐物;对于情绪紧张的患者,可遵医嘱适当给予镇静剂。

(2)体位:取平卧位,卧床休息;有呕血者,头偏向一侧。

(3)补充血容量:迅速建立多条畅通的静脉通路,快速输液、输血,必要时可行深静脉穿刺输液,开始输液时速度宜快,待休克纠正后减慢滴速。

(4)采取止血措施:遵医嘱应用止血药物或冰盐水洗胃,以控制出血。

(5)做好病情观察:严密观察患者生命体征的变化,判断、观察和记录呕血、便血情况,观察患者有无口渴、肢端湿冷、尿量减少等循环血量不足的表现;必要时测量中心静脉压并做好记录;观察有无鲜红色血性胃液从胃管流出,以判断有无活动性出血和止血效果;若患者出血仍在继续,短时间内(6～8小时)需大量输血(>800 mL)才能维持血压和血细胞比容,或停止输液、输血后,病情又恶化,应及时报告医生,并配合医生做好急症手术的准备。

(6)饮食:出血时暂禁食,出血停止后,可进流质或无渣半流质饮食。

2.术后护理

加强术后护理,促进患者早日康复。

四、胃十二指肠溃疡瘢痕性幽门梗阻

胃十二指肠溃疡患者因幽门管、幽门溃疡或十二指肠壶腹部溃疡反复发作形成瘢痕狭窄、幽门痉挛水肿,造成幽门梗阻。

(一)病因与病理

瘢痕性幽门梗阻常伴发于十二指肠壶腹部溃疡和位于幽门的胃溃疡。溃疡引起幽门梗阻的机制有幽门痉挛、炎性水肿和瘢痕三种,前两种情况是暂时的、可逆的,在炎症消退、痉挛缓解后梗阻解除,无须外科手术;而瘢痕性幽门梗阻为永久性,需要手术方能解除梗阻。梗阻初期,为克服幽门狭窄,胃蠕动增强,胃壁肌肉代偿性增厚。后期,胃代偿功能减退,失去张力,胃高度扩大,蠕动减弱甚至消失。由于胃内容物潴留引起呕吐而致水、电解质丢失,导致脱水、低钾低氯性碱中毒;长期慢性不全性幽门梗阻者由于摄入减少,消化吸收不良,患者可出现贫血与营养障碍。

(二)临床表现

1.症状

患者表现为进食后上腹饱胀不适并出现阵发性胃痉挛性疼痛,伴恶心、嗳气与呕吐。呕吐多发生在下午或晚间,呕吐量大,一次达 $1000 \sim 2000$ mL,呕吐物内含大量宿食,有腐败酸臭味,但不含胆汁。呕吐后自觉胃部舒适,故患者常自行诱发呕吐以缓解症状。常有少尿、便秘、贫血等慢性消耗表现。体检时常可见患者有消瘦、皮肤干燥、皮肤弹性消失等营养不良的表现。

2.体征

上腹部可见胃型和胃蠕动波,用手轻拍上腹部可闻及振水声。

(三)实验室及其他检查

1.内镜检查

内镜检查可见胃内有大量潴留的胃液和食物残渣。

2.X线钡餐检查

X线钡餐检查可见胃高度扩张,24小时后仍有钡剂存留(正常24小时排空)。已明确幽门梗阻者应避免做此检查。

(四)治疗要点

瘢痕性幽门梗阻以手术治疗为主,最常用的术式是胃大部切除术,但年龄较大、身体状况极差或合并其他严重内科疾病者,可行胃空肠吻合加迷走神经切断术。

(五)常见护理诊断/问题

1.体液不足

体液不足与大量呕吐、胃肠减压引起的水、电解质丢失有关。

2.营养失调

机体摄入的营养低于机体需要量与幽门梗阻致摄入不足、禁食与消耗、丢失体液有关。

(六)护理措施

1.术前护理

(1)静脉输液:根据医嘱和电解质检测结果合理安排输液种类和速度,以纠正脱水及低钾、低氯性碱中毒。密切观察并准确记录24小时出入量,为静脉补液提供依据。

（2）饮食与营养支持：非完全梗阻者可给予无渣半流质饮食，完全梗阻者术前应禁食、水，以减少胃内容物潴留。根据医嘱于手术前给予肠外营养，必要时输血或其他血液制品，以纠正营养不良、贫血和低蛋白血症，提高患者对手术的耐受力。

（3）采取有效措施，减轻疼痛，增进舒适。

1）禁食与胃肠减压：完全幽门梗阻患者应禁食，以保持有效胃肠减压，减少胃内积气、积液，减轻胃内张力；必要时遵医嘱给予解痉药物，以减轻疼痛，增加患者的舒适度。

2）体位：患者取半卧位，卧床休息，呕吐时，头偏向一侧，患者呕吐后及时为其清理呕吐物；对于情绪紧张者，可遵医嘱给予镇静剂。

（4）洗胃：对于完全幽门梗阻者，除持续胃肠减压排空胃内潴留物外，须做术前胃的准备，即术前3天每晚用300～500 mL温盐水洗胃，以减轻胃黏膜水肿和炎症，有利于术后吻合口愈合。

2.术后护理

加强术后护理，促进患者早日康复。

（张荣华）

第三节　小肠破裂的护理

一、概述

小肠是消化管中最长的一段肌性管道，也是消化与吸收营养物质的重要场所。人类小肠全长3～9 m，平均5～7 m，个体差异很大。小肠分为十二指肠、空肠和回肠三部分，十二指肠属上消化道，空肠及其以下肠段属下消化道。

各种外力作用所致的小肠穿孔称为小肠破裂。小肠破裂多见于交通事故、工矿事故、生活事故，如坠落、挤压、刀伤和火器伤。小肠可因穿透性与闭合性损伤引发肠管破裂或肠系膜撕裂。小肠占满整个腹部，又无骨骼保护，因此易于受到损伤，但由于小肠壁厚，血运丰富，故无论是穿孔修补还是肠段切除吻合术，其成功率均较高，发生肠瘘的可能性小。

二、护理评估

（一）健康史

了解患者腹部损伤发生的时间、地点，以及致伤源、伤情、就诊前的急救措施、受伤至就诊之间的病情变化，如果患者神志不清，应询问目击人员。

（二）临床表现

小肠破裂后在早期即产生明显的腹膜炎体征，这是因为肠管破裂肠内容物溢出腹腔所致。小肠破裂的症状以腹痛为主，轻重不同，可伴有恶心及呕吐，腹部检查肠鸣音消失，腹膜刺激征明显。

小肠损伤初期一般均有轻重不等的休克症状，休克的深度除与损伤程度有关外，主要取决于内出血的多少，表现为面色苍白、烦躁不安、脉搏细速、血压下降、皮肤发冷等。若为多发性小肠损伤或肠系膜撕裂大出血，可迅速发生休克并进行性恶化。

（三）辅助检查

1.实验室检查

白细胞计数升高说明有腹腔炎症；血红蛋白含量取决于内出血的程度，内出血少时变化不大。

2.X 线检查

行 X 线透视或摄片检查，判断有无气腹与肠麻痹的征象，因为一般情况下小肠内气体很少，且损伤后伤口很快被封闭，不但膈下少见游离气体，且使一部分患者的早期症状隐匿。因此，阳性气腹有诊断价值，但阴性结果也不能排除小肠破裂。

3.腹部 B 超检查

腹部 B 超检查对小肠及肠系膜血肿、腹水均有重要的诊断价值。

4.CT 或磁共振检查

CT 或磁共振检查对小肠损伤有一定诊断价值，而且可对其他脏器进行检查，有时可能发现一些未曾预料的损伤，有助于减少漏诊。

5.腹腔穿刺

若有混浊的液体或胆汁色的液体，说明肠破裂，穿刺液中白细胞、淀粉酶含量均升高。

（四）治疗原则

一旦确诊小肠破裂，应立即进行手术治疗，手术方式以简单修补为主。肠管损伤严重时，则应做部分小肠切除吻合术。

（五）心理、社会因素

小肠损伤大多在意外情况下突然发生，加之伤口、出血及内脏脱出的视觉刺激和对预后的担忧，患者多表现为紧张、焦虑、恐惧。应了解其患病后的心理反应，对本病的认知程度和心理承受能力，家属及亲友对其支持情况、经济承受能力等。

三、护理问题

（一）有体液不足的危险

体液不足与创伤致腹腔内出血、体液过量丢失、渗出及呕吐有关。

（二）焦虑、恐惧

焦虑、恐惧与意外创伤的刺激、疼痛、出血、内脏脱出的视觉刺激及担心疾病的预后等有关。

（三）体温过高

体温过高与腹腔内感染毒素和伤口感染等因素有关。

（四）疼痛

疼痛与小肠破裂或手术有关。

（五）潜在并发症

腹腔感染、肠瘘、失血性休克。

（六）营养失调

营养失调与消化道的吸收面积减少有关。

四、护理目标

（1）患者体液平衡得到维持，生命体征稳定。

（2）患者情绪稳定,焦虑或恐惧减轻,主动配合医护工作。

（3）患者体温维持正常。

（4）患者主诉疼痛有所缓解。

（5）护士密切观察病情变化,如发现异常,及时报告医生,并配合处理。

（6）患者体重不下降。

五、护理措施

（一）一般护理

1.伤口处理

对开放性腹部损伤者,妥善处理伤口,及时止血和包扎固定。若有肠管脱出,可用消毒或清洁器皿覆盖保护后再包扎,以免肠管受压、缺血而坏死。

2.病情观察

密切观察生命体征的变化,每15分钟测定脉搏、呼吸、血压一次。重视患者的主诉,若主诉心慌、脉快、出冷汗等,应及时报告医生。不注射止痛药（诊断明确者除外）,以免掩盖伤情。不随意搬动伤者,以免加重病情。

3.腹部检查

每30分钟检查一次腹部体征,注意腹膜刺激征的程度和范围变化。

4.禁食和灌肠

禁食和灌肠可避免肠内容物进一步溢出,造成腹腔感染或加重病情。

5.补充液体和营养

注意纠正水、电解质及酸碱平衡失调,保证输液通畅,对伴有休克或重症腹膜炎的患者可进行中心静脉补液,这不仅可以保证及时输入大量的液体,而且有利于监测中心静脉压,根据患者具体情况,适量补给全血、血浆或人血清蛋白,尽可能补给足够的热量、蛋白质、氨基酸及维生素等。

（二）心理护理

关心患者,加强交流;讲解相关病情、治疗方式及预后,使患者了解自己的病情,消除患者的焦虑和恐惧,保持良好的心理状态;并与其一起制定合适的应对机制,鼓励患者,增加治疗的信心。

（三）术后护理

1.妥善安置患者

麻醉清醒后,患者取半卧位,有利于腹腔炎症的局限,改善呼吸状态。了解手术的过程,查看手术的部位,对引流管、输液管、胃管及氧气管等进行妥善固定,做好护理记录。

2.监测病情

观察患者血压、脉搏、呼吸、体温的变化,注意腹部体征的变化。适当应用止痛药,减轻患者的不适,若切口疼痛明显,应检查切口,排除感染。

3.引流管的护理

保持腹腔引流管通畅,准确记录引流液的性状及量。腹腔引流液应为少量血性液,若为绿色或褐色渣样物,应警惕腹腔内感染或肠瘘的发生。

4.饮食

继续禁食、胃肠减压,待肠功能逐渐恢复、肛门排气后,方可拔除胃肠减压管。拔除胃管当日可进清流食,第 2 日进流质饮食,第 3 日进半流食,逐渐过渡到普食。

(5)营养支持

维持水、电解质和酸碱平衡,增加营养。维生素主要是在小肠被吸收,小肠部分切除后,要及时补充维生素 C、维生素 D、维生素 K 和复合维生素 B 等维生素,以及微量元素、钙、镁等,可经静脉、肌内注射或口服进行补充,预防贫血,促进伤口愈合。

(四)健康教育

(1)注意饮食卫生,避免暴饮暴食,进易消化食物,少食刺激性食物,避免腹部受凉和饭后剧烈活动,保持排便通畅。

(2)注意适当休息,加强锻炼,增加营养,特别是回肠切除的患者要长期定时补充维生素 B_{12} 等营养素。

(3)定期门诊随访。若患者有腹痛、腹胀、停止排便,以及伤口红、肿、热、痛等不适,应及时就诊。

(4)加强社会宣传,传播劳动保护、安全生产、安全行车、遵守交通规则等知识,避免损伤等意外的发生。

(5)普及各种急救知识,在发生意外损伤时,能进行简单的自救或急救。

(6)无论腹部损伤轻重,都应经专业医务人员检查,以免贻误诊治。

(张荣华)

第四节　大肠癌的护理

一、疾病概述

(一)概念

大肠癌是消化道最常见的恶性肿瘤之一,包括结肠癌及直肠癌。结肠癌以 41～50 岁发病率最高,近年来结肠癌在世界范围内的发病率呈明显上升且有多于直肠癌的趋势,而直肠癌的发病率基本稳定。大肠癌的发病率随年龄的增加而逐步上升,尤其 60 岁以后,大肠癌的发病率及病死率均显著增加。在我国,直肠癌比结肠癌发病率略高,比例为(1.2～1.5):1;中低位直肠癌所占直肠癌比例高,约为 70%;青年人(<30 岁)比例较高,占 12%～15%。

(二)相关病理生理

1.大体分型

(1)隆起型:肿瘤主体向肠腔内突出,呈结节状、菜花状或息肉状隆起,大的肿块表面易发生溃疡。此型恶性程度较低,预后最好。

(2)溃疡型:溃疡型肿瘤最为常见,肿瘤中央形成较深的溃疡,溃疡底部深达或超过肌层。此型转移早,恶性程度高。

(3)浸润型:肿瘤沿肠壁各层呈浸润生长,易引起肠腔狭窄、梗阻。此型转移早,预后最差。

2.组织学分型

大肠癌按组织学分型,主要有腺癌、黏液癌、未分化癌。其中腺癌最多见,未分化癌预后最差。

3.转移途径

大肠癌可通过直接浸润、淋巴转移、血行转移和种植转移四种途径扩散和转移。其中淋巴转移是大肠癌最常见的转移途径。

4.临床病理分期

目前常用的是国际抗癌联盟(UICC)和美国癌症联合委员会(AJCC)于2003年修改的TNM分期及我国1984年提出的杜氏(Dukes)改良分期,以后者更为简化,应用方便。杜氏改良分期法如下。

(1)A期:癌肿局限于肠壁,A期包括三个分期,分别为A1期(癌肿侵及黏膜或黏膜下层),A2期(癌肿侵及肠壁浅肌层),A3期(癌肿侵及肠壁深肌层)。

(2)B期:癌肿穿透肠壁或侵及肠壁外组织,尚能整块切除,无淋巴转移。

(3)C期:癌肿侵及肠壁任何一层,但有淋巴转移。

(4)D期:有远处转移、腹腔转移或广泛浸润,侵及邻近脏器。

(三)病因与诱因

大肠癌的确切病因尚不清楚,根据流行病学调查和临床观察发现与下列因素有关。

1.饮食习惯

大肠癌的发生与高脂肪、高蛋白和低纤维饮食有一定相关性。此外,过多摄入腌制及油煎炸食品可增加肠道中致癌物质,诱发大肠癌;而维生素、微量元素及矿物质的缺乏均可能增加大肠癌的发病概率。

2.遗传因素

10％～15％的大肠癌患为遗传性结直肠肿瘤,常见的有家族性腺瘤性息肉病及遗传性非息肉病性结肠癌,在散发性大肠癌患者的家族成员中,大肠癌的发病率高于一般人群。

3.癌前病变

多数大肠癌来自腺瘤癌变,其中以绒毛状腺瘤及家族性结肠息肉病癌变率最高;而近年来大肠的某些慢性炎症改变,如溃疡性结肠炎、克罗恩病及血吸虫性肉芽肿等也已被列为癌前病变。

(四)临床表现

早期多无症状或症状不明显,随病程的发展与病灶的增大,至中晚期可出现一系列症状。

1.结肠癌

(1)排便习惯和粪便性状改变是结肠癌最早出现的症状,多表现为排便次数增加,腹泻、便秘交替出现,粪便中带血、脓或黏液。

(2)腹痛也是早期症状之一,常为定位不确切的持续性隐痛,或仅为腹部不适、腹胀感。出现肠梗阻时腹痛加重或为阵发性绞痛。

(3)腹部包块以右半结肠癌多见,位于横结肠或乙状结肠的癌肿可有一定的活动度。若癌肿穿透肠壁并发感染,可表现为固定压痛的肿块。

(4)肠梗阻一般属晚期症状,多表现为腹胀、便秘、腹部胀痛或阵发性绞痛等慢性不完全性肠梗阻征象,当发生完全性肠梗阻时,症状加剧。

(5)全身症状有贫血、消瘦、乏力和低热等。晚期可有肝大、黄疸、水肿、腹水、锁骨上淋巴结肿大及恶病质等。

由于癌肿的病理分型和生长部位不同,左侧结肠癌和右侧结肠癌的临床表现存在差异。①左侧结肠癌:由于左侧肠腔较小,肿瘤多呈浸润生长,易使肠腔狭窄,加之粪便在肠腔已经成形,故主要是肠梗阻症状。当肿瘤破溃时,粪便表面可染有鲜血或黏液。由于症状出现较早,患者往往就诊早,没有出现明显的贫血、消瘦等。②右侧结肠癌:右侧肠腔较大,肿瘤多突出于肠腔,呈肿块型;粪便稀薄,患者可有腹胀、便秘交替出现,排便不困难,有便血,肉眼不易看出。因症状不明显,右侧结肠癌不易被早期发现,患者往往有明显贫血、乏力、消瘦、腹部肿块时才就诊。

2.直肠癌

(1)直肠刺激症状:癌肿刺激直肠产生频繁便意,引起排便习惯改变,里急后重,有排便不尽感,晚期可有下腹痛。

(2)黏液血便:是直肠癌最常见的早期症状。80%～90%的患者可发生便血,癌肿破溃感染时,大便表面带血及黏液,甚至发生脓血便。

(3)肠腔狭窄症状:随癌肿增大,肠腔变窄,出现大便变形、变细,癌肿造成肠管部分梗阻时,出现腹胀、腹痛、排便困难等梗阻征象。

(4)转移症状:癌肿侵犯前列腺、膀胱,可发生尿频、尿痛;癌肿侵犯骶前神经则出现骶尾部疼痛;肝转移是出现腹水、肝大、黄疸、贫血、消瘦、水肿等恶病质的表现。

(五)辅助检查

1.直肠指检

直肠指检是诊断直肠癌最简便而又最重要的方法。75%以上的直肠癌为低位,能在直肠指检时触及,可了解癌肿的部位、大小、范围、固定程度、与周围组织的关系。

2.大便潜血试验

大便潜血试验可作为高危人群的初筛方法及普及手段。持续阳性者应行进一步检查。

3.内镜检查

内镜检查包括直肠镜、乙状结肠镜或纤维结肠镜检查,是诊断大肠癌最有效、可靠的方法。可在肉眼直视下做出诊断并可取活组织进行病理检查。

4.X线钡剂灌肠或气钡双重对比造影检查

X线钡剂灌肠或气钡双重对比造影检查是诊断结肠癌的重要方法,可明确癌肿范围,了解结肠其他部位有无病变,但对直肠癌的诊断意义不大。

5.血清癌胚抗原(CEA)测定

CEA的诊断特异性不高,主要用于监测大肠癌的预后、疗效和复发。

6.B超、CT检查

B超、CT检查可帮助了解癌肿浸润肠壁的深度、周围淋巴结肿大情况以及有无肝内转移、侵犯邻近脏器等。

7.其他

女患者应做直肠阴道双合诊检查。男患者有泌尿系统症状时,应做膀胱镜检查,有利于了解癌肿浸润范围。

(六)治疗原则

手术切除是大肠癌的主要治疗方法,同时配合化疗、放疗等综合治疗可在一定程度上提高疗效。

1.非手术治疗

(1)放疗。放疗作为手术切除的辅助疗法有提高疗效的作用。术前放疗可提高手术切除率,降低术后复发率,术后放疗可杀灭残留微小病灶,适用于晚期患者或局部复发者。

(2)化疗。化疗作为根治性手术的辅助治疗可提高患者的五年生存率。给药途径有区域动脉灌注、门静脉给药、静脉给药、术后腹腔置管灌注、肠腔内化疗给药等。化疗方案包括以氟尿嘧啶为基础的联合用药。大量文献证明,Ⅲ、Ⅳ期大肠癌患者应用新辅助化疗和术后辅助化疗疗效显著。

(3)中医中药治疗。利用中药补益气血、调理脏腑,配合手术后或化疗后治疗,以减轻毒副作用。

(4)局部治疗。对于不能手术切除且发生肠管缩窄的大肠癌患者,可局部放置金属支架扩张肠管;对直肠癌患者亦可用电灼、液氮冷冻和激光烧灼等治疗,以改善症状。

(5)其他。其他非手术治疗方法还有基因治疗、分子靶向治疗、生物免疫治疗、干细胞研究等,但尚处于摸索阶段,疗效尚待评价。

2.手术治疗

(1)结肠癌根治性手术:手术切除范围应包括癌肿在内的两端肠段,一般要求距肿瘤边缘10 cm,还包括所属系膜和区域淋巴结。①右半结肠切除术:适用于盲肠、升结肠、结肠肝曲癌。②横结肠切除术:适用于结肠肿瘤。③左半结肠切除术:适用于结肠脾曲、降结肠、乙状结肠癌肿。④乙状结肠切除术:根据肿瘤的位置调整切除范围。

(2)直肠癌根治性手术:手术切除范围包括癌肿两端肠段、受累器官的全部或部分、周围可能被浸润的组织及全直肠系膜,根据直肠癌部位、大小、活动度、细胞分化程度等,手术方式各异。①局部切除术适用于早期癌体小、局限于黏膜或黏膜下层、分化程度高的直肠癌。②腹会阴联合直肠癌根治术(Miles手术)适用于腹膜反折以下的直肠癌。乙状结肠近端在左下腹做永久性人工肛门。③经腹腔直肠癌切除术(Dixon手术)适用于癌肿下缘距肛缘5 cm以上的直肠癌,切除乙状结肠和直肠大部,做直肠和乙状结肠端-端吻合,保留正常肛门。④经腹直肠癌切除、近端造口、远端封闭术(Hartmann手术)适用于一般情况差,不能耐受Miles手术或因急性肠梗阻不宜行Dixon手术的患者。

(3)大肠癌腹腔镜根治术:可减少创伤,减轻患者痛苦,减少术后并发症,加快愈合,且经远期随访研究证实其具备与传统手术相同的局部复发率及五年生存率,已逐步在临床推广使用,但对术者要求较高。

(4)姑息性手术:对癌症晚期、有远处转移,但局部肿瘤尚能切除者,可做癌肿所在肠段局部切除与肠吻合术。局部不能切除时,为解除梗阻,做梗阻近端与远端肠管端-侧或侧-侧吻合,或于梗阻近端做结肠造口术。

二、护理评估

(一)一般评估

1.生命体征(T、P、R、BP)

癌肿晚期患者可有低热表现。

2.患者主诉

询问患者是否有排便习惯的改变;是否有腹泻、便秘、腹痛、腹胀、肛门停止排气排便等肠梗阻症状;是否有腹部包块;是否有直肠刺激症状;有无大便表面带血、黏液和脓液的情况;是否有大便变形变细;有无食欲减退、消瘦、贫血、乏力;有无淋巴结肿大,肿块大小、活动度和压痛程度改变。

3.相关记录

患者的体重、饮食习惯、营养情况、排便习惯、家族史、既往史,以及有无烟酒、饮茶等嗜好等。

(二)身体评估

(1)视诊:无特殊。

(2)触诊:有无扪及肿块,以及肿块大小、部位、硬度、活动度、有无局部压痛等;有无淋巴结肿大、肿块大小、活动及压痛程度。

(3)叩诊:无特殊。

(4)听诊:无特殊。

(5)直肠指诊:直肠癌癌肿与肛缘的距离、大小、硬度、形态及其与周围组织的关系。

(三)心理、社会因素

了解患者和家属对疾病的认识,患者是否接受手术的方式及理解手术可能导致的并发症;对结肠造口带来的生活不便和生理功能改变的心理承受能力;是否产生焦虑、恐惧、悲观和绝望心理;了解家庭对患者手术及进一步治疗的经济承受能力和支持程度等。

(四)辅助检查阳性结果评估

直肠指检、癌胚抗原测定、粪便隐血试验、影像学和内镜检查有无异常发现;有无重要器官功能检查结果异常及肿瘤转移情况等。

(五)治疗效果的评估

1.非手术治疗评估要点

非手术治疗是大肠癌综合治疗的一部分,有助于改善症状、提高手术切除率、控制转移和提高生存率。因此,行非手术治疗时要注意评估患者是否出现化疗药物和放疗的毒副作用。

2.手术治疗评估要点

观察患者体温、脉搏、呼吸和血压有无变化;患者的营养状况能否得到维持或改善;观察患者腹部体征有无变化;观察患者的引流管是否妥善固定,引流是否通畅,引流液的颜色、性质、量;观察患者切口的愈合情况等;观察患者术后有无发生切口感染、吻合口瘘、造口缺血坏死或狭窄及造口周围皮炎等并发症。

三、主要护理诊断(问题)

(一)焦虑、恐惧或预感性悲哀

焦虑、恐惧或预感性悲哀与担心或害怕癌症、手术、化疗、结肠造口等影响生活、工作等有关。

(二)营养不良

营养不良与癌肿慢性消耗、手术创伤、放化疗反应有关。

(三)自我形象紊乱

自我形象紊乱与行肠造口后排便方式改变有关。

(四)知识缺乏

知识缺乏与缺乏手术有关的知识以及肠造口术后的护理知识有关。

（五）潜在并发症

（1）切口感染：与手术污染、存留异物和血肿、引流不畅等有关。

（2）吻合口瘘：与术中误伤、吻合口缝合过紧影响血供、术前肠道准备不充分、患者营养状况不良、术后护理不当等有关。

（3）造口缺血坏死：与造口血运不良、张力过大等有关。

（4）造口狭窄：与术后瘢痕挛缩有关。

（5）造口周围粪水性皮炎：与造口位置差、难贴造口袋、底板开口剪裁过大等导致粪水长时间刺激皮肤有关。

四、主要护理措施

（一）休息与活动

病情平稳后，可改半坐卧位，以利腹腔引流。术后早期，可鼓励患者在床上多翻身、活动四肢；术后2～3天，患者情况许可时，协助患者下床活动，以促进肠蠕动恢复，减轻腹胀，避免肠粘连。活动时注意保护伤口，避免牵拉。

（二）饮食

留置胃管期间应禁食，由静脉输液补充营养，并准确记录24小时出入量，避免水和电解质紊乱。术后48～72小时肛门排气或开放造口后，若无腹胀、恶心、呕吐等不良反应，即可拔除胃管，经口进流质饮食，但早期切忌进食易引起胀气的食物，例如牛奶等；术后1周进少渣半流质饮食，逐步过渡到软食；2周左右可以进普食，注意补充高热量、高蛋白、低脂、维生素丰富的食品，如豆制品、蛋、鱼类等。目前大量研究表明，术后早期（约6小时）开始应用肠内全营养制剂可促进肠功能的恢复，维持并修复肠黏膜屏障，改善患者营养状况，减少术后并发症。

（三）用药护理

遵医嘱及时应用有效抗生素，控制感染，防止并发症的发生。

（四）造口护理

（1）开放造口前，用凡士林纱条外敷结肠造口，外层敷料浸湿后应及时更换，防止感染。一般术后3日拆除凡士林纱条。

（2）结肠造口一般于术后2～3天，肠功能恢复后开放，开放时宜取左侧卧位，并预先用塑料薄膜将腹部切口与造口隔开，以防流出的粪便污染切口。

（3）术后早期，根据患者肠造口的类型、造口的大小、造口的位置等选择一件式或两件式无碳片的白色透明的开口造口袋，以便于观察造口的血运、肠蠕动功能的恢复和排泄物的颜色。

（4）指导患者正确使用造口袋，基本步骤包括备物、除袋、清洗、度量造口大小、剪裁造口袋、粘贴、扣好造口尾部袋夹等；造口袋内充满三分之一排泄物时，须及时更换。

（5）注意饮食卫生，避免进食产气或刺激性的食物，以免腹胀或腹泻；少进食产生异味的食物，以免散发不良气味；适量进食粗纤维食物，多饮水，防止便秘。

（五）心理护理

了解患者的实际心理承受力，有技巧地与家属共同做好安慰、解释工作，增加患者积极配合治疗和护理的信心及勇气。对于造口患者来说，应对造口手术带来的各种问题是一项巨大的挑战，无论是身体的康复还是心理上对造口的接受都需要较长的时间。有研究显示，大部分患者至少需要半年才能适应有造口的生活。术后早期，这些患者经常感到焦虑无助和虚弱无力，因而也就更依赖于医护人员的帮助和照顾。在术后早期,造口护士应注意患者造口自我护理能力及信心的提高,有助于提高其对造口的适应水平,早日恢复正常生活。

(六)造口及其周围并发症的观察和护理

1.造口缺血坏死

正常肠造口黏膜为牛肉红色或粉红色,若黏膜呈暗紫色或黑色,则说明造口肠管血运有障碍,应首先为患者去除或避免一切可能加重造口缺血坏死的因素,最好选用一件式透明造口袋。评估造口活力并通知医生。

2.造口狭窄

小指不能通过肠造口时为造口狭窄。程度较轻者,每天两次用小指扩张肠造口开口处,每次10分钟以上,需长期进行。情况严重者须行外科手术治疗。

3.造口回缩

肠造口高度最好能突出皮肤水平 1～2.5 cm,因为当肠造口过于平坦时,常易引起渗漏,导致造口周围皮肤损伤。轻度回缩者使用凸面猪油膏底板,乙状结肠造口而皮肤有持续损伤者,可考虑采用结肠灌洗法,肥胖患者宜减轻体重。如果肠造口断端已回缩至腹腔,产生腹膜炎征象,应立即手术治疗。

4.粪水性皮炎

造口周围皮肤糜烂,患者主诉皮肤烧灼样疼痛。应检查刺激原因并及时去除;指导患者重新选择合适的造口用品,并指导患者正确的造口底板剪裁技术;指导患者掌握需要更换造口袋的指征,如有渗漏要随时更换。

(七)健康教育

(1)提高大众的防癌意识,尤其对有家族史、有癌前期病变及其他相关疾病者,养成定期体检的习惯,及时发现早期病变。

(2)促进健康的生活方式,注意调整饮食,进低脂、适当蛋白质及纤维素的食物,保持排便通畅,避免体重增加。

(3)参加适量体育锻炼,生活规律,保持心情舒畅,尽快回归术前的生活方式。有条件的造口患者可参加造口患者联谊会,交流经验和体会,找回自信。

(4)指导患者做好造口自我护理,出院后每周扩肛一次,用示指戴上指套,涂上润滑剂后轻轻插入造口至第2指关节处,停留 5～10 分钟。若发现造口狭窄、排便困难,应及时到医院就诊。

(5)指导患者定期复查,一般从出院后2周开始,每 3～6 个月定期门诊复查。行化疗、放疗的患者,应定期检查血常规,出现白细胞和血小板计数明显减少时,遵医嘱及时暂停化疗和放疗。

五、护理效果评估

(1)患者情绪是否稳定,食欲、睡眠未受影响。

(2)患者的营养状况是否得以维持或改善。

(3)造口患者是否能正视造口,对今后的生活、工作充满信心,情绪是否稳定。

(4)患者是否掌握了疾病和造口的有关护理知识,是否主动配合治疗护理工作。

(5)未发生术后并发症和造口并发症,或并发症得到及时发现和处理。

(张荣华)

第九章 新生儿科的护理

第一节 新生儿的皮肤护理

皮肤是对抗感染的第一道屏障,正确的皮肤护理不仅能保护皮肤的完整性,还能帮助皮肤对抗损伤。新生儿皮肤娇嫩脆弱,容易感染并引起血行播散。早产儿的皮肤护理甚至能直接影响其死亡率与患病率。新生儿的皮肤护理与成人的皮肤护理有许多不同之处,医护人员不仅要掌握新生儿皮肤护理的原则,更要向新生儿的父母传播皮肤护理的知识。

一、新生儿皮肤的特点

新生儿的皮肤同成人一样,分为表皮、真皮和皮下组织,但是其各结构与成人存在很大差别。

（一）表皮

表皮的最外层是角质层,提供了重要的屏障功能。成人皮肤的角质层包含 10～20 层,但出生一年内的婴儿皮肤角质层的功能还达不到成人皮肤的屏障能力。此期婴儿皮肤的角质层比成人薄 30%,在角质层下的表皮基底层也只有成人的 80%。新生儿基底层中角质细胞具有较强的细胞更新速率,因此正常新生儿伤口愈合较成人快。皮肤角质层数取决于孕周,因此早产儿的角质层数量远不及足月新生儿,极早产儿的角质层甚至仅有 2～3 层。角质层的不足会导致出生后前几周体液蒸发量增加和体温丧失,从而引起体内电解质的变化。

成人皮肤 pH 值为 4.7,足月新生儿出生时皮肤表面呈碱性,pH 值高于 6.0,出生后几天（96 小时）pH 值下降到 4.95 左右,皮肤 pH 值小于 5.0 能有效对抗微生物的侵害。沐浴和其他局部治疗会影响皮肤的 pH 值,由于尿液的作用,接触尿布的皮肤 pH 值偏高。

（二）真皮

新生儿的真皮层较薄,发育不完善,具有较少的皮脂腺,易受到损伤和感染。表皮与真皮之间起连接作用的小纤维比成人少,早产儿更少,因此在去除医用粘胶时容易导致表皮剥离而致皮肤损伤。

（三）皮下脂肪

足月儿脂肪层发育与成人类似,但厚度比成人薄,早产儿更薄,因此新生儿皮肤保温能力比成人差。

二、新生儿皮肤的评估

护理人员应当在入院、每班交接及每次更换尿片时对新生儿的皮肤进行评估。观察颈部、耳后、腋下和腹股沟等褶皱部位的皮肤。皮肤干燥、发红均是皮肤完整性受损的前兆,如发现皮肤损伤,应及时与医生沟通,进行处理。

(一)皮肤评估前考虑因素

皮肤评估前需考虑影响新生儿皮肤完整性的因素:①早产;②吸引产或钳产;③皮肤水肿、感染;④镇静或无法移动;⑤气管插管、持续气道正压通气、鼻/口胃管、体外膜肺(ECMO);⑥使用监护仪、电极片、探头等;⑦外科伤口、造口;⑧使用粘胶、胶布;⑨环境湿度;⑩尿布疹;⑪营养状况;⑫特异性皮炎家族史。

(二)新生儿皮肤状况评分(neonatal skin condition score,NSCS)

新生儿皮肤状况评分是美国妇女健康、产科和新生儿护士协会(Association of Women's Health,Obstetric,and Neonatal Nurses,AWHONN)2001年发布的新生儿皮肤护理指南中应用的皮肤评分工具。我国《新生儿皮肤护理指导原则》中也推荐使用该评分,详见表9-1。NSCS的最佳分为3分,最差为9分,如评分大于3分,则应采取措施积极处理皮肤问题,或请皮肤科医生进一步诊治。

表 9-1　AWHONN 新生儿皮肤状况评分

评估项目	分值
干燥程度	1=正常,皮肤无干燥迹象
	2=皮肤干燥,可见脱屑
	3=皮肤非常干燥,开裂/皲裂
红斑	1=无红斑迹象
	2=可见红斑,<50%体表面积
	3=可见红斑,≥50%体表面积
皮肤破损	1=无破损
	2=局部小部位破损(1个体表部位)
	3=大范围破损(≥2个体表部位)

三、新生儿皮肤管理

(一)保暖

新生儿出生后立即采取保暖措施,如有条件应尽快放于母亲胸前进行皮肤接触。由于新生儿头部占体表面积的20%,头部皮肤热量损失大,因此可给新生儿戴上帽子。

(二)胎脂处理

胎脂含有脂肪和蛋白质成分,在宫内保护胎儿的皮肤免受羊水和细菌的损伤;出生后胎脂可隔离角质层,保护新生儿皮肤发育成熟。因此新生儿生后不必急于将胎脂一次完全清理干净,没有吸收的胎脂可在之后的沐浴中去除,早产儿的胎脂更不宜太早去除。

(三)沐浴

正常新生儿在出生后4~6小时且生命体征平稳时,可开始沐浴。

新生儿自母体娩出后,其皮肤就开始接受来自外界的各种刺激。由于其皮肤生理结构的特点,新生儿的皮肤还需要很长时间才能像成人一样完全发育成熟,这其中的经历包括建立酸性皮肤表面、皮肤水分增多、角质层增厚、皮脂腺及汗腺的功能发育等。皮肤屏障功能对新生儿来说是最为重要的,它包括皮肤表面 pH 值、经皮失水量(transepidermal water loss,TEWL)、皮肤卫生等生理指标。而新生儿的第一次沐浴就发生在这些生理指标转变的重要时期,因此医护人员应当学习新生儿正确沐浴的方法,以达到维持新生儿皮肤卫生、保护皮肤并促进皮肤发育的目的。

1.新生儿沐浴产品选择

作为医护人员,在使用新生儿沐浴产品前应当阅读产品标签,知晓产品成分。建议家属选择已被认证的新生儿适用的安全产品,尤其应当了解新生儿是否有特异性皮炎等皮肤问题的家族史,对于该类新生儿,在选择沐浴产品时应当更加审慎。

(1)皮肤清洁剂的选择:目前关于新生儿第一次沐浴是否应当选择皮肤清洁剂仍然存在争议。由 AWHONN 和国家新生儿护士协会(National Association of Neonatal Nurses,NANN)编写的《新生儿皮肤护理循证临床实践指南》中建议完全使用温水为新生儿进行第一次沐浴;如要选择皮肤清洁剂,也应使用 pH 值中性的皮肤清洁剂,以帮助去除新生儿皮肤上的羊水和血液。WHO 也建议使用温水为新生儿进行沐浴,未提及皮肤清洁剂的使用。

然而仅用温水为新生儿进行沐浴有时并不能起到很好的清洁效果,因为皮肤上的某些污垢不是水溶性的,而是脂溶性的,皮肤上仅有 65% 的污垢能完全用清水去除,皮肤清洁剂能乳化皮肤上的污垢和微生物,因而能轻易去除。温和的皮肤清洁剂能有效去除新生儿皮肤表面的粪便和尿液残留。碱性的香皂(pH 值>7.0)会提高皮肤表面的 pH 值,从而破坏新生儿皮肤的酸性屏障并刺激皮肤。因此应当选择温和中性或弱酸性(pH 值 5.5~7.0)的皮肤清洁剂作为新生儿的沐浴产品。

另外,关于"天然"或"有机"皮肤清洁剂的研究十分有限,医护人员应当注意"天然"并不意味着更好,反而意味着含有许多化学物质。橙皮中含有 24 种不同的化学物质,包括几种已知的变应原,尽管对于成人来说,可以安全使用许多草本产品,但由于缺少新生儿的试验测试,因此对于新生儿,不建议使用草本产品。含有芦荟、金盏花、雏菊或茶树油等成分的产品可能会导致新生儿发生皮炎或湿疹。

由于含高水分的皮肤护理产品容易引起微生物滋生,因此防腐剂是液体皮肤护理产品中的常见原料。但是,防腐剂也是许多过敏性皮炎的致病因素,因此,选择新生儿洗护用品时,要注意避免添加高致敏性防腐剂的产品。新生儿的洗护用品应当放置在干爽的环境中,同时应选择以泵出或挤出的形式包装的洗护用品,避免需要开瓶用手舀出的产品,因为这样会增加微生物滋生的风险。

芳香剂也是洗护产品中常见的原料。部分芳香剂会导致新生儿皮肤过敏,因此在选择新生儿洗护用品时应尽量选择无香料添加产品,避免使用含高致敏性香料的产品。某些无香料添加产品仍有香味是因为添加了某些芳香原料以防腐或修饰产品的气味。

正常新生儿皮肤还应避免使用抗菌皂或抗菌护肤品,因为抗菌成分会对表皮正常定植菌群造成影响,会损伤新生儿脆弱而幼嫩的皮肤屏障。

总之,新生儿沐浴时应选用不含皂基、抗菌成分、致敏性香料和防腐剂的温和中性或弱酸性皮肤清洁剂。对于小于 32 周的早产儿,在出生后的第一周应使用温水沾湿的棉球或棉布清洁皮肤,不能摩擦皮肤。如发现皮肤上有破损,应使用无菌水清洁。

(2)新生儿润肤剂的选择。新生儿皮肤娇嫩,经皮水分丧失量大,容易出现干燥,甚至出现脱屑、开裂等问题。沐浴后使用润肤剂可以减少经皮水分丧失量,维持角质层完整并加强皮肤屏障功能。小于30周的早产儿则不应常规使用润肤剂,而是应当通过调节环境湿度来减少经皮失水量。

与新生儿皮肤清洁剂的选择类似,应当选择不含致敏性香料、染料、酒精和防腐剂的润肤剂。新生儿润肤剂最好使用单剂量包装或专用容器,以避免微生物污染而造成皮肤感染。润肤剂应在沐浴后5分钟内使用,要轻柔涂抹,避免用力摩擦皮肤。

2.沐浴时间与频率

第一次沐浴的目的在于去除皮肤表面的血液及羊水等污垢残留,正常新生儿在出生后4～6小时且生命体征平稳时即可开始沐浴,第一次沐浴时医护人员应当做好标准预防,以免造成感染。

如每次更换尿片能做好臀部护理,正常新生儿一般每周沐浴2～3次即可。早产儿在出生后的头两个月应当减少沐浴,以免皮肤干燥或造成过度刺激。小于32周的早产儿,在出生后的第一周可用温水沾湿的棉球或棉布进行床上皮肤清洁,但要注意不能摩擦皮肤。

(四)臀部护理

护理人员要注意评估新生儿臀部皮肤受损的危险因素,如水样便、大便次数增多等。每3～4小时或发现尿片污染时应更换尿片,每次更换时密切观察臀部皮肤状况,尽量使用一次性尿片。由于湿纸巾会刺激皮肤,因此不要使用湿纸巾擦拭破损或发红的臀部皮肤,可使用清水或棉球清洁。如臀部皮肤上大便较多,不要用力擦拭皮肤,可使用新生儿专用的中性护肤清洁剂、水性护肤品、橄榄油等进行臀部皮肤清洁,不要使用爽身粉、添加芳香剂或其他化学添加剂的护肤品。为保持臀部皮肤完整性,也可使用含氧化锌的乳膏涂抹在臀部皮肤上,以形成一层隔离屏障。

(五)医用粘胶、胶布的使用

对新生儿,要尽量减少医用粘胶及胶布的使用。在去除粘胶及胶布时应动作轻柔,可使用温水棉球浸润胶布,并缓慢去除。早产儿不可使用粘胶溶解剂来去除粘胶或胶布,足月新生儿如使用粘胶溶解剂,应在使用后用温水擦拭干净。医护人员可使用半透明敷料固定胃管、**静脉输液装**置、鼻导管等。此外,在使用医用粘胶和胶布前,可将水胶体敷料等保护敷料贴于新生儿待使用粘胶或胶布的皮肤部位,从而起到隔离保护新生儿皮肤的作用。

(六)润肤剂的使用

如新生儿皮肤出现干燥、脱屑、皲裂,可使用新生儿专用的润肤剂。使用润肤剂时应注意保持瓶口清洁,不要与其他新生儿共用润肤剂。小于30周的早产儿不应常规使用润肤剂,而是应当通过调节环境湿度来减少经皮失水量。

(李凤兰)

第二节　新生儿的脐部护理

脐带是连接胎儿和胎盘之间的条索状组织,是母体与胎儿之间进行气体交换、营养物质供应和代谢产物排出的重要通道。新生儿出生后脐带被结扎,但脐部此时仍然是一个开放创面,是病原微生物入侵的主要通道。如护理不当,轻者可致局部感染或出血,重者可致败血症甚至死亡。正常情况下脐带脱落时间为5～15天,由于护理及个体因素,部分新生儿可能需要更长时间脱落。在脐带残端脱落前,对脐部进行恰当的护理以预防脐部感染,这些措施非常必要。

一、脐带结扎方法及处理

在胎儿时期,脐带是连接胎儿与胎盘的条索状组织。羊膜覆盖的灰白色带内有一条脐静脉、两条脐动脉,血管周围有来自外胚中胚层、含水量较丰富的胶样胎盘结缔组织,称为华通胶,有保护脐血管的作用。

(一)棉线结扎法

棉线结扎法为最传统方法。在距脐根0.5 cm处用棉线结扎第1道,再在离脐根1 cm处结扎第2道。在第2道结扎线外0.5 cm处剪断脐带,用碘伏或酒精消毒后使用无菌敷料包扎。24小时后可去除敷料暴露残端。棉线结扎法属于手法打结,松紧不易掌握。对于水肿的脐带,结扎过紧会引起脐带断裂,过松又会引起出血,如处理不当容易导致残端被细菌入侵,引发感染。目前临床已极少用到棉线结扎法。

(二)脐带夹结扎法

新生儿出生断脐后,在距离脐根2 cm处使用医用脐带夹结扎再次断脐。清理脐带残端血液,使用碘伏或酒精消毒后用无菌敷料包扎。24小时后可去除敷料暴露残端,一般3天后可用脐夹剪剪断脐带夹。一次性脐带夹采用医用高分子材料制成,结扎血管性能好,使脐带基质干枯快,利于脐带脱落。但脐带夹体积较大,质地较硬,如护理不当容易导致新生儿脐部周围皮肤压迫损伤。

(三)气门芯结扎法

在距离脐根1 cm处夹上套有气门芯的血管钳,然后将气门芯套扎在脐带上。在距离气门芯约1 cm处剪断脐带,清理脐带残端血液,松开血管钳,使用碘伏或酒精消毒后用无菌敷料包扎,24小时后可去除敷料暴露残端。气门芯是橡皮筋,有较好的弹性和韧性,结扎脐带的力度较均匀,但气门芯结扎法需要二次修剪断脐,会增加感染机会,且对医护人员操作要求较脐带夹结扎法高。目前临床广泛使用的方法为脐带夹结扎法和气门芯结扎法。

二、脐部护理方法选择

在正常分娩后,新生儿的脐部与皮肤通常会被凝固酶阴性葡萄球菌、类白喉杆菌等非致病菌定植,此外,大肠埃希菌、链球菌等致病菌也可能会定植,并能从脐根部感染新生儿。因此保持脐部的清洁非常重要。

目前国际上对于脐部护理有使用乙醇、氯己定等消毒剂,也有使用新霉素等抗生素的软膏或其他制剂,还有使用清水或无菌水进行清洁的自然干燥法。祖潘(Zupan)等人在2013年的科克伦(Cochrane)系统评价中指出,与自然干燥法相比,局部使用抗生素或消毒剂有减少定植菌的趋势,但目前没有足够的临床证据证明使用抗生素或消毒剂护理脐部有明显的益处,反而用自然干燥法护理的脐部脐带脱落时间更短,这间接减少了脐带感染的风险。而且,由于新生儿皮肤发育不成熟,从抗生素或消毒剂中吸收毒素的可能性会增加。

Zupan等人还提出,其系统评价纳入的研究均来自发达国家,其医疗与护理环境较好,但对于存在感染高风险的新生儿,如早产儿、危重新生儿或出生、医疗、居住环境差的新生儿,还是建议使用消毒剂。辛哈(Sinha)等人在 2015 年的系统评价中也提出,在社区中对新生儿应用氯己定进行脐部护理,与自然干燥法相比,能降低新生儿脐炎的发生率。因此,对于正常新生儿的脐部护理,可采用自然干燥法;而对于有感染高风险的新生儿,则建议采用消毒剂进行脐部护理。

三、脐部护理原则

(一)保持脐部清洁

在进行脐部护理之前应当严格执行手卫生。每天检查脐部有无红肿、出血、异常分泌物或异常气味。在脐带残端脱落前,如需清洁脐部,可用棉签蘸无菌水轻轻擦净脐带残端和脐轮,再用无菌干纱块将多余水分吸干;对于有感染高风险的新生儿,建议每天使用酒精或氯己定消毒脐带残端和脐轮。

(二)保持脐部干燥

保持脐部干燥有利于脐带残端脱落。勤换尿片,更换尿片时应当将尿片前端反折,如图 9-1 所示,以暴露脐部,保持干燥,同时减少脐带残端与尿片之间的摩擦。在沐浴后应注意清洁脐部,并用无菌干纱块将脐带多余水分吸干。脐带未脱落前尽量选择床上擦浴。

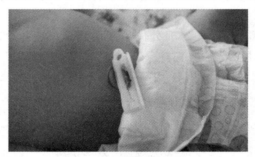

图 9-1　反折尿片暴露脐部

(三)脐带延迟脱落处理

正常新生儿脐带在生后 1～2 周时脱落,应护理脐部至脐带残端自然脱落,不应用力拉扯脐带,或在残端未完全脱落前撕扯脐带。若超过这个时间脐带仍未脱落,则可能存在其他问题。如新生儿三周大时脐带仍未脱落,应至医院进行检查,查看是否存在感染、肉芽肿等问题,并仔细询问家属是否采用正确的脐部护理方法。如无其他问题可继续进行正确的脐部护理,并仔细观察脐带至残端自然脱落。如新生儿足月后脐带仍未脱落,可考虑使用硝酸银棒涂擦,促进脱落。

(四)脐带异常处理

刚出生后,脐带根部周围有少量血痂属于正常现象,应当做好脐部清洁,观察是否出现脐炎的症状。

1.感染

如脐部周围皮肤出现红肿,或脐部出现渗血、异常分泌物或气味,应当立即进行医疗处理。脐周无扩散者每天局部用消毒剂 2～3 次加强护理;有明显脓液、脐周有扩散或有全身症状者,除行局部消毒处理外,可先根据涂片结果经验性选择适当抗生素治疗,以后结合临床疗效及药敏试验再调整用药。

2.肉芽肿

如脐带并未完全干燥萎缩,而是脱落后形成肉芽肿,部分肉芽肿还有可能流出淡黄色液体,也需进行医疗处理。可使用硝酸银棒灼烧,严重的肉芽肿可行激光术或手术处理。

3.脐疝

如新生儿在哭闹时出现脐部膨出,膨出直径约 1 cm,用手指可轻轻还纳,则新生儿出现了脐疝。一般在 12～18 个月可以自愈,2 岁以下的患儿不需要做特别处理,每 6 个月进行常规保健检查即可。2 岁以上如仍不闭合应考虑实施手术治疗。家属在平日护理过程中如发现脐疝膨出越来越大,或出现膨出嵌顿、婴儿剧烈哭闹,应立即就医。

(李凤兰)

第三节　新生儿的家庭护理

儿童意外死亡是儿童死亡的重要原因之一。正确的家庭护理是避免新生儿意外死亡,降低患病率的重要环节。因此,保证新生儿居家环境安全,做好新生儿家庭护理在儿童成长中非常重要。

一、新生儿健康观察

(一)腹胀

正常新生儿在喂养过后腹部会轻微膨起,但摸起来是柔软的。如果新生儿的腹部膨起,却又胀又硬,而且合并了未排大便、呕吐等症状,则应当考虑出现了胃肠道的问题,应及时带到医院检查治疗。

(二)腹泻

根据新生儿的饮食情况和个体差异,其排便次数和规律有所不同。母乳喂养的新生儿每天可能出现数次的少量排便。然而,当新生儿的大便突然变成了稀软的水样便,而且排便频率明显高于平时,则可能发生了腹泻。此时应带新生儿及时就医。

(三)青紫

青紫又称发绀。寒冷状态下,新生儿的手脚容易发青,一旦暖和起来就会恢复正常。少数情况下,当新生儿剧烈哭闹时也会出现颜面部发青,一旦安静下来身上发青的部位又会恢复正常。但如果发现新生儿经常出现皮肤青紫,还伴有呼吸困难和喂养困难时,应怀疑存在心肺功能异常,导致新生儿在血液中无法获得足够的氧气,此时应当立即就医。

(四)发热

新生儿家中应常备电子体温计,使用方法应遵照说明书。当新生儿直肠温度高于 37.5 ℃,但低于 38 ℃时,可为新生儿进行温水擦浴或用松解、更换衣物等方法进行物理降温,30 分钟后再复测体温看是否恢复正常,如未恢复正常则应及时就医。如新生儿直肠温度大于 38 ℃,应及时就医。

（五）呼吸窘迫

如发现新生儿呼吸频率过快（每分钟超过 60 次）、出现呼吸费力、三凹征、呼吸有咕噜声、持续皮肤青紫等问题时，应立即就医。

（六）嗜睡

正常新生儿一般睡 2～4 小时会醒来并表现出喂养的需要，喂养完毕后会继续睡觉。如新生儿在一天之中很少有清醒的状态，或不会因为饥饿而醒过来，或表现疲倦、拒奶，则应考虑新生儿患有严重疾病，应立即就医。

（七）哭闹不止

哭闹是新生儿表达自己的语言，是新生儿饥饿、不舒适或疼痛的象征。如果家属已经尝试喂养、更换尿片、改善环境或安抚等措施，新生儿仍不能停止哭闹，应当怀疑是否为疾病原因导致，如疝气或其他导致疼痛的疾病。如新生儿出现了奇怪的哭声，或者突然尖叫，也提示新生儿可能出现了疾病。出现以上情况时应当及时就医。

（八）黄疸

新生儿会出现生理性黄疸，只要合理喂养、注意观察，一般无须特殊治疗就可消退。因此有些家属不认为黄疸是重要的问题，这种观念是错误的。足月儿生理性黄疸生后 2～3 天出现，4～5 天达到高峰，2 周左右消退，整个过程中一般没有其他症状。但当足月新生儿生后 24 小时内出现黄疸、黄疸的持续时间长（超过 4 周），或在医院检查发现胆红素值达到干预水平，就应当引起重视。尤其在家中还发现新生儿出现嗜睡、拒奶，或者烦躁、尖叫等症状，都应当立即就医，否则将对新生儿的神经功能及生命造成威胁。

二、新生儿居家环境安全

在迎接新生儿到来之前，家属就应该开始整理家中环境，营造利于新生儿生长发育的家庭环境。

在家中应当禁止吸烟。注意保持家中卫生，如使用地毯应经常吸尘；床上用品应使用枕套、被套，经常更换清洗，以免灰尘及微生物残留滋生，引发新生儿呼吸道问题。

房间应保持通风良好，厕所、厨房保持干爽，以免霉菌滋生。在家的每个家庭成员均应保持良好的个人卫生习惯，注意手卫生。尤其在为新生儿进行喂养前，应当做好洗手工作，保持喂养工具清洁。如要储存母乳，应当在冰箱中单独选择一个隔间存放，不要将母乳与其他食品、菜品、生冷肉食等混放。

（李凤兰）

第四节　新生儿窒息与复苏的护理

新生儿窒息是指生后 1 分钟内，无自主呼吸或未能建立规律呼吸而导致低氧血症和混合性酸中毒。凡能造成胎儿或新生儿缺氧的因素均可引起窒息。本病是引起新生儿伤残和死亡的重要原因之一，需要争分夺秒抢救。

一、临床特点

（一）胎动、胎心率改变

缺氧早期胎动增加，胎心率加快，高于等于160次/分；晚期为胎动减少或消失，胎心率减慢（＜100次/分）或消失。

（二）羊水呈黄绿或墨绿色

缺氧胎儿肛门括约肌松弛，排出胎粪，污染羊水。

（三）阿普加（Apgar）评分降低

Apgar评分0～3分为重度窒息，4～7分为轻度窒息，8～10分为正常。如出生1分钟评分为8～10分，5分钟后复评降到7分及以下亦属窒息。窒息患儿5分钟再评分仍低于6分，神经系统损伤较大，预后较差（表9-2）。

表9-2 Apgar评分标准

体征	0分	1分	2分
心率	无	＜100次/分	＞100次/分
呼吸	无	浅慢，哭声弱	正常、哭声响
肌张力	松弛	四肢稍屈曲	四肢动作好
刺激反应	无反应	少有动作，皱眉	咳嗽、喷嚏、哭
皮肤颜色	青紫或苍白	躯干红，四肢青紫	全身红

（四）部分患儿复苏后可出现各系统受损及并发症

1.呼吸系统

羊水、胎粪吸入性肺炎，肺透明膜病，呼吸暂停。

2.神经系统

颅内出血、缺氧缺血性脑病。

3.血液系统

出血倾向及弥漫性血管内凝血（DIC）。

4.消化系统

应激性溃疡、坏死性小肠结肠炎、肝功能损害。

5.泌尿系统

尿少、蛋白尿及管型，重者可发生急性肾小管坏死，有血尿素氮及肌酐增高、高钾血症等。

6.循环系统

心肌受损、三尖瓣闭锁不全、心力衰竭、心源性休克或肺动脉高压。

7.代谢紊乱

低血钙、低血糖或高血糖、酸中毒。

（五）辅助检查

1.血气分析

动脉血氧分压降低、二氧化碳分压增高、pH值下降。

2.血生化

血糖升高或降低、血钙降低、高血钾、心肌酶谱增高、血肌酐及尿素氮增高。

3.心电图

心电图可有心肌受损改变。

4.胸部 X 线检查

胸部 X 线检查可有肺气肿、肺不张等。

5.头颅 B 超或 CT

头颅 B 超或 CT 可有缺氧缺血性脑病或颅内出血改变。

二、护理评估

（一）健康史

详细询问妊娠期孕母的身体状况,产前的胎心和胎动,以及破膜时间、胎盘脐带情况、胎位、产程长短、羊水情况等。

（二）症状、体征

评估新生儿皮肤颜色、呼吸情况、心率、四肢肌张力及对刺激的反应;观察其皮肤、指甲有无胎粪污染;评估其有无各系统受损表现。

（三）社会、心理

了解家长对小儿治疗预后的担忧和焦虑,以及对后遗症康复护理知识和方法的了解程度。

（四）辅助检查

了解血气分析电解质检查结果,尤其注意酸中毒程度及新生儿窒息时二氧化碳分压情况,了解血生化检查值及胸部 X 线摄片、头颅 B 超或 CT 检查结果。

三、常见护理问题

（一）不能进行有效呼吸

新生儿不能进行有效呼吸与肺动脉收缩、肺血管阻力增加、肺血流减少、吸入羊水胎粪、中枢神经系统受损有关。

（二）心排血量减少

新生儿心排血量减少与肺水肿、肺动脉收缩、液体转移到组织间隙、心肌受损有关。

（三）组织灌注改变

新生儿组织灌注改变与低血容量、缺血有关。

（四）体温异常

新生儿体温异常与缺氧、体温调节中枢受损有关。

（五）感染风险

新生儿感染风险与免疫功能低下、吸入污染的羊水有关。

（六）焦虑（家长）

家长的焦虑情绪与新生儿病情危重及担心其预后有关。

四、护理措施

（一）早期预测

预测胎儿娩出后有窒息危险时应事先做好复苏准备。复苏必备物品:婴儿辐射保暖台(事先预热)、负压吸引器、吸引管(5 Fr、6 Fr、8 Fr)、复苏皮囊及面罩、供氧系统、新生儿喉镜、气管插管

(2.5 mm、3 mm、3.5 mm、4 mm)、胃管、脐静脉插管包、各种型号注射器、手套、胶布、听诊器、心电监护仪、氧饱和度监护仪等。复苏药品：1：10000 肾上腺素、生理盐水、10％葡萄糖、5％碳酸氢钠、注射用水、多巴胺、纳洛酮、5％白蛋白等。

（二）正确复苏

熟练掌握复苏程序。新生儿娩出后立即评估其是否足月妊娠、羊水清否、有无呼吸及哭声、肌张力情况是否良好正常，如果 4 个问题中有一个答案是"否"，则通常认为这个婴儿需要按顺序进行下列四种措施中的一种或多种。新生儿复苏过程中每隔 30 秒评估一次，并根据呼吸、心率、肤色同步评估是否需要进行下一步措施。

1.A（最初复苏步骤）

新生儿出生后，快速评估新生儿羊水情况是否正常、有无呼吸及哭声、肌张力情况是否正常、是否足月，如回答有"否"，立即将婴儿置于已预热好的辐射保暖台上或用预热的毯子将其裹住以减少热量散失。摆正体位，将头摆成"鼻吸位"（新生儿仰卧或侧卧，颈部轻度伸仰到吸气位置），为使新生儿保持正确体位，仰卧时可在其肩胛下垫一折叠的毛巾（垫高2～3 cm）。迅速清理呼吸道，先吸口腔后吸鼻腔（因鼻腔较敏感，吸鼻腔时比吸口腔时更容易受刺激而引发呼吸运动，易造成口腔咽部的黏液、羊水在清理之前被吸入肺内）。过度用力吸引可能导致喉痉挛和迷走神经性的心动过缓，并使自主呼吸出现延迟，因此应限制吸管插入的深度和吸引时间（<10 秒/次），吸引器的负压不超过 100 mmHg。用温热干毛巾快速擦干全身。重新摆正头部，使颈部轻微伸仰保持气道最佳开放状态。如患儿仍无呼吸，可拍打或弹足底两次或沿身体长轴快速摩擦腰背皮肤 1～2 次来促使呼吸出现。如出现正常呼吸、心率高于100 次/分、肤色红润，此时应做好观察。如出现正常心率、呼吸，但有中心性发绀则予常压吸氧，如这些努力无效则需要正压通气。

2.B（正压通气）

如经上述处理仍无规律呼吸建立，出现持续呼吸暂停或喘息或心率低于 100 次/分或婴儿经 100％浓度常压给氧仍持续中心性发绀，应进行正压通气。正压通气可使用气流充气式气囊、自动充气式气囊等设备。通气频率一般为 40～60 次/分（胸外按压时为30 次/分）。最初的几次正压呼吸需要30～40 cmH₂O（早产儿 20～25 cmH₂O，1 cmH₂O＝98 Pa），以后维持在 20 cmH₂O，如无法监测压力应该使用能使心率增加的最小压力。充分的人工呼吸应显示双肺扩张，可由胸廓起伏、呼吸音、心率及肤色来评价，如胸廓扩张不良可能与密闭不良、气道阻塞或压力不足有关，应重新调整面罩位置（面罩应正好封住口鼻）或纠正患儿头部位置或检查并清除气道分泌物或增大压力，必要时行气管插管。在新生儿复苏过程中应用气管插管术有以下几个指征：需要气管内吸引胎粪；复苏囊面罩通气无效或需长时间使用；需要胸外按压；需要气管内给药。正压通气 30 秒后如有自主呼吸，且心率大于 100 次/分、肤色红润可停止正压通气。如自主呼吸不充分，或心率小于 100 次/分，需继续正压人工呼吸；如心率低于60 次/分，继续正压人工呼吸并开始胸外按压。持续气囊面罩人工呼吸 2 分钟以上可产生胃充盈，应常规插入8 Fr胃管，用注射器抽气和在空气中敞开端口来缓解。

3.C（胸外按压）

100％氧充分正压通气30秒后如心率低于 60 次/分，开始胸外按压，并继续正压通气。胸外按压的部位位于胸骨下 1/3 处（两乳头连线下方，剑突之上）。按压深度为胸廓前后径的 1/3，产生可触及的脉搏为有效。有两种按压方法：双拇指重叠或并列按压，其余手指环抱胸廓支撑背部（双拇指-环抱术）；或以右手食、中指指尖放在胸骨上按压，另一手支撑背部（双指法）。因为双拇指-环抱术比双指法可产生更高的收缩期峰值和冠状动脉灌注压,所以建议采用前者。然而当需要进行脐插管术时,双指法也许更合适。胸外按压下压时间稍短于放松时间,这样的按压比率在理论上可以提供更多的血流,同时胸外按压与通气应该协调一致,避免同时施行。在放松时,胸壁应被完全扩张,但复苏者的拇指不应离开胸壁。胸外按压与通气的次数比例应达到3:1,即每分钟120次动作中给予90次胸外按压和30次通气,约1/2秒的时间内完成每次动作,2秒完成一个循环(做3次胸外按压和1次正压通气)。30秒后再次评估心率,协调的胸外按压与通气应持续到自主心率达到60次/分以上。如心率仍低于60次/分,除继续胸外按压外,应考虑使用肾上腺素。

4.D(用药)

在新生儿复苏时,很少需要用药。但如果30秒100%氧正压通气和胸外按压后心率仍持续低于60次/分,则需要使用肾上腺素。①1:10000肾上腺素0.1~0.3 mL/kg。过去的指南推荐通过气管插管给予初始剂量的肾上腺素,然而动物实验研究表明使用该推荐剂量插管内给药无效,插管内给予肾上腺素,其剂量需比现在的推荐剂量高出很多,而高浓度、大剂量肾上腺素可导致新生儿高血压、心肌功能下降和神经功能受损,因此现在主张通过静脉给药,需要每3~5分钟重复一次(心率>100次/分停止给药)。②扩容剂。当怀疑新生儿有失血或出现休克症状(皮肤苍白、低灌注、脉搏弱)和对复苏措施无明显反应时,应考虑使用扩容剂。等张晶体液较清蛋白好,推荐用生理盐水,剂量为10 mL/kg,静脉缓慢推入(>10分钟),必要时可重复给予。当复苏早产儿时应避免扩容剂输注太快,因为快速输注大量溶液可导致脑室内出血。③碳酸氢钠。在一般的心肺复苏过程中不鼓励使用碳酸氢钠,但在对其他治疗无反应或严重代谢性酸中毒时使用,剂量为2 mmol/kg,将5%(0.6 mmol/ mL)碳酸氢钠溶液3.3 mL/kg用等量5%~10%葡萄糖溶液稀释后经脐静脉或外周静脉缓慢注射(>5分钟)。注意碳酸氢钠的高渗透性和产生CO_2的特性对心肌和大脑功能有害,应在建立充分的人工呼吸和血液灌注后应用。④纳洛酮。不推荐在产房新生儿呼吸抑制的初步复苏过程中使用纳洛酮。如果需要使用纳洛酮,心率和肤色必须首先被通气支持纠正,首选的途径是静脉或肌内注射,推荐剂量为0.1 mg/kg。有报告提示给予吸毒母亲生出的婴儿纳洛酮后,会导致其癫痫发作,因此应避免将其应用于那些长期暴露于阿片类物质的母亲生出的新生儿身上。纳洛酮较母源性阿片类物质的半衰期更短,因此应严密监测新生儿,如反复出现呼吸暂停或通气不足,应给予后续剂量的纳洛酮。

(三)复苏后护理

1.加强监护

对于复苏后的新生儿,不应将其视同正常新生儿,而必须给予其密切观察监护,监护内容有以下几种。

(1)生命体征:包括呼吸、心率、血压、氧饱和度,呼吸是监护的重点,应密切观察呼吸的频率、节律的变化,注意有无呼吸困难,若复苏后患儿呼吸已正常,两天后又加快,这常是继发肺炎的征兆。

(2)重要脏器受损的表现:观察患儿反应是否灵敏,有无两眼凝视、四肢抖动、肌张力改变、颅内压增高等神经系统表现;记录出入液量,尤其注意小便的次数、量以及颜色,了解肾功能情况;注意观察有无腹胀、呕吐咖啡色物等应激性溃疡表现,以及腹胀、胃潴留、便血等坏死性小肠结肠炎表现等。

(3)皮肤颜色:如有发绀应仔细查找原因,及时处理。

（4）监测各种实验室检查结果：血气分析、血钾、血氯、血钠值、血糖、血胆红素、心肌酶谱、肌酐、尿素氮值等。

2.保证营养

维持患儿血糖正常，严防低血糖造成神经系统损伤。如无并发症，出生后半小时可吸吮母亲乳头；重度窒息儿复苏恢复欠佳者，应适当延迟开奶时间，并防止呕吐物吸入再次引起窒息，喂养不能保证营养者予静脉补液。

3.预防感染

曾气管插管的新生儿，对于疑有感染者用抗生素预防感染，加强口腔、皮肤、脐部护理，工作人员应严格执行无菌操作技术。

（四）维持合适体温

有缺氧缺血损伤的婴儿应避免体温过高。必要时应用人工低温疗法，如适度的全身低温（34～34.5 ℃）或选择性脑部低温（34～35 ℃），但目前尚无足够的证据证明这些疗法可以被常规推荐使用。

（五）安慰家长

耐心细致地解答病情，取得家长的理解，减轻家长的恐惧心理，得到家长最佳的配合。

（李凤兰）

第五节　新生儿肺炎的护理

新生儿肺炎是一种常见病。按病因不同可分为吸入性肺炎和感染性肺炎两大类。

一、临床特点

（一）吸入性肺炎

吸入性肺炎主要指胎儿或新生儿吸入羊水、胎粪、乳汁等引起的肺部炎症。胎儿在宫内或娩出时吸入羊水所致的肺炎称羊水吸入性肺炎；吸入被胎粪污染的羊水引起的肺炎称胎粪吸入性肺炎；出生后因喂养不当、吞咽功能不全、反流或呕吐、食管闭锁和唇裂、腭裂等引起乳汁吸入而致的肺炎称乳汁吸入性肺炎。其中以胎粪吸入性肺炎最为严重，病死率最高。

1.羊水、胎粪吸入者

羊水、胎粪吸入者多有宫内窘迫和（或）产时的窒息史。

（1）羊水吸入量少者可无症状或仅轻度呼吸困难，吸入量多者常在窒息复苏后出现呼吸窘迫、青紫，口腔流出液体或泡沫，肺部可闻及粗湿啰音。

（2）胎粪吸入者症状常较重，分娩时可见羊水混胎粪，患儿皮肤、脐窝、指（趾）甲被胎粪污染，口鼻腔、气管内吸引物中含胎粪。窒息复苏后很快出现呼吸急促、鼻翼扇动、三凹征、呼气呻吟及发绀，甚至呼吸衰竭。双肺可闻及干湿性啰音，可并发肺不张、肺气肿、纵隔气肿或气胸、持续肺动脉高压、急性呼吸窘迫综合征（ARDS）等。

2.乳汁吸入者

乳汁吸入者常有喂奶时或喂奶后呛咳，乳汁从口、鼻腔流出或涌出，症状与吸入程度有关。

患儿可有咳嗽、喘憋、气促、发绀、肺部啰音等,严重者可发生窒息。

3.辅助检查

(1)血气分析:常有低氧血症或高碳酸血症,pH 值降低。

(2)胸部 X 线检查:双肺纹理增粗,常伴肺气肿或肺不张,可见结节状阴影或不规则斑片状影。胎粪吸入性肺炎双肺可有广泛粗颗粒阴影或斑片状云絮影,常伴气漏。

(二)感染性肺炎

感染性肺炎是指出生前、出生时或出生后感染细菌、病毒、原虫等微生物引起的肺炎。宫内和分娩过程中感染以大肠埃希菌、B 族链球菌、巨细胞病毒为主;出生后感染以金黄色葡萄球菌、大肠埃希菌为主,近年来条件致病菌,如克雷伯菌、表皮葡萄球菌、厌氧菌、真菌等亦可引起感染性肺炎。新生儿感染性肺炎多数为产后感染性肺炎,可由上呼吸道炎症向下蔓延引起,也可为败血症并发。

宫内、产时感染发病早,产后感染发病较晚。

1.症状与体征

症状与体征主要有发绀、呻吟、口吐泡沫、呼吸急促、鼻翼扇动、点头样呼吸、三凹征、体温异常、反应差、吃奶差。早产儿可见呼吸暂停,日龄大的新生儿可有咳嗽,双肺可闻及干湿性啰音,严重者可出现呼吸衰竭、心力衰竭。金黄色葡萄球菌肺炎易并发气胸、脓胸、脓气胸,病情常较严重。

2.辅助检查

(1)外周血象:白细胞总数在发生细菌感染时大多增高,在病毒感染时保持正常或降低。

(2)宫内感染脐血或出生早期血免疫球蛋白 M(IgM)高于 200 mg/L。

(3)血气分析和电解质测定:常有低氧血症或高碳酸血症,pH 值降低,可伴有电解质紊乱。

(4)病原学检查:采集深部气道分泌物或支气管肺泡灌洗液做细菌培养,必要时做病毒学、支原体、衣原体、解脲脲原体检测,可呈阳性。

(5)胸部 X 线摄片:产前感染者常以肺间质病变为主;产时感染 B 族链球菌,胸片与肺透明膜病相似,后期呈大片毛玻璃影;产后感染者多见两肺散在斑片状阴影,可伴大片融合或肺不张、肺气肿等。

二、护理评估

(一)健康史

询问母亲孕期,尤其是孕后期有无感染病史,如巨细胞病毒或弓形虫等感染;有无羊膜早破;询问羊水颜色、性质,有无宫内窘迫或产时窒息;了解 Apgar 评分。了解新生儿有无脐部或皮肤等感染病史及呼吸道感染性疾病接触史;有无长期住院、气管插管等医源性感染的因素。

(二)症状、体征

注意评估患儿是否反应差、发热或体温不升,注意呼吸频率、节律、深浅度,观察有无发绀、呻吟、口吐白沫、呼吸急促、吸气性三凹征、胸腹式呼吸、咳嗽、呼吸暂停等。

(三)社会、心理

新生儿肺炎多数预后良好,可痊愈出院。少数患有肺炎、胎粪吸入性肺炎、呼吸机肺炎等病的患儿病情较重、病死率高或病程迁延,应注意评估家长有无焦虑与恐惧。

（四）辅助检查

了解痰、血化验、胸部 X 线片检查结果,尤其应注意了解血气分析结果,以指导氧疗。

三、常见护理问题

（一）不能有效清理呼吸道

不能有效清理患儿的呼吸道与炎症使呼吸道分泌物增多、咳嗽无力等有关。

（二）气体交换功能受损

患儿气体交换功能受损与吸入羊水、胎粪、奶汁及肺部炎症有关。

（三）喂养困难

患儿喂养困难与呼吸困难、反应差、拒奶、呛奶等有关。

（四）体温异常

患儿体温异常与肺部感染有关。

（五）合作性问题

心力衰竭、气胸、脓胸或纵隔气肿。

四、护理措施

（一）保持呼吸道畅通,改善肺部血液循环,改善通气和换气功能

（1）胎头娩出后立即吸尽口、咽、鼻黏液,无呼吸及疑有分泌物堵塞气道者,立即进行气管插管,并通过气管内导管将黏液吸出,再吸氧或人工呼吸。

（2）室内空气宜新鲜,保持湿度在 60% 左右。分泌物黏稠者可行雾化吸入,湿化气道分泌物,使之易排出。雾化液可用生理盐水,也可加入抗感染、平喘、化痰药物,雾化吸入每次不超过 15 分钟,以免引起肺水肿。

（3）胸部物理疗法促进血液循环,有利于肺部炎症吸收。①头高位或半卧位以利呼吸,肺不张者取健侧卧位。经常翻身、有条件多怀抱。②拍背:由下而上,由外周向肺门用弓状手掌拍击,使小气道分泌物松动,易于进入大气道。③吸痰:吸痰负压 75～100 mmHg,有下呼吸道分泌物黏稠,造成局部阻塞引起肺不张、肺气肿者可用纤维支气管镜术吸痰。④根据病情和胸片中病变的部位选用适当的体位引流,以利呼吸道分泌物或胎粪的清除。⑤病程迁延者可行胸部超短波或红外线理疗。

保持安静,减少氧耗,避免剧烈哭闹,必要时遵医嘱使用镇静剂。

（二）合理给氧

轻、中度缺氧采用鼻导管给氧,氧流量为 0.5～1 L/min;或面罩给氧,氧流量为 2～3 L/min。重度缺氧可用头罩给氧,氧流量为 5～8 L/min。还需要根据动脉血氧分压及时调节吸入氧浓度,氧分压（$PaCO_2$）维持在 50～80 mmHg,至青紫消失为止。如青紫无改善,二氧化碳分压（PaO_2）持续低于 50 mmHg 或 $PaCO_2$ 持续高于 60 mmHg,并发生呼吸衰竭时,可气管内插管进行机械通气。给氧浓度不宜过高,时间不宜太长,以免发生早产儿视网膜病、支气管肺发育不良等并发症。

（三）维持正常体温

置患儿于中性环境温度中。患新生儿肺炎时,体温可能升高也可能降低,应根据病情不同,采取相应方法维持正常体温。

（四）耐心喂养，保证营养供给

患儿易呛奶，能喂奶时应将其头部抬高或将其抱起，并耐心行间隙喂奶，不宜过饱，以免影响呼吸和引起呕吐、吸入。呛奶严重或呼吸困难明显者可行鼻饲。对于进食少者，根据不同日龄、体重，以及其他因素给予静脉补液，对重症肺炎患儿补液时，适当控制输液速度避免诱发心力衰竭。

（五）密切观察病情，及时发现异常并积极处理

监测体温、心率、呼吸、血压、经皮氧饱和度、动脉血气，记录出入液量。注意观察以下几点。

（1）呼吸系统表现是否改善，如青紫、呼吸困难、咳嗽有无改善。

（2）全身症状是否好转，如反应、体温、进奶量等是否好转。

（3）观察有无并发症，如面色苍白或发绀加重、烦躁、短期内呼吸明显加快、心率加快、肝脏增大，若有这些并发症提示并发心力衰竭，应配合做好给氧、镇静、强心、利尿等处理。如烦躁不安、突然呼吸困难伴青紫加重、一侧胸廓饱满及呼吸音降低可能合并气胸，应立即做好胸腔穿刺或胸腔闭锁引流准备。如出现烦躁、前囟隆起、惊厥、昏迷，则可能并发中毒性脑病，应遵医嘱行止痉、脱水等治疗。如腹胀明显，可能存在中毒性肠麻痹或低血钾，予禁食、胃肠减压、肛管排气，以及根据血钾报告补钾。

五、出院指导

（一）环境

选择阳光充足、空气流通的朝南房间为佳。室温要求在 22～24 ℃，夏冬季可借助空调或取暖器调节；相对湿度 55％～65％为宜，气候干燥时可在室内放一盆水；保持室内空气新鲜，无层流或新风系统的病室应定时通风，冬天可每日通风两次，每次 30 分钟，避免对流风。

（二）用药

患儿病愈出院后，一般不需要用药。如需服用药物要根据医嘱，不可随意增减。请勿在小儿哭闹时喂药，以免误吸入气管。

（三）喂养

喂养要有耐心，以少量多餐为宜。奶头孔大小要适宜。喂好后将小儿竖直，头伏于母亲肩上，轻拍其背以排出咽下的空气，避免溢乳和呕吐，待打嗝后再取右侧卧位数分钟。容易吐奶的小儿可同时抬高肩背部，以促进胃排空，减少吐奶的发生。当小儿发生呕吐时，迅速将小儿的头侧向一边，轻拍其背部，并及时清除口鼻腔内的奶汁，防止奶汁吸入。

（四）日常护理

多怀抱小儿，如小儿处于肺炎未愈出院或肺炎恢复期，可自脊柱两侧由下而上，由外向内用弓状手掌拍其背部。经常检查鼻孔是否通畅，清除鼻孔内的分泌物。卧位一般取右侧卧位，如仰卧时要避免颈部前屈或过度后伸。洗澡时，要求室温 26～30 ℃，水温 38～40 ℃，关好门窗，动作轻快，及时擦干，注意保暖避免着凉。根据季节及气候及时增减衣服，防止过热或着凉，衣着以小儿的手足温暖而不出汗为宜。少去公共场所，减少探视，避免接触呼吸道感染者。

（李凤兰）

第六节　新生儿黄疸的护理

新生儿黄疸(neonatal jaundice)又称高胆红素血症,是由于新生儿时期血清胆红素浓度升高而引起皮肤、巩膜等黄染的临床现象,分生理性黄疸及病理性黄疸两大类。严重者非结合胆红素进入脑部可引起胆红素脑病(核黄疸),会危及生命或导致中枢神经系统永久性损害而留下智力落后、听力障碍等后遗症。

一、临床特点

(一)生理性黄疸

生理性黄疸主要由新生儿肝葡萄糖醛酸转移酶活力不足引起。黄疸一般在生后 2～3 天开始出现,4～5 天达高峰,10～14 天消退,早产儿可延迟到 3～4 周。血清胆红素:足月儿低于 221 μmol/L(12.9 mg/dL),早产儿低于 256.5 μmol/L(15 mg/dL)。一般情况良好,以血中非结合胆红素升高为主要特征。

(二)病理性黄疸

1.一般特点

①黄疸出现早,一般在生后 24 小时内出现。②黄疸程度重,血清胆红素足月儿大于 221 μmol/L(12.9 mg/dL),早产儿大于 256.5 μmol/L(15 mg/dL)。③黄疸进展快,血清胆红素每日上升大于 85 μmol/L(5 mg/dL)。④黄疸持续时间长,足月儿超过 2 周或早产儿超过 4 周黄疸仍不退或退而复现。⑤血清结合胆红素大于 26 μmol/L(1.5 mg/dL)。⑥重者可引起胆红素脑病,又称核黄疸,是由于血中游离非结合胆红素通过血脑屏障引起的脑组织的病理性损害。胆红素脑病一般发生在生后 2～7 天,早产儿更易发生。临床分警告期、痉挛期、恢复期、后遗症期。警告期表现为嗜睡、吸吮力减弱、肌张力低下,持续 12～24 小时。痉挛期表现为发热、两眼凝视、肌张力增高、抽搐、两手握拳、双臂伸直内旋、角弓反张,多数因呼吸衰竭或肺出血死亡,持续 12～48 小时。恢复期表现为抽搐减少或消失,恢复吸吮能力,反应好转,此期约持续 2 周。后遗症期于生后 2 个月或更晚时出现,表现为手足徐动、眼球运动障碍、听力障碍、牙釉质发育不良、智力障碍等。

2.不同病因引起病理性黄疸的特点

(1)胆红素来源增多引起的病理性黄疸以非结合胆红素增高为主。

1)新生儿溶血:①同族免疫性溶血如新生儿 ABO 或 Rh 溶血症以及其他血型不合溶血。ABO 或 Rh 溶血症患儿往往于生后 24 小时内出现黄疸,并迅速加重,可有进行性贫血。ABO 溶血症可呈轻中度贫血或无明显贫血;Rh 溶血症贫血出现早且重,严重会出现死胎或出生时已有严重贫血、心力衰竭,部分患儿因抗体持续存在,可于生后 3～6 周发生晚期贫血。全身水肿主要见于 Rh 溶血症;肝脾肿大为髓外造血活跃所致;低血糖见于重症 Rh 溶血症大量溶血时造成还原型谷胱甘肽增高刺激胰岛素释放;重症者可有皮肤瘀点、瘀斑、肺出血等出血倾向;容易发生胆红素脑病。血型鉴定母婴 Rh 或 ABO 血型不合;血中有致敏红细胞及免疫性抗体,改良直接抗人球蛋白试验阳性,抗体释放试验阳性,游离抗体试验阳性。②红细胞酶缺陷溶血,如葡萄糖 6-

磷酸脱氢酶(G-6-PD)缺乏症,往往生理性黄疸持续不退或进行性加重、贫血、易发生胆红素脑病、高铁血红蛋白还原率下降。③红细胞形态异常,如遗传性球形、椭圆形、口形红细胞增多症等。球形红细胞增多症早期可出现溶血性贫血,外周血直径较小的球形红细胞增多,红细胞脆性试验阳性,有家族史。④血红蛋白病如地中海贫血,可引起胎儿水肿综合征、低色素小细胞性贫血、黄疸、肝脾肿大。

2)体内出血:发生头颅血肿、颅内出血、内脏出血等情况时,逸至血管外的红细胞寿命会缩短而出现黄疸,有相应部位出血的表现。

3)红细胞增多症:常见于宫内缺氧、胎-胎输血、脐带结扎延迟等,一般在生后 48 小时出现黄疸加深,病儿有多血貌或青紫,呼吸暂停,静脉血红细胞大于 $6×10^{12}/L$,血红蛋白大于 220 g/L,血细胞比容大于 65%。

4)肠肝循环增加:①开奶延迟,吃奶少,大便排出延迟、排出少或不排,使胆红素重吸收增加而出现黄疸,以非结合胆红素升高为主;②母乳性黄疸见于母乳喂养儿,可能与母乳中 β-葡萄糖醛酸苷酶活性高使胆红素重吸收增加有关,黄疸于生后 3～8 天出现,1～3 周达高峰,6～12 周消退,停喂母乳 3～5 天黄疸明显减轻或消退,如重新母乳喂养黄疸可稍加重,患儿一般情况良好。

5)其他:维生素 E 缺乏、低锌血症可影响红细胞膜功能;孕母分娩前静脉滴注催产素(>5 U)和不含电解质的葡萄糖溶液,使胎儿处于低渗状态导致红细胞通透性及脆性增加而溶血,母亲有分娩前用药史,以非结合胆红素升高为主。

(2)肝摄取结合胆红素减少以非结合胆红素升高为主。

1)葡萄糖醛酸转移酶受抑制:家族性、窒息、缺氧、低体温、低血糖、使用水合氯醛、婴儿室应用酚类清洁剂可抑制肝酶活力,患儿有血糖及体温异常、窒息、用药等相应病史,以非结合胆红素升高为主。

2)先天性葡萄糖醛酸转移酶缺乏症(Crigler-Najjar 综合征):分两型。Crigler-Najjar Ⅰ型为葡萄糖醛酸转移酶完全缺乏,常染色体隐性遗传病,多于出生后 3 天内出现明显黄疸,并持续终身,黄疸不能被光疗所控制,需换血再行光疗方能奏效,如不换血大多发生胆红素脑病,酶诱导剂无效。Crigler-Najjar Ⅱ型为葡萄糖醛酸转移酶部分缺乏,常染色体显性遗传病,酶诱导剂有效,个别发生胆红素脑病。

3)家族性暂时性新生儿高胆红素血症(Lucey-Driscoll 综合征):母孕中、后期,血清中一种能通过胎盘到达胎儿体内的孕激素抑制了葡萄糖醛酸转移酶,有明显家族史,多于出生后 48 小时内出现严重黄疸,如不及时换血可发生胆红素脑病,生后 2 周内黄疸逐渐消退。

4)先天性非溶血性黄疸(Gilbert 综合征):常染色体显性遗传病,肝细胞摄取胆红素功能障碍,也可伴有葡萄糖醛酸转移酶活性部分减低,一般黄疸轻,呈慢性或间歇性。

5)酸中毒、低蛋白血症:影响非结合胆红素与清蛋白结合,血气分析 pH 值降低或血清蛋白低。

6)药物:磺胺类、水杨酸盐、维生素 K_3、吲哚美辛、毛花苷 C 与胆红素竞争 Y、Z 蛋白结合位点;噻嗪类利尿剂可使胆红素与清蛋白分离等。

7)其他:甲状腺功能低下、脑垂体功能低下、先天愚型等常伴血胆红素升高或生理性黄疸消退延迟。甲状腺功能低下的表现为少哭、喂奶困难、吸吮无力、肌张力低、腹膨大、便秘、生理性黄疸持续不退,血清 T_3、T_4 降低,促甲状腺激素(TSH)增高。

(3)胆红素排泄障碍引起结合胆红素增高或混合性高胆红素血症。

1)肝细胞对胆红素的排泄障碍。①新生儿肝炎综合征:如 TORCH(T:弓形虫;R:风疹病毒；C：巨细胞病毒；H：单纯疱疹病毒；O：其他，如乙肝病毒、梅毒螺旋体、EB 病毒等）感染引起，以巨细胞病毒感染最常见。病原体可经胎盘传给胎儿或在通过产道时引发感染，常在生后 1～3 周或更晚时出现黄疸，粪便色浅或灰白，尿色深黄，可有厌食、呕吐、肝脏肿大、肝功能异常；血清巨细胞病毒、疱疹病毒、风疹病毒、弓形虫 IgM 抗体阳性；巨细胞病毒（CMV）感染者还可有 CMV 特异性结构蛋白 CMV-PP65 阳性、尿 CMV-DNA 阳性；梅毒患儿梅毒螺旋体间接血凝试验（TPHA）及快速血浆反应素试验（RPR）阳性。②先天性代谢缺陷病：如半乳糖血症，患儿进食乳类后出现黄疸、呕吐、体重不增、白内障、低血糖和氨基酸尿，红细胞 1-磷酸半乳糖尿苷转移酶活性低，血半乳糖升高。③先天性遗传性疾病：如家族性进行性胆汁淤积、先天性非溶血性黄疸（结合胆红素增高型）等，以结合胆红素升高为主，家族性进行性胆汁淤积最初的症状为间隙性黄疸，常因感染而诱发，以后转变为慢性进行性胆汁淤积，肝硬化。

2）胆管胆红素的排泄障碍。①新生儿先天性胆道闭锁：出生后 1～3 周出现黄疸并逐渐加重，大便出生后不久即呈灰白色，皮肤呈深黄绿色，肝脏明显增大，质硬，大多于 3～4 个月后发展为胆汁性肝硬化，以结合胆红素增高为主，腹部 B 超检查可发现异常。②先天性胆总管囊肿：呈间隙性黄疸、腹部肿块、呕吐、无黄色大便，超声检查可确诊。③胆汁黏稠综合征：严重新生儿溶血病时，大量溶血造成胆总管被黏液或浓缩胆汁所阻塞，皮肤呈深黄绿色，大便呈灰白色，尿色深黄，以结合胆红素升高为主。④肝和胆道肿瘤、胆道周围淋巴结病压迫胆总管引起黄疸，以结合胆红素升高为主，腹部 B 超或 CT 协同做出诊断。

（4）混合性病因。如新生儿败血症，感染的病原体或病原体产生毒素，破坏红细胞及抑制肝酶活性引起黄疸。常表现为生理性黄疸持续不退或退而复现或进行性加重，有全身中毒症状，有时可见感染灶，早期以非结合胆红素升高为主或结合胆红素与非结合胆红素均高，晚期有的以结合胆红素升高为主，血培养可阳性，白细胞总数、C 反应蛋白增高。

（三）辅助检查

（1）血常规：溶血者红细胞和血红蛋白含量降低（早期新生儿小于 145 g/L），网织红细胞含量显著增高（大于 6%），有核红细胞含量增高（大于 10/100 个白细胞）。

（2）血清总胆红素增高，结合和（或）非结合胆红素升高。

二、护理评估

（一）健康史

了解母亲妊娠史（胎次、有无不明原因的流产、早产及死胎、死产史和输血史，妊娠并发症，产前有无感染和羊膜早破）；有无黄疸家族史；患儿的兄、姐有无在新生儿期死亡或者明确有新生儿溶血病；询问父母血型、母婴用药史；了解患儿喂养方式（母乳或人工喂养）、喂养量，以及大小便颜色、量；了解患儿有无接触樟脑丸、萘；询问黄疸出现时间及动态变化。

（二）症状、体征

评估黄疸程度、范围；有无皮肤黏膜苍白、水肿、肝脾肿大；评估患儿有无心率快等心力衰竭表现及嗜睡、角弓反张、抽搐等胆红素脑病的表现；检查有无头颅血肿；注意有无脓疱疹、脐部红肿等感染灶；注意大小便颜色及大便次数、量。

（三）社会、心理

评估家长对黄疸病因、预后、治疗、护理的认识程度；了解家长心理状态，判断其有无认识不足和焦虑。

（四）辅助检查

了解母子血型,血红蛋白、网织红细胞、血清胆红素值,尤其是非结合胆红素值是否升高,抗人球蛋白试验、红细胞抗体释放试验等是否阳性。了解红细胞脆性试验、肝功能检查是否异常,高铁血红蛋白还原率是否小于75%。了解血培养是否阳性、白细胞总数、C反应蛋白是否增高。了解血、宫内感染病原学检查结果及腹部B超等检查结果。

三、常见护理问题

（一）合作性问题

合作性问题见于胆红素脑病患儿。

（二）有体液不足的危险

体液不足与光照使失水增加有关。

（三）皮肤完整性受损

皮肤完整性受损与光照疗法引起结膜炎、皮疹,腹泻致尿布疹有关。

（四）感染风险

感染与机体免疫功能低下有关。

（五）知识缺乏

家长缺乏黄疸的护理知识。

四、护理措施

（一）密切观察病情

（1）观察黄疸的进展和消退情况:监测胆红素值;观察皮肤黄染程度、范围及其变化;注意大小便色泽。

（2）注意有无拒食、嗜睡、肌张力减退等胆红素脑病的早期表现。

（3）观察贫血进展情况:严密监测患儿贫血的实验室检查结果,观察患儿面色、呼吸、心率、尿量、水肿、肝脏大小等情况,判断有无心力衰竭。

（二）减少胆红素产生,促进胆红素代谢,预防胆红素脑病

1.做好蓝光疗法和换血疗法的准备与护理工作

具体见蓝光疗法和换血疗法。需做换血疗法者用无菌生理盐水持续湿敷脐带残端以保持新鲜,防止脐血管干燥闭合,为脐动脉插管做准备。

2.遵医嘱给予血浆、清蛋白和肝酶诱导剂

非结合胆红素增高明显者应遵医嘱尽早使用血浆、清蛋白,以降低胆红素脑病的危险。清蛋白一般稀释至5%静脉输注。溶血症者遵医嘱正确输注丙种球蛋白以抑制溶血。

3.杜绝一切能加重黄疸、诱发胆红素脑病的因素

避免发生低温、低血糖、窒息、缺氧、酸中毒、感染,避免不恰当使用药物等。①做好保暖工作,监测体温,维持体温正常。②供给足够的热量和水分,如病情允许,及早、足量地喂养,不能进食者由静脉补充液体和热量。监测血糖,及时处理低血糖。③监测血气分析、电解质,缺氧时给予吸氧,及时纠正酸中毒。④避免使用影响胆红素代谢的药物,如磺胺类、吲哚美辛等。⑤防止感染:加强皮肤、黏膜、脐带、臀部护理,接触患儿前洗手。⑥保持大便通畅,必要时开塞露灌肠,促进胆红素排泄。⑦避免快速输入高渗性药液,以免血-脑屏障暂时开放而使

胆红素进入脑组织。

（三）减轻心脏负担，防止心力衰竭

（1）保持患儿安静，减少不必要的刺激，各项治疗护理操作尽量集中进行。

（2）静脉输注清蛋白4小时左右，必要时在输注后遵医嘱预防性使用呋塞米，以减轻心脏负荷。

（3）心力衰竭时输液速度为5 mL/(kg·h)左右。遵医嘱给予利尿剂和洋地黄类药物，并密切观察药物反应，防止中毒。

五、出院指导

（一）用药

出院时若黄疸程度较轻，日龄已大，可不必再服用退黄药物；若黄疸仍明显，可能需要服用苯巴比妥与尼可刹米联合制剂（酶诱导剂）3～6天。贫血者应强调铁剂的补充。葡萄糖-6-磷酸脱氢酶（G-6-PD）缺陷者，可因某些药物，如维生素K_3、磺胺类、解热镇痛药及新生霉素等引起溶血和黄疸，乳母和小儿都应避免应用。肝炎综合征病程较长，一般需4～6个月，出院后常需要服用保肝药，如葡醛内酯、胆酸钠等，同时小儿要加强脂溶性维生素的补充。

（二）复查

疑有胆红素脑病或已确诊胆红素脑病的患儿，应加强神经系统方面的随访，以便尽早做康复治疗。新生儿溶血病的患儿，一般在出生后2～3个月内每1～2周复查一次血红蛋白，若血红蛋白降至80 g/L以下，应输血以纠正贫血。患肝炎综合征的小儿，应每隔1～2个月复查肝功能，直至完全康复。

（三）就诊

孩子出现下列情况，如小儿黄疸持续时间较长，足月儿大于2周，早产儿大于4周，黄疸消退或减轻后又再出现或加重，更换尿布时发现大便颜色淡黄或发白，甚至呈陶土色，尿色变深黄或呈茶色，或者皮肤出现瘀斑、瘀点、大便变黑等，家长要引起重视，及时就诊。

（四）喂养

母乳营养高、吸收快、无菌且含有多种免疫活性物质，即使患有新生儿溶血病仍提倡母乳喂养，可按需喂养。若为G-6-PD缺陷者，乳母和小儿忌食蚕豆及其制品。母乳性黄疸，若黄疸较深可暂停或减少母乳喂养，改喂其他乳制品，2～4天后黄疸会减退，再喂母乳时黄疸再现，但较前为轻且会逐渐消退，所以不必因黄疸而放弃母乳喂养。

（五）促进孩子康复的措施

婴儿和产妇的房间应该空气清新，阳光充足；抱孩子适当进行户外活动，多晒太阳；保持婴儿大便通畅，如大便秘结，及时用开塞露灌肠以排出大便，减少胆红素吸收。由于低温、低血糖会加重黄疸，应避免受寒和饥饿，保管G-6-PD缺陷者衣服时勿放樟脑丸。

溶血症患儿母亲如再次妊娠，需做好产前监测与处理。孕期监测抗体滴度，对于不断增高者，可采用反复血浆置换术。胎儿水肿，或胎儿血红蛋白（Hb）低于80 g/L，而肺尚未成熟者，可行宫内输血；重症Rh阴性孕妇既往有死胎、流产史，再次妊娠中Rh抗体效价升高，羊水中胆红素增高，且羊水中磷脂酰胆碱与鞘磷脂的比值大于2，可提前分娩，减轻胎儿受累。胎儿娩出后及时送新生儿科诊治。

（李凤兰）

第七节 新生儿溶血的护理

新生儿溶血病是因母婴血型不合引起的同种免疫性溶血,治疗不及时将导致严重的贫血、心力衰竭,或留有神经系统后遗症,甚至危及患儿生命。新生儿溶血病以 ABO 溶血病和 Rh 溶血病最为常见。

一、护理关键

(1)观察患儿皮肤黄染的部位和范围,估计血清胆红素,判断其发展速度。

(2)协助患儿绝对卧床休息。

(3)做好家属心理护理,避免精神紧张,积极配合治疗。

(4)预防并发症。

二、一般护理

(1)频繁哺乳促进患儿康复。对溶血病患儿,应当坚持早期、足量母乳喂养,每日可哺乳 8~12 次。频繁有效的哺乳可减少患儿体内胆红素的肠肝循环,特别在患儿出生后的最初 3~4 天,做到频繁有效的吸吮,可有效预防高胆红素血症的发生。

(2)为患儿营造温暖、清洁的环境。患儿体温过低不利于血清胆红素的降低,因此,室温以 22~24 ℃为宜,相对湿度以 50%~60% 为宜。为患儿换衣服、换尿布、洗澡等操作应尽量集中进行,动作快速、轻柔,避免患儿受凉。要保持居室清洁,应用湿布擦灰,以防灰尘扬起。室内每日可用紫外线灯消毒 1 次,用消毒液拖地 1 次。室内严禁吸烟,尽量减少亲友探视,不要让宠物入内,以免患儿发生感染。此外,患儿的各类用品可用水煮、日晒、消毒液浸泡等方法消毒。

(3)患儿基础护理。①脐部护理:观察脐部有无渗血渗液、红肿、脓性分泌物等现象,如发生感染,可用络合碘不定时涂抹,并把尿裤敞开,避免摩擦。②眼睛护理:观察双眼是否有分泌物增多、发炎等现象,如有感染,可涂红霉素眼膏。③皮肤护理:做到四勤,勤翻身、勤换尿布、勤沐浴、勤换衣,保证患儿的皮肤清洁舒适。

(4)还应密切观察是否有潜在的并发症,有无惊厥及抽搐,如双眼凝视、上翻、四肢抽动等现象。

三、症状护理

(一)监测体温和箱温变化

光疗时应每 2~4 小时测体温一次,或根据病情、体温情况随时测量,使体温保持在 36~37 ℃,根据体温调节箱温。光疗最好在空调病室中进行。冬天要特别注意保暖,夏天则要防止过热,若光疗时体温上升超过 38.5 ℃时,要暂停光疗,经处理,体温恢复正常后再继续治疗。

(二)保证水分及营养供给

光疗过程中,应按医嘱静脉输液,按需喂奶,因光疗时患儿不显性失水比正常小儿高 2~3 倍,故应在喂奶间期喂水,观察出入量。

（三）严密观察病情

光疗前后及期间要监测血清胆红素变化，以判断疗效。光疗过程要观察患儿精神反应及生命体征；注意黄疸的部位、程度及其变化；大小便颜色与性状；皮肤有无发红、干燥、皮疹；有无呼吸暂停、烦躁、嗜睡、发热、腹胀、呕吐、惊厥等；注意吸吮能力、哭声变化。若有异常，及时与医生联系，以便检查原因，及时进行处理。

一般采用光照 12～24 小时才能使血清胆红素下降，光疗总时间按医嘱执行，一般情况下，血清胆红素低于 171 μmol/L 时可停止光疗。出箱时给患儿穿好衣服，除去眼罩，抱回病床，并做好各项记录。

四、并发症护理

（一）黄疸

做好病情观察，实施光照和换血疗法，并做好相应护理。

（二）胆红素脑病

做好病情观察及给药护理。

（三）溶血性贫血

做好病情观察及给药护理，加强营养。

五、心理护理

患儿患溶血病时，父母常表现出忧虑和恐慌，这种情绪会感染患儿，不利于患儿的康复。父母应消除紧张、焦虑的心理，用笑脸来面对患儿，和患儿一起积极地战胜疾病。

六、健康指导

（1）使家长了解病情，取得家长的配合。

（2）对于新生儿溶血症，做好产前咨询及孕妇预防性服药。

（3）对于发生胆红素脑病者，注意后遗症的出现，给予康复治疗和护理。

（4）若为母乳性黄疸，可继续母乳喂养，如吃母乳后仍出现黄疸，可改为隔次母乳喂养逐步过渡到正常母乳喂养。若黄疸严重，患儿一般情况差，可考虑暂停母乳喂养，黄疸消退后再恢复母乳喂养。

（5）若为红细胞 G-6-PD 缺陷者，需忌食蚕豆及其制品，保管患儿衣物时勿放樟脑丸，并注意药物的选用，以免诱发溶血。

（李凤兰）

第八节　新生儿败血症的护理

新生儿败血症系病原体侵入新生儿血液循环并在其中生长繁殖，产生毒素所造成的全身性感染。常见病原体为细菌，也可为真菌、病毒或其他病原体。细菌感染以葡萄球菌、大肠埃希菌为主。近年来，条件致病菌引起的败血症有增多的趋势。

一、临床特点

（一）产前、产时感染

本病一般在出生后 3 天内出现症状，而产后感染一般在出生 3 天后出现症状。

（二）临床表现

本病无特异性，表现为全身中毒症状，可累及多个系统。

（1）体温不稳定，可表现为发热或体温不升，面色苍白或青灰。

（2）神经系统：精神萎靡、嗜睡、反应低下、少哭少动，重者不哭不动。并发化脓性脑膜炎时则有激惹、凝视、颈部抵抗、前囟饱满、抽搐等。

（3）消化系统：少吃、不吃、呕吐、腹胀、腹泻、体重不增，严重患儿出现中毒性肠麻痹（腹胀、肠鸣音消失）和坏死性小肠结肠炎（吃奶量减少、胃潴留、腹胀、呕吐、腹泻、血便等）。

（4）呼吸系统：气促、发绀、呼吸暂停。

（5）循环系统：心率加快、脉搏细速、皮肤花纹、四肢末端凉或冷。重者出现毛细血管充盈时间延长、血压下降、酸碱平衡紊乱、出血、DIC 等循环衰竭表现。

（6）黄疸常加重，持续不退或退而复现，可伴肝脾肿大。

（7）硬肿。

（8）迁徙性病灶：脓毒败血症时可出现局部蜂窝组织炎、脓气胸、骨髓炎、肝脓肿等。

（9）发病前可有脐炎、脓皮病、甲沟炎等。

（三）辅助检查

（1）血常规：白细胞总数低于 $5.0 \times 10^9/L$ 或超过 $20 \times 10^9/L$，中性粒细胞比例升高，血小板总数小于 $100 \times 10^9/L$。

（2）末梢血 C 反应蛋白（CRP）增高，大于 8 mg/L。

（3）末梢血中性杆状核粒细胞细胞所占比例大于等于 0.20。

（4）血培养阳性。

二、护理评估

（一）健康史

询问患儿有无宫内、产时和产后感染史，如母亲产前有无发热、胎膜早破、产程延长、羊水混浊发臭；是否为早产；患儿出生时有无复苏抢救史，是否接受过损伤性操作；近期有无皮肤黏膜破损，有无脐炎、脓疱疹等。

（二）症状、体征

注意患儿体重增长情况。评估患儿的面色、肤色、反应、哭声、吃奶、体温情况；有无感染性病灶，特别是脐部和皮肤有无破损或化脓；有无腹胀、呼吸暂停、黄疸、肝脾肿大、硬肿、出血倾向及休克等；有无神经系统阳性体征。

（三）社会、心理

评估家长有无焦虑及家长对该病的认识程度、护理新生儿知识和技能的掌握程度、家庭的卫生习惯和居住环境等。

（四）辅助检查

注意白细胞总数、血小板值，有无中毒颗粒和核左移。了解血培养结果，但血培养阳性率低，约 10％,阳性可确诊,阴性而症状和体征非常明显者仍不能排除败血症,尤其是对于应用抗生素之后做血培养者。了解 CRP 是否升高。

三、常见护理问题

(一)体温失调:体温升高或低于正常

体温失调与感染有关。

(二)皮肤黏膜完整性受损

皮肤黏膜完整性受损与皮肤破损或化脓性感染有关。

(三)营养失调:低于机体需要量

营养失调与食欲缺乏、摄入量不足及疾病消耗增加有关。

(四)有血管损伤的可能

血管损伤与败血症疗程长、需反复静脉穿刺有关。

(五)合作性问题

合作性问题见于感染性休克、化脓性脑膜炎、骨髓炎等患儿。

(六)知识缺乏

家长缺乏护理新生儿知识和技能。

四、护理措施

(一)血培养采集

应在使用抗生素之前抽血,以提高血培养阳性率。抽血时严格无菌操作,避免杂菌污染,取血量至少为 1 mL,采血后即送细菌室培养。必要时同时做双部位采血,分别培养。

(二)保证有效静脉用药

(1)抗生素现配现用,遵医嘱准时分次使用,以维持抗生素的有效血浓度。熟悉所用抗生素的药理作用、用法、不良反应及配伍禁忌。

(2)遵医嘱正确静脉输入免疫球蛋白。部分患儿输注免疫球蛋白 1 小时内可出现头痛、哭闹、心率加快、恶心。因此最初半小时以 5 mL/h 速度输入,如无不良反应再加快速度。血管活性药物应尽可能于上肢近心端静脉输入,以较快发挥效果。用碳酸氢钠纠正酸中毒一般需要稀释至 1.4％,30～60 分钟内输完。

(3)本病治疗疗程长,且需每 12 小时或每 8 小时用药一次,加上部分抗生素,如万古霉素等药物静脉刺激性强,因此静脉损伤大。应注意保护静脉,如采用外周静脉置管,应从远端到近端有计划地使用静脉,提高静脉穿刺成功率,尽量做到一针见血。暂时保留肘部静脉以备必要时行中心静脉置管。对于血培养持续阳性或并发化脓性脑膜炎、脓胸、骨髓炎等,抗生素预计使用时间达 2 周以上者应及早行中心静脉置管。

(三)清除局部病灶

脐部感染时先用 3％过氧化氢溶液清洗,再涂 5％聚维酮碘溶液,必要时用抗生素溶液湿敷;对于脓疱疹,可用无菌针头将其刺破后涂 5％聚维酮碘溶液或抗生素软膏;对于鹅口疮,在吃奶后或两餐奶间涂制霉菌素甘油;皮肤破损者局部涂 5％聚维酮碘溶液,创面大者必要时给予保温箱暴露疗法。

（四）维持正常体温

提供中性环境温度。患儿体温偏低或体温不升时，及时予加盖包被、热水袋或保温箱保温；患儿体温过高时给予松解包被、洗温水澡、多喂水，新生儿一般不用药物降温，以免体温过度下降。

（五）耐心喂养，保证营养供给

不能进食时可行鼻饲或通过静脉补充能量和水份，必要时输注鲜血或血浆。

（六）密切观察病情，发现异常及时处理。

1.症状体征的观察

监测体温，观察面色、精神反应、哭声、吃奶、黄疸情况。注意有无出血倾向，如皮肤黏膜出血，重症出血时可口吐咖啡色液体，应及时将其吸引清除，防止窒息，并给予吸氧和止血药物。注意有无腹胀、潴留、呕吐、黏液血便等坏死性小肠结肠炎表现，必要时禁食，给予腹胀明显者胃肠减压、肛管排气。注意观察有无迁徙性病灶。

2.并发症的观察

如患儿出现持续发热、激惹、面色青灰、颈部抵抗、呕吐、前囟饱满、两眼凝视、呼吸暂停，提示有化脓性脑膜炎可能；如患儿面色青灰、脉搏细速、毛细血管充盈时间延长、皮肤出现花纹、四肢厥冷、皮肤有出血点等，应考虑感染性休克；黄疸突然加重伴拒食、嗜睡、肌张力减退，提示有胆红素脑病的可能。出现以上情况应及早与医生联系，积极处理。

3.观察药物疗效和毒不良反应

应用抗生素后如病情无改善、反复或恶化，应及时与医生联系，以便适当调整抗生素的使用。头孢类抗生素可引起二重感染和凝血功能障碍；万古霉素可造成听力、肾脏损害，输液速度宜慢，保证输注 1 小时以上，并监测尿常规，及时做听力检查。

接触患儿前洗手，保持患儿皮肤黏膜清洁、干燥、完整，做好脐部护理等，以防止院内继发感染。

五、出院指导

（1）出院后用药。新生儿败血症的抗菌治疗必须用足疗程。病情治愈出院者，出院后不必再用药，用药疗程未足而自主出院者，可遵医嘱口服抗生素直至用足疗程。口服药物一般在新生儿两餐奶间服用，服药时，将药物置于奶瓶中，用适量的温开水溶化后套上奶嘴喂入，喂后再喂少许温开水，以冲尽奶瓶、奶嘴及口腔内的残余药液。

（2）出院时新生儿如存在某些问题，应告之家长做相应处理。对于脓疱疹，每日在脓疱部位涂擦少许聚维酮碘溶液两次，勿用手挤压脓疱；脐炎者每日先用 3% 过氧化氢溶液清洗两次脐部，再涂 5% 聚维酮碘溶液至脐部完全愈合。

（3）家庭观察，需要引起警惕的异常症状：精神食欲欠佳、嗜睡、哭声减弱、体温改变、脐轮红肿、脐部有脓性渗液等。危险征兆：面色苍白或青灰、肢端厥冷、皮肤花斑等休克表现；并发化脓性脑膜炎时主要症状有发热、拒乳、呕吐、烦躁、颈部抵抗、尖叫、双眼发直、抽搐等。出现以上情况请立即就诊。

（4）做好日常护理，预防感染。保持婴儿皮肤黏膜、臀部及脐部的清洁干燥。勿用不洁布等揩洗新生儿口腔，不能针刺、艾灸、挑割和擦伤婴儿的皮肤黏膜。勤换尿布，每次大便后洗净臀部，预防尿布疹。避免尿液污染未愈合的脐部，包裹脐带的敷料必须无菌。接触婴儿前洗手，护理时动作应轻柔。减少探视，避免患病者护理婴儿。根据气候变化及时添减衣被，避免婴儿过冷或过热。

（李凤兰）

第九节　新生儿颅内出血的护理

新生儿颅内出血(intracranial hemorrhage of the newborn,ICHN)是主要由缺氧或产伤引起的严重脑损伤性疾病,主要表现为神经系统的兴奋或抑制症状。早产儿多见,病死率高,存活者常留有神经系统后遗症。

一、概述

新生儿颅内出血主要由缺氧和产伤引起。

(一)缺氧

凡能引起缺氧的因素均可导致颅内出血,以早产儿为多见。如宫内窘迫、产时及产后窒息缺氧,导致脑血管壁通透性增加,血液外渗,出现脑室管膜下、蛛网膜下腔、脑实质出血。

(二)产伤

产伤以足月儿、巨大儿为多见。如胎头过大、头盆不称、急产、臀位产、高位产钳、负压吸引助产等,使胎儿头部受挤压、牵引,导致大脑镰、小脑幕撕裂,引起硬脑膜下出血,脑表面静脉撕裂常伴有蛛网膜下腔出血。

(三)其他

快速输入高渗液体、机械通气不当、血压波动过大、颅内先天性血管畸形或全身出血性疾病等也可引起新生儿颅内出血。

二、护理评估

(一)健康史

评估患儿有无窒息缺氧及产伤史;评估患儿惊厥发作的次数、部位、程度、持续时间,以及意识障碍、发绀、脑性尖叫等症状。

(二)身体状况

临床表现主要与出血部位和出血量有关,多于出生后1~2天内出现。

(1)意识改变:激惹、过度兴奋或表情淡漠、嗜睡、昏迷等。

(2)颅内压增高表现:脑性尖叫、惊厥、前囟隆起、颅缝增宽等。

(3)眼部症状:凝视、斜视、眼球固定、眼震颤,并发脑疝时可出现两侧瞳孔大小不等、对光反射迟钝或消失。

(4)呼吸改变:增快或减慢、不规则或暂停等。

(5)肌张力及原始反射改变:肌张力早期增高,以后减低,原始反射减弱或消失。

(6)其他表现:黄疸和贫血。

(7)后遗症:脑积水、智力低下、癫痫、脑瘫等。

(三)社会、心理状况

多数家长对本病的严重性、预后缺乏认识;因担心孩子致残,家长可出现焦虑、恐惧、内疚、悲伤等反应。应重点评估家长对本病的认知态度及心理、经济承受能力。

（四）辅助检查

头颅 B 超、CT 检查可提供出血部位和范围，有助于确诊和判断预后；腰穿脑脊液检查为均匀血性，镜下有皱缩红细胞，有助于脑室内及蛛网膜下腔出血的诊断，但病情重者不宜行腰穿检查。

（五）治疗原则及主要措施

（1）镇静止惊：选用苯巴比妥钠、地西泮等。

（2）止血：选用维生素 K_1、酚磺乙胺（止血敏）、卡巴克络（安络血）、巴曲酶（立止血）等，必要时输新鲜血、血浆。

（3）降低颅内压：选用呋塞米静脉注射，并发脑疝时应用小剂量 20％甘露醇静脉注射。

（4）给氧：对呼吸困难、发绀者给予吸氧。

三、常见护理诊断/问题

（1）潜在并发症：颅内压增高。

（2）低效性呼吸型态：与呼吸中枢受损有关。

（3）有窒息的危险：与惊厥、昏迷有关。

（4）营养失调：营养低于机体需要量，与摄入不足及呕吐有关。

（5）体温调节无效：与体温调节中枢受损有关。

（6）焦虑、恐惧（家长）：与患儿病情危重及预后差有关。

四、护理措施

（一）降低颅内压

（1）减少刺激，保持安静：所有护理操作与治疗尽量集中进行，动作要轻、稳、准，尽量减少移动和刺激患儿，静脉穿刺选用留置针，减少反复穿刺，以免加重颅内出血。

（2）护理体位：抬高头肩部 15°～30°，侧卧位或头偏向一侧。

（3）严密观察病情：观察患儿生命体征、神志、瞳孔、囟门、神经反射及肌张力等变化，及时发现颅内高压。

（4）遵医嘱降颅压：有颅内压增高时，选用呋塞米降颅压；若出现两侧瞳孔大小不等、对光反射迟钝或消失、呼吸节律不规则等，应考虑并发脑疝，选用 20％甘露醇降颅压。

（二）防止窒息，改善呼吸功能

及时清除呼吸道分泌物，保持呼吸道通畅，防止窒息；合理用氧，改善呼吸功能，呼吸衰竭或严重呼吸暂停者需气管插管、机械通气。

（三）保证营养和能量供给

对于不能进食者，应给予鼻饲，遵医嘱静脉输液，每日液体量为 60～80 mL/kg，速度宜慢，于 24 小时内均匀输入，以保证患儿营养和能量的供给。

（四）维持体温稳定

体温过高时给予物理降温，体温过低时采用远红外辐射保温床、暖箱或热水袋保暖。

（李凤兰）

第十节　新生儿肺出血的护理

新生儿肺出血是指两叶以上融合出血,不包括散在、局灶性出血。新生儿肺出血是新生儿死亡最重要的原因之一,其发病机制尚未明了。

一、护理关键

(1)协助患儿行侧卧位。

(2)注意保暖;合理喂养;做好口腔、皮肤护理。

(3)保持呼吸道通畅,间断或持续给氧,必要时使用呼吸机。

(4)快速建立静脉通道,注意滴速及用药反应。

二、一般护理

(1)有条件的患儿应置于单人抢救室或心血管监护室,给予床边心电、呼吸、血压的监测,室内应配备必要的抢救设备和用物,如氧气装置、吸引装置、人工呼吸机、急救车,各种抢救机械包及药品等。

(2)卧床休息。协助患儿采用侧卧位以利于呼吸。

(3)给予吸氧,根据血氧浓度采取不同吸氧方式和氧气流量。准确测量体温、呼吸,认真填写抢救过程中的治疗、用药、护理、交接班记录等。

(4)建立好静脉通道,严格掌握好输液速度及输液量,了解药物药理作用及可能出现的不良反应。

(5)做好急性期生活护理,保持皮肤和口腔的清洁。

三、症状护理

(1)加强心电监护,密切观察 24 小时心电图、血压、呼吸,必要时进行血流动力学监测,注意尿量、意识等情况。

(2)若气体交换受损,应使用呼吸机。使用呼吸机的护理要点如下。

1)保持气管的通畅,要及时吸痰,注意无菌操作。床头铺一无菌治疗盘(内放已消毒的弯盘、钳子 2 把,无菌手套 1 盒,治疗碗 1 个,治疗碗内装呋喃西林溶液),待吸痰时使用。每次吸完痰后,用呋喃西林溶液冲洗吸痰管,用完后把吸痰管弃掉,关闭吸痰装置后把吸痰管接头端放到无菌盘内的治疗碗中,从而减少感染的发生。

2)注意气道的湿化,一般 24 小时内气管滴入 50 mL 左右生理盐水,痰液黏稠时用 α-糜蛋白酶稀释,为预防和治疗呼吸道炎症,可在雾化液内加入抗生素,如庆大霉素等。

3)注意呼吸频率、节律及血氧饱和度的观察,发现问题通知医生处理,并做好各项抢救措施。

4)若患者出现高热,体温为 38～39 ℃,考虑为肺部感染,应给予物理降温、头部冰敷及药物降温,并每日测4次体温,按医嘱应用抗生素。应密切注意患儿体温的变化,并注意保暖。

(3)合并心力衰竭的护理,按心力衰竭护理常规执行。

(4)密切观察生命体征变化,预防并发症。

四、并发症护理

(一)感染

遵医嘱给予抗感染治疗,严格执行无菌操作及保护性措施。

(二)酸碱平衡失调

做好病情观察及给药护理。

五、心理护理

应让家属了解治疗过程,取得家属的最佳配合,排除思想顾虑,安慰患儿家长,使其配合治疗,增强治疗信心,保持乐观的情绪。

六、健康指导

(1)积极治疗原发疾病。

(2)合理调整饮食,适当控制进食量,少食多餐。

(3)避免各种诱发因素,如上呼吸道感染。

(4)指导家属,当病情突然变化时应采取简易应急措施。

(李凤兰)

第十一节　新生儿缺血缺氧性脑病的护理

新生儿缺氧缺血性脑病(HIE)是由各种围生期因素引起的缺氧、脑血流减少或暂停导致的胎儿或新生儿的脑损伤,病情重,病死率高,并可产生永久性功能缺陷,常遗留神经系统后遗症。目前对缺氧缺血性脑病缺乏有效的治疗手段,仍采取以支持治疗为主的综合治疗方法,而护理是综合治疗的关键环节。

一、病情评估

(1)患儿家属评估:对有关疾病知识的了解程度、心理状态。

(2)意识和精神状态。①轻度表现为过度兴奋,易激惹,肢体可出现颤动,肌张力正常或增高,拥抱反射和吸吮反射稍活跃,一般无惊厥,呼吸规则,瞳孔无改变,1天内症状好转,预后佳。②中度表现为嗜睡,反应迟钝,肌张力降低,拥抱反射和吸吮反射减弱,常有惊厥,呼吸可能不规则,瞳孔可能缩小。症状在3天内已很明显,约1周内消失,存活者可能留有后遗症。③重度表现为患儿意识不清,肌张力松软,拥抱反射和吸吮反射消失,反复发生惊厥,呼吸不规则,瞳孔不对称,对光反射消失,病死率高。重度患儿多在1周内死亡,存活者症状可持续数周,并留有后遗症。另外,无论患儿躁动或安静,都应做到动态观察,及时发现意识的细微变化,以获得救治机会。如患儿出现烦躁不安、脑性尖叫,并伴有抽搐,结合有分娩窒息史或有脐绕颈、剖宫产者,往往提示有小脑幕上出血,应及时报告医生给予镇静和止血治疗,并对抽搐持续的时间、次数做详细记录,为诊治提供依据。

二、护理关键

(1)保持呼吸道通畅,根据缺氧情况选择给氧方式。

(2)协助患者绝对卧床休息。

(3)快速建立静脉通道,注意滴速及用药反应。

三、护理措施

(一)高压氧舱治疗的护理

(1)体位:患儿取右侧卧位,头部略高 20°~30°,防止呕吐物吸入。

(2)进舱不宜输液,注意保暖。

(3)患儿入舱后先虚掩舱门洗舱,常压下向舱内输入氧气,用以置换舱内空气,当测氧仪显示氧浓度为 50% 以上时,即达洗舱目的。轻轻关上舱门,缓慢匀速升压,速度为 0.004~0.003 MPa/min,检查氧气管线路有无漏气、曲折,以保持吸氧的有效性和安全性。每隔 10 分钟换气一次,以保证舱内氧气浓度的恒定,稳压治疗时间为 30 分钟。首次治疗压力宜低,使患儿有一适应过程,新生儿稳压治疗的压力一般为0.03~0.04 MPa,升压时间持续 15 分钟。

(4)注意观察患儿有无呕吐、面肌抽搐、出冷汗等早期氧中毒症状,若有发生,应停止升压,并可适当排气减压至症状消失。

(5)压力升高后继续密切观察,稳压治疗时间为 40 分钟。

(6)在减压阶段,必须严格执行减压方案,缓慢等速减压,速度为 0.015~0.02 MPa/min,时间不得少于 15 分钟,否则体内溶解的大量氧气从组织中排出,游离成气态,以气泡形式在血管内外栓塞和压迫血管,使局部血液循环障碍,致组织缺氧缺血产生损伤而发生减压病等并发症。

(二)亚低温治疗的护理

(1)在进行亚低温治疗过程中,患儿应始终保持头颈部在冰帽内,避免上移或下滑,并随时更换浸湿衣物,保持干燥;同时使机温控制在 32.5~33.0 ℃,以维持鼻咽温度为(34.0±0.2)℃,并注意患儿的保暖,使腋温保持在正常范围。

(2)观察患儿的面色、反应、末梢循环等情况,并总结 24 小时的出入液量,做好记录。在护理过程中应随时观察心率的变化,如出现心率过缓或心律失常,及时与医生联系是否停止亚低温治疗。

(3)在亚低温治疗期间,低温时间不宜过长,否则易致呼吸道分泌物增多,发生肺炎或肺不长,因此要及时清除呼吸道分泌物,保持呼吸道通畅。

(4)不要搬动患儿,更不要将患儿突然抱起,以免发生直立性休克,危及生命。

(5)注意皮肤的血运情况,尤其是头部,由于低温期间皮肤血管收缩,血液黏稠度增高,血流缓慢,易发生皮肤破损或硬肿。

(6)输液患儿应防止静脉外渗,如有外渗应及时处理。

(7)亚低温治疗中,患儿处于亚冬眠状态,一般不提倡喂奶,以避免乳汁反流后窒息。但少数患儿有哭闹,可给予安慰奶嘴。如果热量不够,应给予静脉高营养摄入。

（三）心理护理

由于患儿病情危重,家长心理负担大,在康复期间做好心理护理是非常重要的,排除思想顾虑,安慰家属,使其配合治疗,增强治疗信心,保持乐观的情绪。

四、健康指导

（1）合理调整饮食,加强营养,增强免疫力。

（2）如有后遗症,鼓励患儿家属坚持对患儿的治疗和随访,康复期进行康复锻炼。

（李凤兰）

第十章　骨科的护理

第一节　急性腰扭伤的护理

一、概述

急性腰扭伤是腰部肌肉、筋膜、韧带、椎间小关节及腰骶关节的急性损伤,多系突然遭受间接外力所致。俗称"闪腰""岔气",损伤可使腰部肌肉、筋膜、韧带、关节囊等组织受到过度牵拉、扭转,甚至撕裂。急性腰扭伤临床常见于急性腰肌筋膜损伤、急性腰部韧带损伤和急性腰椎后关节紊乱等。其临床表现为受伤后腰部立即出现剧烈疼痛,疼痛为持续性,休息后可减轻但不能消除,咳嗽、喷嚏、用力大便时可使疼痛加剧,腰部不能挺直,行走不便;严重者卧床不起,辗转困难,压痛明显,压痛最明显的部位多为损伤之处。

二、治疗原则

（一）物理治疗

磁疗、特定电磁波谱方法（TDP）照射、中药离子导入。

（二）药物治疗

活血化瘀、理气止痛、醋治疗、消炎止痛。

（三）康复治疗

加强腰背肌功能锻炼。

（四）其他治疗

手法治疗、针灸治疗、局部注射治疗。

三、护理措施

（一）心理护理

协助患者做好各项生活所需,介绍本病的有关知识、治疗方法及康复过程,解除思想顾虑,增加患者战胜疾病的信心。

（二）休息

绝对卧硬板床休息1～2周，以减轻疼痛，缓解肌肉痉挛，防止继续损伤。

（三）疼痛

观察患者疼痛的性质、部位、发作时间、发作规律、伴随症状及诱发因素评估疼痛程度，及时正确应用药物，观察用药的反应，消除患者疼痛。

（四）预防感染

局部封闭时，保持针眼处干燥清洁，防止感染。

（五）健康教育

患者需要掌握正确的劳动姿势，如扛、抬重物时，要尽量让胸部挺直，提重物时，应取半蹲位，使物体尽量贴近身体，在做扛、抬、搬、提等体力劳动时，应佩戴腰围。

（六）加强腰背肌功能锻炼

治疗2周后，指导患者做功能锻炼。

1.燕飞式

取俯卧位，两手后伸把上身和两腿同时后伸抬起，膝部不能弯曲，尽量在一种姿势下维持约半分钟，每天2次，每次5～10分钟，以不疲劳为度。

2.拱桥式

取仰卧位，以头、双肘、双足为着力点，用力将躯干和下肢离开床面，做过伸锻炼，维持1分钟，每天2～3次，每次5～10分钟。

四、出院指导

（1）掌握日常生活中扛、抬、搬、提的正确姿势，保护腰部，减少慢性腰部损伤的发生。

（2）佩戴1个月腰围。

（3）继续锻炼腰背肌。

（4）加强营养，增强机体抵抗力，根据患者不同体质进行饮食调护。

（邵秀德）

第二节　半月板损伤的护理

一、概述

半月板是位于股骨胫骨内髁及股骨胫骨外髁之间的一种纤维软骨组织，其横断面呈半月形，外侧呈"O"形，内侧呈"C"形。其主要功能是传导载荷，维持关节稳定。半月板损伤是指半月板组织的连续性或完整性的被破坏和中断。主要症状、体征为膝关节疼痛、打软腿、关节绞索或弹响、股四头肌萎缩，急性期可有关节肿胀。

二、治疗原则

（一）非手术治疗

石膏固定、手法复位、针灸推拿治疗、药物治疗。

（二）手术治疗

半月板修补、半月板成形、半月板切除、关节镜微创治疗。

三、护理措施

（一）休息

卧床休息，下床时指导其正确扶拐，避免关节活动时出现绞索，造成摔倒。

（二）石膏固定的护理

石膏固定适用于 14 岁以下急性稳定性半月板撕裂，保持膝关节伸直位固定，按石膏固定常规护理，观察石膏松紧度和患肢血液循环活动。卧床制动 4～6 周。

（三）关节绞索复位时注意事项

关节绞索时，手法复位动作应轻，避免暴力，以免加重损伤。

（四）术前准备

手术治疗时，协助做好术前准备及各项检查，指导患者练习床上大小便，掌握股四头肌锻炼方法。

（五）术后病情观察

密切观察生命体征，并做好记录。抬高患肢，观察伤口渗血及关节肿胀情况；伤口包扎松紧适宜，防止过紧影响血液循环或过松出现滑脱。

四、功能锻炼

根据筋骨并用原则，早期指导患者加强足踝部的屈伸活动和股四头肌的收缩锻炼，防止髋股关节粘连，每天 2 次，每次 5～10 分钟。

五、出院指导

（1）告知患者坚持锻炼的重要性，并能按要求循序渐进地进行功能锻炼。

（2）保护膝关节。6 个月内，不能做跑步、下蹲、剧烈活动。

（3）关节镜下半月板部分切除术后的患者，2 周后可进行骑自行车、游泳、散步等活动。缝合术后的患者，4 周可带限制型支具屈伸活动，6 周后去掉支具进行膝关节康复锻炼。

（邵秀德）

第三节　肩关节脱位的护理

一、基础知识

（一）解剖生理

肩关节由肩胛骨的关节盂与肱骨头构成，为上肢最大最灵活的关节。关节盂周缘有盂唇，略增加关节盂的深度。关节囊在肩胛骨附着于关节盂的周缘，肱骨则附着于解剖颈。肩关节囊薄而松弛，囊的上部有韧带，囊的后部和前方有肌肉，以增强联结。此外，关节腔内有肱二头肌腱通过，经结节间沟出关节囊。在肩关节的上方还有喙肩韧带和肌肉，最为薄弱，因此，临床上以前下方脱位为最常见的肩关节脱位，好发于青壮年，在全身关节脱位中居第 2 位。肩关节在冠状轴上可做屈、伸运动；矢状轴上可做内收、外展运动；垂直轴上可做内旋、外旋运动；此外还可做旋转运动。

（二）病因

肩关节脱位多由间接暴力所致，当跌倒时手掌或肘部撑地，肩关节外展、外旋，使肩关节前方关节囊破裂，肱骨头滑出肩胛盂而脱位。肩关节脱位的主要病理改变是关节囊撕裂和肱骨头移位。

（三）分类

肩关节脱位分为前脱位、后脱位、下脱位和盂上脱位，以前脱位为多见。前脱位根据肱骨头的位置可分为喙突下脱位、盂下脱位和锁骨下脱位。脱位时可合并肱骨大结节撕脱骨折。

1.喙突下脱位

患者侧向跌倒，上肢呈高度外展、外旋位，手掌或肘部着地，地面的反作用力由下向上，经手掌沿肱骨纵轴传递到肱骨头，肱骨头向肩胛下肌与大圆肌的薄弱部分冲击，将关节囊的前下部顶破而脱出，加之喙肱肌等的痉挛，将肱骨头拉至喙突下凹陷处，形成喙突下脱位。

2.锁骨下脱位

在形成喙突下脱位的同时，若外力继续作用，肱骨头可被推至锁骨下部，形成锁骨下脱位。

3.胸腔内脱位

若暴力强大，则肱骨头可冲破肋骨进入胸腔，形成胸腔内脱位。

（四）临床表现

1.症状

患肩疼痛、肿胀、功能障碍，患者不敢活动肩关节。

2.体征

患者三角肌塌陷，肩部失去正常轮廓，成方肩畸形，关节盂空虚，在关节盂外可触及肱骨头。搭肩试验阳性，即患侧手掌搭于健侧肩部时，肘部不能紧贴胸壁。如果肘部紧贴胸壁，患侧手掌无法搭于健侧肩部，而正常情况下则可以做到。

3.X 线检查

X 线检查能明确脱位的类型及有无合并骨折。

二、治疗原则

新鲜肩关节脱位,一般采用手法复位,将肩部用"8"字绷带贴胸固定即可;大结节骨折,腋神经及血管受压,往往可随脱位整复使骨折复位,血管神经受压解除;陈旧性脱位先试行手法复位,若不能整复,则根据患者年龄、职业及其他情况,考虑做切开复位;合并肱骨外科颈骨折,新鲜者,可先试行手法复位;若手法复位不成功或陈旧者,应考虑切开复位内固定;习惯性脱位,可做关节囊缩紧术。

(一)手法复位

一般在局麻下行手法复位,复位手法有牵引推拿法、手牵足蹬法、拔伸托入法、椅背整复法、膝顶推拉法、牵引回旋法等,临床最常用的为手牵足蹬法和牵引回旋法。

(二)固定

复位后,一般采用胸壁绷带固定,将肩关节固定于内收、内旋位,肘关节屈曲 90°～120°,前臂依附于胸前,用绷带将上臂固定在胸壁,前臂用颈腕带或三角巾悬吊于胸前、腋下。患侧腋下及肘部内侧放置纱布棉垫,固定时间为 2～3 周,如合并撕脱骨折,可适当延长固定时间。肩关节后脱位不能用腕颈带悬吊,悬吊即导致再次脱位,需用外展石膏管型或外展支架将患肢固定于肩关节外展 80°、背伸 30°～40°的位置,取肘关节屈曲位 3～4 周。

(三)功能锻炼

固定期间须活动腕部与手指,解除固定后,鼓励患者主动进行肩关节各方向活动的功能锻炼。

三、护理

(一)护理问题

(1)焦虑:与自理能力下降有关。

(2)疼痛。

(3)知识缺乏:缺乏有关功能锻炼的方法。

(二)护理措施

1.对自理能力下降的防护措施

(1)护理人员应热情接待患者,关心体贴患者,消除其紧张恐惧心理,使患者尽快完成角色转位,以利配合治疗。

(2)患者固定肩关节后,生活很不方便,护理人员应帮助患者生活所需,真正做到"急患者所急,想患者所想"。

(3)加强饮食调护,宜食易消化、清淡且富有营养之品,忌食辛辣之物。

2.疼痛护理

(1)给予活血化瘀、消肿止痛药物:如内服舒筋活血汤、活血止痛汤或筋骨痛消丸等,外敷活血散、消定膏等。

(2)分散患者注意力,如听一些轻松愉快的音乐或针刺止痛等,必要时口服止痛药物。

3.指导患者功能锻炼

(1)向患者介绍功能锻炼的目的和方法,尤其是老年人,以提高其对该病的认识,取得合作。

(2)固定后即鼓励患者做手腕及手指活动:新鲜脱位 1 周后去绷带,保留三角巾悬吊前臂,开始练习肩关节前屈、后伸运动;2周后去除三角巾,开始逐渐做有关关节向各方向的主动功能锻炼,如手拉滑车、手指爬墙等运动,并配合按摩理疗等,以防肩关节周围组织粘连和挛缩,加快肩关节功能恢复。

（3）在固定期间,禁止做上臂外旋活动,以免影响软组织修复;固定去除后,禁止做强力的被动牵拉活动,以免造成软组织损伤及并发骨化性肌炎。

（4）对于陈旧性脱位,固定期间应加强肩部按摩理疗。

（邵秀德）

第四节　肘关节脱位的护理

全身大关节中,肘关节脱位的发生率相对低,约占总发病数的1/5。脱位后如不及时复位,容易导致前臂缺血性痉挛。

一、病因与脱位机制

肘关节脱位可有后脱位、外侧方脱位、内侧方脱位和前脱位,其中后脱位（图10-1）最常见,多为间接暴力所致。摔倒时前臂旋后位手掌撑地,由于肱骨滑车横轴线向外倾斜,使所传达的暴力达到肘部时转成肘外翻及前臂旋后过伸的应力,尺骨鹰嘴突在鹰嘴窝内呈杠杆作用,导致尺桡骨近端同时被推向后外侧,产生后脱位。肘前关节囊及肱前肌撕裂,后关节囊及内侧副韧带损伤,可合并肱骨内上髁骨折、正中神经和尺神经损伤,晚期可发生骨化性肌炎。

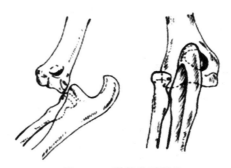

图 10-1　肘关节后脱位

二、临床表现

（一）一般表现

伤后局部疼痛、肿胀、功能和活动受限。

（二）特异体征

1.畸形

肘后突,前臂短缩,肘后三角相互关系改变,鹰嘴突出内外髁,肘前皮下可触及肱骨下端。

2.弹性固定

肘处于半屈近于伸直位,屈伸活动有阻力。

3.关节窝空虚

肘后侧可触及鹰嘴的半月切迹。

（三）并发症

脱位后,由于组织肿胀而压迫周围神经、血管。后脱位时可伤及正中神经、尺神经、肱动脉。

1.正中神经损伤

患手呈"猿手"畸形,拇指、示指、中指感觉迟钝或消失,不能屈曲,拇指不能外展和对掌。

2.尺神经损伤

呈"爪状手"畸形,表现为手部尺侧皮肤感觉消失,小鱼际及骨间肌萎缩,掌指关节过伸,拇指不能内收,其他四指不能外展及内收。

3.动脉受压

患肢血循环障碍,表现为患肢苍白、发冷、大动脉搏动减弱或消失。

三、实验室及其他检查

X线检查用以证实脱位及发现合并的骨折。

四、诊断要点

有外伤史,以跌倒手掌撑地为最常见,根据临床表现和X线检查可明确诊断。

五、治疗要点

（一）复位

一般均能通过闭合方法完成复位。助手沿畸形关节方向对前臂和上臂做牵引和反牵引,术者从肘后用双手握住肘关节,以指推压尺骨鹰嘴向前下,同时矫正侧方移位,助手在复位过程中配合维持牵引并逐渐屈肘,出现弹跳感则表示复位成功。

（二）固定

用长臂石膏或超关节夹板固定肘关节于功能位,3周后解除固定。

（三）功能锻炼

患者应主动渐进地活动关节,避免超限和被动牵拉关节。固定期间,可主动伸掌、握拳、屈伸手指等,去除固定后练习肘关节屈伸旋转,以利功能恢复。

六、护理要点

（一）固定

注意观察固定是否正确有效,固定期间保持肘关节的功能位,不可随意放松。

（二）保持清洁、平整

保持肘关节周围皮肤清洁,保持石膏夹板内衬物平整。

（三）指导活动

指导患者活动患侧掌指,按摩患肢,防止肌肉萎缩。

（邵秀德）

第五节　髋关节脱位的护理

一、基础知识

（一）解剖生理

髋关节由股骨头和髋臼构成,股骨头呈球形,约占圆球的 2/3,股骨头的方向向上、内、前方;髋臼为半球形,深而大,能容纳股骨头的大部分,属杵臼关节,其关节面部分是马蹄形,覆以关节软骨,周围有坚强的韧带及肌肉保护,结构稳固,脱位的发生率较低。髋关节是全身最深最大的关节,也是最完善的球窝关节(杵臼关节)。髋关节位于全身的中间部分,其主要功能是负重和维持相当大范围的活动。因此,髋关节的特点是稳定、有力而灵活,当髋部损伤时,以上功能就会丧失或减弱。

（二）病因

髋关节脱位多由强大的外力作用导致,且致伤暴力多为杠杆暴力、传导暴力、旋扭暴力等间接暴力。

（三）分类

按股骨头脱位后的位置可分为后脱位、前脱位和中心脱位,其中以后脱位最为常见。当髋关节屈曲或屈曲内收时,暴力从膝部向髋部冲击,使股骨头穿出后关节囊;或者在弯腰工作时,重物砸于腰骶部,使股骨头向后冲破关节囊,造成髋关节后脱位。

（四）临床表现和诊断

1.症状

患侧髋关节疼痛,主动活动功能丧失,被动活动时引起剧痛。

2.体征

患侧下肢呈屈曲、内收、内旋和短缩畸形,臀后隆起,可触及脱位的股骨头。

3.X 线检查

X 线检查可了解是否脱位,以及有无合并髋臼或股骨头骨折。

二、治疗原则

（一）复位

1.手法复位

在全麻或腰麻下进行手法复位,力争在 24 小时内复位,常用的复位方法有提拉法和旋转法。

2.手术复位

对闭合复位失败者,应采用手术切开复位加内固定。

（二）固定

复位后置下肢于外展中立位,皮肤牵引 3～4 周。

（三）功能锻炼

制动早期,应鼓励患者进行患肢肌肉等长收缩锻炼,以后逐步开始进行关节各方向的活动锻炼。

三、护理

（一）护理问题

（1）肿胀。

（2）疼痛。

（3）有患肢感觉运动异常的可能。

（4）有患肢血液循环障碍的可能。

（5）有发生意外的可能。

（6）有髋关节再脱位的可能。

（7）知识缺乏：缺乏有关功能锻炼的知识。

（二）护理措施

（1）发生髋关节前脱位，尤其是前上方脱位时，股骨头可挤压致股动、静脉损伤，所以应密切观察患肢末梢血液循环情况。

（2）当发生股骨头后脱位时，易顶撞、牵拉或挤夹坐骨神经，因此应注意观察患肢感觉、运动情况。

（3）经常观察患肢髋部畸形是否消失，两下肢是否等长，预防发生再脱位。

（4）进行切开复位者，应注意观察伤口渗血情况，如渗血较多，应及时更换敷料。同时应严密观察生命体征的变化，为治疗提供依据。

（5）固定开始即嘱患者做股四头肌的收缩运动，加强功能锻炼，并经常督促检查，使其积极配合。

（6）保持有效的牵引固定，防止再脱位。

（7）牵引固定期间，应指导患者进行股四头肌等长收缩，同时，可配合手指推拿髌骨的锻炼，以防膝关节僵硬。

（8）解除固定后，指导患者进行髋关节自主功能锻炼并按摩活筋，患者可持拐下床行走，但不宜过早负重。

（三）出院指导

（1）继续加强髋关节功能锻炼，以促使关节早日恢复正常活动度。

（2）股骨头脱位后有发生缺血性坏死的可能，因此患肢不宜过早负重。3个月后拍片复查，若证实股骨头血循环良好，再逐渐负重行走。

（3）不能从事站立和过多行走的工作，5年内应定期拍X线片复查，如发现有股骨头无菌性坏死或骨性关节炎征象，应尽早接受治疗。

（邵秀德）

第六节　膝关节脱位的护理

膝关节脱位，中医无相应病名，膝关节外伤性脱位不多见，但损伤的严重程度和涉及组织之广，居各类关节损伤之首。近年其发病率有明显增长趋势，多为高能量创伤所致。

膝关节是人体最复杂的关节,其骨性结构由股骨远端、胫骨近端和髌骨构成。膝关节缺乏球与窝,仅胫骨内、外髁关节面轻度凹陷。缺乏骨结构的自然稳定性,关节的稳定主要靠周围软组织来维持。

膝关节囊宽阔松弛,各部厚薄不一,周围有许多韧带。主要有前方的髌韧带,两侧的胫侧副韧带及腓侧副韧带,可防止膝关节向前及侧方移动。关节腔内有前、后交叉韧带,可防止胫骨的前、后移位。膝部前方有股四头肌,外侧有股二头肌,髂胫束止于腓骨小头。其中,股四头肌及内侧韧带对稳定膝关节起着尤其重要的作用(图 10-2)。

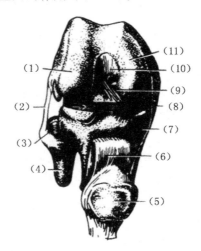

(1)外侧髁;(2)腓侧副韧带;(3)腓骨头韧带;(4)腓骨;(5)髌骨;(6)髌韧带;(7)胫侧
副韧带;(8)膝横韧带;(9)前交叉韧带;(10)后交叉韧带;(11)内侧髁

图 10-2　膝关节及其周围结构

膝关节后方的腘窝内,由浅入深走行有胫神经、腘静脉及腘动脉,在膝关节脱位时,上述血管神经有可能受到损伤。

膝关节的稳定性,主要依靠关节周围坚强的软组织来维持,在遭受强大暴力发生脱位时,可并发关节周围软组织损伤,甚至出现骨折及血管神经损伤。当合并腘动脉损伤时,若诊治不当,有导致下肢截肢的危险,必须高度重视。

一、病因病机

膝关节脱位多由强大的直接暴力或间接暴力引起,以直接暴力居多。如从高处跌下、车祸、塌方等暴力直接撞击股骨下端或胫骨上端而致脱位。

(一)脱位类型

膝关节脱位的类型如图 10-3 所示。

1.前脱位

膝关节屈曲时,外力由前方作用于股骨下端,或外力由后向前作用于胫骨上端,使胫骨向前移位。

2.后脱位

当屈膝时,暴力由前向后作用于胫骨上端,使其向后移位。这类脱位较少见,但损伤极为严重。由于膝关节内侧关节囊和内侧副韧带与胫骨、股骨内侧紧密相连,故有限制后脱位的作用,另外,伸膝装置也有同样的限制作用。故发生膝关节后脱位时,必然会合并严重的交叉韧带、内侧副韧带、内侧关节囊的撕裂伤,并可能发生肌腱断裂及髌骨撕脱骨折。同时,也常并发腓总神经损伤。

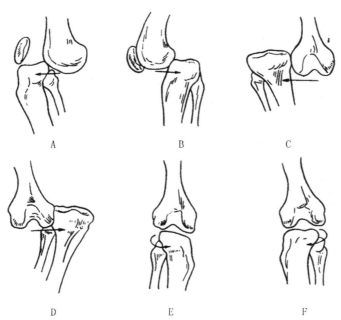

A.前脱位;B.后脱位;C.外侧脱位;D.内侧脱位;E、F.旋转脱位

图 10-3　膝关节脱位

3.外侧脱位

强大外翻暴力或外力直接由外侧作用于股骨下端,而使胫骨向外侧移位。

4.内侧脱位

强大外力由外侧作用于胫腓骨上端,使胫骨向内侧脱位。

5.旋转脱位

旋转脱位为旋转暴力所引起,多发生在膝关节微屈位,小腿固定,股骨头发生旋转,迫使膝关节承受扭转压力而产生膝关节旋转脱位。这种旋转脱位可因位置不同分为前内、前外、后内、后外四种类型,以向后外侧脱位居多。

(二)并发症

1.关节囊损伤

关节脱位时,多伴有关节囊撕裂。如发生外侧脱位时,关节囊及内侧副韧带断裂后嵌入关节内,可造成手法复位困难;发生后外侧旋转脱位时,股骨外髁可被关节囊纽扣状裂口卡住,影响复位。

2.韧带损伤

患者可见有前、后交叉韧带,内、外侧副韧带,以及髌韧带的损伤。这些韧带损伤可单独发生,也可合并出现。韧带损伤会影响关节的稳定性。

3.肌腱损伤

脱位时,膝关节周围肌腱,如腘绳肌、腓肠肌、股四头肌、腘肌等会有不同程度损伤。

4.骨折

(1)肌腱、韧带附着部的撕脱性骨折。如胫骨结节、胫骨髁间嵴、股骨髁、胫骨髁撕脱性骨折。

(2)挤压骨折。如膝关节内、外侧脱位时,合并对侧胫骨平台挤压骨折。

5.半月板损伤

膝关节脱位时,可合并内外侧半月板不同程度损伤。

6.血管损伤

膝关节脱位后可造成腘动、静脉的损伤,轻者为血管受压狭窄,供血下降;重者血管内膜撕裂形成动脉栓塞,引起肢端缺血坏死,甚至动脉断裂,膝以下组织血供中断,腘窝部大量出血而形成巨大血肿,出血后向下流入小腿筋膜间隔,加重膝以下缺血,若处理不及时,可导致肢体坏死而截肢。

7.神经损伤

膝关节脱位后,神经受压迫或牵拉,重者出现挫伤及撕裂伤。神经损伤后,出现支配区肌肉运动及皮肤感觉功能障碍。

二、诊断要点

(一)症状体征

患者有严重外伤史,伤后膝关节剧烈疼痛、肿胀、功能丧失。不全脱位者,由于胫骨平台和股骨髁之间不易交锁,脱位后常自行复位而没有畸形。完全脱位者,患膝明显畸形,下肢缩短,筋肉在膝部松软堆积,可出现侧方活动与弹性固定,在患膝的前、后或侧方可摸到脱出的胫骨上端与股骨下端。

前、后交叉韧带断裂时,抽屉试验阳性;内外侧副韧带断裂时,侧向试验阳性。值得注意的是,韧带损伤早期难以做出正确判断,因脱位早期关节肿痛,肌肉紧张,影响上述检查结果的真实性。当有血管损伤迹象时,上述试验被视为禁忌,可在病情稳定或闭合复位数日后复查。

血管损伤的主要体征是足背动脉、胫后动脉无搏动,足部温度降低,小腿与足趾苍白,足趾感觉减退,腘部进行性肿胀。即使足部动脉可触及且足部温暖,也绝不能排除血管损伤,足趾感觉消失是明确的缺血征象。此外,膝以下虽尚温暖,但动脉搏动持续消失,亦有动脉损伤的可能。

腓总神经损伤时,可见胫前肌麻痹,足下垂,踝及足趾背伸无力,小腿与足背前外侧皮肤感觉减弱或消失。注意区分神经本身损伤和缺血所致损伤。

(二)辅助检查

1.X线片检查

膝关节正、侧位片可明确脱位的类型及有无骨折。

2.CT、MRI检查

CT对股骨髁、胫骨髁间嵴、胫前平台骨折的显示优于X线平片,有时可发现X线片上显示不明显的骨折。MRI对韧带及半月板损伤的诊断有帮助。

3.关节镜检查

可在关节镜下了解前后交叉韧带、关节囊及半月板的损伤情况。

4.多普勒及血管造影

当有血管损伤征象时,需要血管超声多普勒或动脉造影检查。有专家建议,对前、后交叉韧带同时断裂的脱位,无论有无真正的脱位表现,均应行多普勒和动脉造影,尤其是后脱位患者,至少先做多普勒检查,必要时再进一步进行动脉造影,以免造成不可挽救的后果。

5.肌电图检查

有神经损伤者,行肌电图检查可进一步了解神经损伤的具体情况。

三、治疗方法

(一)整复固定方法

1.手法复位外固定

膝关节脱位属急症,一旦确诊,应在充分麻醉下及早行手法复位。

(1)整复方法。患者取仰卧位,一助手用双手握住患侧大腿,另一助手握住患侧踝部及小腿做对抗牵引,保持膝关节半屈伸位置。术者用双手按脱位的相反方向推挤或提托股骨下端与胫骨上端,如有入臼声,畸形消失,表明已复位。复位后,将膝关节轻柔屈伸数次,检查关节间是否完全吻合,并可理顺被卷入关节间的关节囊、韧带和移位的半月板。

(2)固定方法。脱位整复后,可用长腿石膏托将膝关节固定在 20°～30°中立位,固定 6～8 周。禁止伸直位固定,以免加重血管神经损伤。适当抬高患肢,以利消肿。

外固定期间应注意观察伤肢肿胀情况及外固定松紧、位置,及时调整。注意观察患肢末梢血运、感觉、运动功能,发现异常,及时处理。

2.手术治疗

(1)适应证:①韧带、肌腱或关节囊嵌顿,手法难以复位;②严重半月板损伤;③合并骨折、韧带、血管及神经损伤。

(2)手术方法。①切开复位:将关节囊纽扣状裂口纵向延长,使股骨髁还纳,同时修复关节囊、韧带、肌腱,清理关节内软骨碎屑,对严重损伤的半月板给予修复。②切开复位内固定:合并髁部骨折者,应及时行手术撬起塌陷的髁部,并以螺栓、拉力螺钉或特制的"T"形钢板固定,否则骨性结构紊乱带来的关节不稳定将在后期给患者造成严重后遗症。③韧带修复、重建:需掌握修复的时机和范围。全面的韧带修复,只有在肯定无血管合并症时才可在急性期进行,如有血管损伤或血运障碍,不应在急性期修复,可进行二期修复或重建。④血管探查及修复术:有血管损伤时,应毫不迟疑地进行手术探查、修复,不能只切除腘动脉血栓或结扎动脉,否则有肢体坏死而截肢的可能,目前主张利用大隐静脉修复腘动脉,同时处理损伤的腘静脉,并同期进行筋膜切开术。⑤神经探查及修复术:一般不必立即处理,在血运改善后神经功能随之改善者,可继续观察治疗,3 个月后如无恢复,可进行二期手术探查、修复。对确有神经撕裂者,则应及早修复。

(二)药物治疗

初期以活血化瘀,消肿止痛为主,如服用桃红四物汤加牛膝、延胡索、川楝子、泽泻、茯苓,或服用跌打丸等;中后期选用强筋壮骨的正骨紫金丹或健步虎潜丸。脱位整复后,早期可外敷消肿止痛膏;中期可用消肿活血汤外洗,以活血舒筋;后期可用苏木煎熏洗,以利关节。若有神经损伤,早期内服药中可加全虫、白芷;后期宜益气通络,祛风壮筋,服用黄芪桂枝五物汤加川断、五加皮、桑寄生、牛膝、全虫、僵蚕、制马钱子等。

(三)功能康复

复位固定后,即可做股四头肌舒缩及踝、趾关节屈伸练习。4～6 周后,可在外固定下,进行扶双拐不负重步行锻炼,8 周后可解除外固定。先在床上练习膝关节屈伸,待股四头肌肌力量恢复及膝关节屈伸活动等稳定以后,才可逐步负重行走。

四、术后康复及护理

康复效果有赖于手术执行的情况和外伤的程度。在伤后 3～5 天内进行关节内修复和重建关节结构时,如果固定时间长于 3～5 天,可能会产生严重的关节纤维化。在非手术治疗时,仅靠物理治疗的方法难以恢复关节活动度,应该直接在麻醉下进行手法活动。不同的手术设计需要不同的康复手段,早期的后交叉韧带(PCL)修复术可在铰链膝支架的保护下很快恢复关节活动度,这样下一阶段的前交叉韧带(ACL)重建通常可在 6 周内进行。当进行急性手术时,PCL 重建需进行早期积极的关节活动练习,应密切观察患者以确保其关节能完全伸直且屈曲度逐渐改进。不推荐在 PCL 重建后用缓慢的活动度练习手段,且对于行急性或亚急性膝关节脱位的重建是不适合的。必须制订积极的关节活动度练习计划,但在进行任何自体同侧中 1/3 髌腱重建时,均需要严密监测。

(邵秀德)

第七节　锁骨骨折的护理

一、基础知识

（一）解剖生理

锁骨又名“锁子骨”“缺盆骨”,位于胸廓前上部两侧,全骨浅居皮下,桥架于胸骨与肩峰之间,是联系肩胛带与躯干的唯一支架。其骨干较细,内侧 2/3 呈三棱柱形,凸向前,有胸锁乳突肌和胸大肌附着,中外 1/3 交界处是骨折的好发部位。锁骨的功能是支持肩胛骨,使上肢骨与胸廓之间保持一定的距离,从而保证上肢的灵活运动。骨折后,近折端受胸锁乳突肌的牵拉而向上向后移位,远折端因上肢本身重量牵拉而向下移位,又因胸大肌、斜方肌、背阔肌的牵拉而向前向内移位,造成断端重叠(图 10-4)。锁骨骨折可发生于各种年龄,但多见于儿童及青壮年,约有 2/3 为儿童患者,又以幼儿为多见。

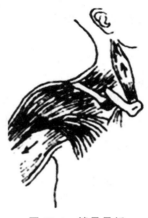

图 10-4　锁骨骨折

（二）病因

直接暴力和间接暴力均可造成锁骨骨折，但多为间接暴力所致。

（三）分类

1.横断骨折

跌倒时肩部外侧或手掌先着地，向上传导的外力经肩锁关节传至锁骨而发生骨折，以斜形或横断骨折为多。除有重叠移位外，内侧段因胸锁乳突肌的牵拉向后上方移位，外侧段则由于上肢的重力和胸大肌、斜方肌、三角肌的牵拉而向前下方移位。

2.青枝骨折

幼儿骨质柔嫩而富有韧性，多发生青枝骨折。

3.粉碎骨折

粉碎骨折为直接暴力所致，多因棒打、撞击等外力直接作用于锁骨而致。粉碎骨折若严重移位，骨折片向下、向内移位时刺破胸膜或肺尖，可造成气胸、血胸。

（四）临床表现

骨折后局部疼痛、肿胀明显，锁骨上、下窝变浅或消失，骨折处异常隆起，出现功能障碍，患肩下垂并向前、内倾斜。患者常以健手托着患侧肘部，以减轻上肢重力牵拉而引起的疼痛。幼儿如不愿活动上肢，穿衣伸袖时哭闹，提示有锁骨骨折。X线检查可了解骨折和移位情况。

二、治疗原则

（1）幼儿青枝骨折用三角巾悬吊即可，若有移位骨折，用"8"字绷带固定1～2周。

（2）少年或成年人有移位骨折，手法复位后用"8"字石膏固定。手法复位可在局麻下进行。患者坐在木凳上，双手叉腰，肩部外旋后伸挺胸，医生站于其背后，一脚踏在凳上，顶在患者肩胛间区，双手握住两肩向后、向外、向上牵拉纠正移位。复位后用纱布棉垫保护腋窝，用绷带缠绕两肩，在背后交叉呈"8"字形，然后用石膏绷带固定，使两肩固定在高度后伸、外旋和轻度外展位置。固定后即可练习握拳、伸屈肘关节及双手叉腰后伸，卧木板床休息，肩胛区可稍垫高，保持肩部后伸。3～4周后拆除。锁骨骨折复位并不难，但不易保持位置，愈合后上肢功能无影响，所以临床不强求解剖复位。

（3）锁骨骨折合并神经、血管压迫症状，畸形愈合影响功能，不愈合或少数要求解剖复位者，可采用切开复位内固定。

三、护理

（一）护理要点

（1）行手法复位固定的患者，要经常检查固定情况，既保持有效固定，又不能压迫腋窝。若发现患肢有麻木、发凉、运动障碍，说明固定过紧，压迫血管神经，应及时调整。

（2）对粉碎性骨折，不必强行按压碎片使之复位，以防其刺伤肺尖及臂丛神经。对此种类型患者要严密观察呼吸及患肢运动情况，以便及时发现有无气胸、血胸及神经症状。

（3）术后要严密观察患者伤口渗血、末梢血循、感觉、运动情况，发现问题及时记录并处理。

（4）保持正常固定姿势。复位后，站立时保持挺胸提肩，卧位时应去枕仰卧于硬板床上。两肩胛间垫一窄枕，以使两肩后伸、外展，维持良好的复位位置。局部未加固定的患者，不可随便更换卧位。

（二）护理问题

患者有发生肩关节强直的可能。

（三）护理措施

（1）向患者解释功能锻炼的目的是促进气血运行，防止患肢肿胀，避免肩关节僵直，以取得患者配合。

（2）正确适时指导患者功能锻炼。

（四）出院指导

（1）锁骨骨折复位固定后，极少发生骨折不愈合，即使复位稍差，骨折畸形愈合，也不影响上肢功能，应先向患者及家属说明情况。

（2）复位固定后即出院的患者，应嘱其保持正确姿势，早期禁止做肩前屈动作，防止骨折再移位；解除外固定出院的患者，应告诉其全面练习肩关节活动的要求。例如，首先分别练习肩关节每个方向的动作，重点练习薄弱方面如肩前屈，活动范围由小到大，次数由少到多，然后进行各方面动作的综合练习，如肩关节环转活动，两臂做"箭步云手"等。活动不可过于急躁，幅度不可过大，力量不可过猛，以免造成软组织损伤。

（3）按时用药，患者出院时将药的名称、剂量、时间、用法、注意事项向患者介绍清楚。

（4）饮食调养，骨折早期宜进清淡可口、易消化的半流食或软食；骨折中后期，饮食宜富有营养，增加富有钙质、胶质和滋补肝肾的食品。

（5）注意休息，保持心情愉快，勿急躁。

（邵秀德）

第八节　肱骨干骨折的护理

一、基础知识

（一）解剖生理

肱骨干是指肱骨外科颈下 1 cm 至肱骨髁上 2 cm 之间的部分，肱骨干中下 1/3 交界处的后外侧有桡神经沟，此处骨折易损伤桡神经；肱骨中段有营养动脉穿入下行，中段以下骨折易损伤营养血管而影响骨折愈合。此外，肱骨干骨折有时也伤及由上臂经过的肱动脉、肱静脉、正中神经和尺神经。

（二）病因

直接暴力和间接暴力均可造成肱骨干骨折，肱骨干的上 1/3、中 1/3 骨质较为坚硬，该段骨折多由直接暴力引起，如棍棒打击、重物挤压、机器缠绞等，骨折线多为横断或粉碎。肱骨干周围有许多肌肉附着，由于肩部和上臂周围肌肉牵拉，在不同平面的骨折可造成不同方向的移位。

（三）分类

1.肱骨干上 1/3 骨折

骨折线若在胸大肌附着点以下，三角肌止点以上，则近折端受三角肌、喙肱肌、肱二头肌和肱三头肌的牵拉而向上向外移位。

2.肱骨干中 1/3 骨折

骨折线若在三角肌止点以下,近折端受三角肌牵拉向前、向外移位,远折端受肱二头肌、肱三头肌牵拉而向上移位。如患者将患肢屈肘悬于胸前,远折端将向内旋转移位。

3.肱骨干下 1/3 骨折

多为间接暴力引起,折线多为斜形或螺旋形,暴力方向、前臂和肘关节的位置不同可引起不同移位,大多都有成角移位(图 10-5)。

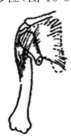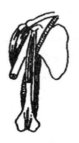

图 10-5　肱骨干骨折

(四)临床表现

伤后患臂疼痛、肿胀明显、活动障碍,患肢不能抬举,局部有明显环形压痛和纵向叩击痛。检查时必须注意腕及手指的功能,以便确定是否合并有神经损伤。肱骨中下 1/3 骨折常易合并桡神经损伤,桡神经损伤后,可出现腕下垂、掌指关节不能伸直,拇指不能伸展,手背第 1、2 掌骨间(虎口区)皮肤感觉障碍。

二、治疗原则

(一)手法复位小夹板固定

肱骨干各型骨折均可在局麻下或臂丛麻醉下行手法整复,根据 X 线片移位情况,分析受伤机制,采取复位手法。麻醉后,纵向牵引纠正重叠,推按骨折两断端复位,使用小夹板固定。长管型石膏也可固定,但会限制肩、肘关节活动,若石膏过重造成骨端分离,会影响骨折愈合。

(二)骨折合并桡神经损伤

若骨折无移位,神经多为挫伤,用小夹板或石膏固定,观察 1～3 个月,神经无恢复可行手术探查。骨折移位明显时,桡神经有嵌入骨折断端的可能,手法复位可造成神经断裂,应特别小心。手术探查神经时,同时做骨折复位内固定。晚期神经损伤多为压迫或粘连,应考虑手术治疗。

(三)开放骨折

若伤势轻、无神经受损,可彻底清创,关闭伤口,闭合复位外固定,变开放伤为闭合伤。伤情重、错位多可彻底清创,探查神经、血管,同时复位固定骨折。

(四)陈旧性肱骨干骨折不愈合

无论用石膏还是小夹板固定肱骨干骨折,都很少因肢体重量悬吊作用发生重叠、旋转及成角畸形,而因牵拉过度造成延迟愈合或不愈合者则多见,用石膏固定者尤为常见。治疗肱骨干骨折时,要注意分离骨折断端,早期发现、及时处理。已经不愈合者,应行手术内固定并植骨促进骨折愈合。

三、护理要点

(一)非手术治疗及术前护理

(1)减轻或预防不良情绪。

(2)给予高蛋白、高热量、高维生素、含钙丰富的饮食。

(3)用"U"形石膏托固定时,患者可平卧。患肢以枕垫起,悬垂固定,2周内只能取坐位或半坐位。

(4)合并桡神经损伤者应注意预防皮肤溃疡。

(5)外固定期间注意观察伤肢血液循环;合并桡神经损伤者,观察感觉和运动功能恢复情况;注意肱动脉、肱静脉损伤情况。注意是否出现肢端皮肤苍白、皮温低、肿胀、发绀、湿冷等。

(6)功能锻炼。①早、中期:骨折固定后,立即进行伤臂肌肉的舒缩活动,如握拳、腕屈及主动耸肩等动作,每日3次。②晚期:去除固定后,逐渐行摆肩、肩屈伸、内收、外展、内外旋等练习。

(二)术后护理

(1)内固定术后或使用外展架固定者,宜行半卧位,若行平卧位,于患肢下垫软枕。

(2)疼痛的护理。①找出引起疼痛的原因;②手术切口疼痛可用镇痛药;③缺血性疼痛及时解除压迫;感染时应及时处理伤口,应用抗生素;③移动时保护患处。

(3)预防血管痉挛。进行神经修复和血管重建术后,可能出现血管痉挛,应做到以下几点:①避免一切不良刺激;②一周内应用扩血管、抗凝药物;③密切观察患肢血液循环变化;④功能锻炼。

四、健康指导

(1)注意保持功能体位。

(2)合并桡神经损伤者遵医嘱服用神经营养药物。

(3)继续进行功能锻炼;复位固定后即可进行手指主动伸屈运动;外固定或手术内固定者2~3周后进行腕、肘关节的主动运动和肩关节的内收、外展运动;4~6周后进行肩关节的旋转活动。

(4)复诊:U形石膏固定者,肿胀消退后复诊;悬吊石膏固定2周后,更换长臂石膏托,维持6周左右;伴桡神经损伤者,定期复查肌电图。

(邵秀德)

第九节　肱骨髁上骨折的护理

肱骨髁上骨折指在肱骨干与肱骨髁交界处发生的骨折,多发生于10岁以下儿童,易损伤神经和血管,导致前臂缺血性肌挛缩,引起爪形手畸形。

一、病因与发病机制

(一)伸直型骨折

肘关节处于过伸位跌倒时,手掌着地,暴力经前臂向上传导,加上身体前倾,向下产生剪式应力,以及尺骨鹰嘴向前的杠杆力,使肱骨干与肱骨髁交界处发生骨折。骨折远端向后上移位,近折端向前下移位,尺神经、桡神经可因肱骨髁上骨折的侧方移位受伤。

(二)屈曲型骨折

此型较少见,由间接暴力引起。跌倒时,肘关节屈曲,肘后方着地,暴力向上传导至肱骨下端,导致髁上屈曲型骨折,较少合并血管和神经损伤。

二、临床表现

肘部明显疼痛、肿胀,有皮下瘀斑和功能障碍,伸直型骨折肘部向后突出,近折端向前移,并处于半屈位。局部压痛明显,有骨摩擦音及假关节活动,与肘关节脱位相比,肘后三角关系正常。如果合并有正中神经、尺神经、桡神经、肱动脉损伤,则出现前臂和手相应的神经支配区的感觉减弱或消失,以及相应的功能障碍。如复位不当可致肘内翻畸形。

三、实验室及其他检查

肘部正、侧位 X 线摄片可以明确骨折部位、类型、移位方向,为选择治疗方法提供依据。

四、诊断要点

根据 X 线片和受伤病史可以明确诊断。

五、治疗要点

(一)手法复位外固定

若患者受伤时间短,血循环良好,局部肿胀不明显,可行手法复位后外固定。给予局部麻醉或臂丛神经阻滞麻醉,在持续牵引下,行手法复位,使患肢肘关节屈曲 $60°\sim90°$,给予后侧石膏托固定 $4\sim5$ 周,若 X 线摄片证实骨折愈合良好,即可拆除石膏。

(二)持续牵引

对于手法复位不成功,受伤时间较长,肢体肿胀明显者,可行尺骨鹰嘴牵引,牵引重量为 $1\sim2$ kg,牵引时间控制在 $4\sim6$ 周。

(三)手术复位

对于骨折移位严重,手法复位失败,有神经、血管损伤者,采取手术复位。复位方法有经皮穿针内固定、切开复位内固定。

六、护理要点

(一)保持有效的固定

观察固定的屈曲角度,离床活动时要用三角巾悬吊患肢于胸前,发现固定体位改变时,要及时给予纠正。

（二）严密观察

重点观察患肢的血液循环、感觉、活动情况,以利于及时发现是否有肱动脉、正中神经、尺桡神经的损伤。

（三）康复锻炼

复位固定后当日可做握拳、屈伸手指练习,1周后可做肩部主动活动,并可逐渐加大运动幅度。3周后去除外固定,可做腕、肘、肩部的屈伸练习。伸直型骨折注意恢复屈曲活动,屈曲型骨折注意恢复伸展活动。

（邵秀德）

第十节　尺桡骨干骨折的护理

尺桡骨干骨折可由直接暴力、间接暴力、扭转暴力引起,青少年多见,占各类骨折的 6%。

一、病因与发病机制

（一）直接暴力

由重物打击、机器或车轮的直接碾压,导致同一平面的横形或粉碎性骨折。

（二）间接暴力

跌倒时手掌着地,暴力通过腕关节向上传导,暴力作用首先使桡骨骨折。若暴力较强,则通过骨间膜向内下方传导,可引起低位尺骨斜形骨折。

（三）扭转暴力

跌倒时前臂旋转、手掌着地,或手遭受机器扭转暴力,导致不同平面的尺桡骨发生螺旋形骨折或斜形骨折。可并发软组织撕裂、神经血管损伤,或合并他处骨折。

二、临床表现

伤侧前臂出现疼痛、肿胀、成角畸形及功能障碍,不能进行旋转活动;局部有明显压痛,严重者出现剧痛、患肢肿胀、手指屈曲;可扪及骨折端、骨摩擦感及假关节活动;听诊骨传导音减弱或消失;严重者可发生骨筋膜室综合征。

三、实验室及其他检查

正位及侧位 X 线片可见骨折的部位、类型及移位方向,以及是否合并有桡骨头脱位或尺骨小头脱位。

四、诊断要点

尺桡骨干骨折可依据临床检查、X 线正侧位片确诊。

五、治疗要点

（一）手法复位外固定

手法复位外固定可在局部麻醉或臂丛神经阻滞麻醉下进行，重点是矫正旋转移位，恢复骨膜紧张度，紧张的骨间膜牵动骨折端复位。复位成功后，用小夹板或石膏托固定。

（二）切开复位内固定

不稳定骨折或手法复位失败者倾向于切开复位，行螺钉钢板或髓内针内固定术治疗。

六、护理要点

（一）保持有效的固定

注意观察石膏或夹板是否有松动和移位。

（二）维持患肢良好血液循环

术后抬高患肢，观察患肢皮肤的颜色、温度、有无肿胀，以及桡动脉搏动情况。当出现剧痛，手部皮肤苍白、发凉、麻木，被动伸指疼痛，桡动脉搏动减弱或消失等表现时，提示有骨筋膜室综合征的发生。如有缺血表现，立即通知医生处理。

（三）康复锻炼

术后 2 周开始练习手指屈伸活动和腕关节活动；4 周后开始练习肘、肩关节活动；8～10 周后，若 X 线片证实骨折愈合，可进行前臂旋转活动。

（邵秀德）

第十一节　桡骨远端骨折的护理

桡骨远端骨折（Colles 骨折）指距桡骨远端关节面 3 cm 内的骨折，约占全身骨折的6.7％～11％，多见于有骨质疏松的中老年人。

一、病因与发病机制

桡骨远端骨折多由间接暴力引起，通常跌倒时腕关节处于背伸位、手掌着地、前臂旋前，应力由手掌传导到桡骨下端发生骨折，骨折远端向背侧及桡侧移位。

二、临床表现

骨折部疼痛、肿胀，可出现典型畸形，由于骨折远端向背侧移位，侧面看呈"银叉"畸形，骨折远端向桡侧移位，并有缩短桡骨茎突上移畸形，侧面看呈"枪刺刀样"畸形，见图 10-6。检查局部压痛明显，腕关节活动障碍，皮下出现瘀斑。

三、实验室及其他检查

X 线片可见骨折端移位表现：桡骨远骨折端向背侧移位，远端向桡侧移位，骨折端向掌侧成角，可同时有下尺桡关节脱位及尺骨茎突撕脱骨折。

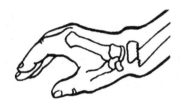

图 10-6　骨折后典型移位

四、诊断要点

根据 X 线检查结果和受伤史可明确诊断。

五、治疗要点

(一)手法复位外固定

局部麻醉下,行手法复位后,用超过腕关节的小夹板或石膏夹板在屈腕、尺偏位固定 2 周,消肿后,腕关节中立位,继续用小夹板或改用前臂管型石膏固定。

(二)切开复位内固定

有明显移位的严重粉碎性骨折,桡骨下端关节面破坏;手法复位失败,或复位后不能维持固定者,应切开复位,用松质骨螺钉或钢针固定。

六、护理要点

(一)保持有效的固定

骨折复位固定后,不可随意移动位置,应注意维持骨折远端旋前、掌曲、尺偏位,避免腕关节旋后或旋前。肿胀消除后要及时调整石膏或夹板的松紧度。

(二)密切观察患肢血液循环情况

如有无腕部肿胀、疼痛、颜色异常、皮温降低等。

(三)康复锻炼

复位当天或手术后次日可做肩部的前后摆动练习,2～3 天后可做肩肘部的主动活动;2～3 周后可进行手和腕部的抗阻力练习;后期做腕部的主动屈伸练习和前臂的旋前、旋后牵引练习。

(邵秀德)

第十二节　脊柱骨折的护理

一、疾病概述

(一)概念

脊柱骨折又称脊椎骨折,占全身各类骨折的 5%～6%。脊柱骨折可以并发脊髓或马尾神经损伤,特别是颈椎骨折-脱位合并有脊髓损伤时能严重致残甚至致命。

（二）相关病理生理

脊柱分为前、中、后三柱。中柱和后柱包裹了脊髓和马尾神经,该区的损伤可以累及神经系统,特别是中柱损伤,碎骨片和髓核组织可以突入椎管的前半部而损伤脊髓。胸腰段脊柱（T_{10}～L_2）处于两个生理弧度的交汇处,是应力集中之处,也是常见骨折之处。

（三）病因与诱因

脊柱骨折的主要原因是暴力,多数由间接暴力引起,少数因直接暴力所致。当从高处坠落时,头、肩、臀部或足部着地,地面对身体的阻挡,使身体猛烈屈曲,所产生的垂直分力可导致椎体压缩性骨折,水平分力较大时则可同时发生脊椎脱位。直接暴力所致的脊椎骨折,多见于战伤、爆炸伤、直接撞伤等。

1.病理

暴力的方向可以通过 X、Y、Z 轴牵拉和旋转,在 X 轴上有屈、伸和侧方移动,在 Z 轴上则有侧屈和前后方向移动。

2.胸、腰椎骨折的分类

（1）单纯性楔形压缩性骨折:脊柱前柱损伤,椎体成楔形,脊柱仍保持稳定。

（2）稳定性爆破型:前柱、中柱损伤;通常是由于高处坠落时,脊柱保持正直,胸腰段脊柱的椎体因受力、挤压而破碎,后柱不损伤,脊柱稳定;但破碎的椎体与椎间盘可突出于椎管前方,损伤脊髓而产生神经症状。

（3）不稳定性爆破型:前柱、中柱、后柱同时损伤;由于脊柱不稳定,可出现创作后脊柱后突和进行性神经症状。

（4）查恩斯（Chance）骨折:椎体水平状撕裂性损伤;如从高空仰面落下,背部被物体阻挡,脊柱过伸,椎体横形裂开,脊柱不稳定。

（5）屈曲-牵拉型:前柱部分因受压缩力而损伤,而中柱、后柱同时因牵拉的引力而损伤,造成后纵韧带断裂,脊椎关节囊破裂,关节突脱位,半脱位或骨折;屈曲-牵拉型骨折是潜在性不稳定型骨折。

（6）脊柱骨折-脱位:又名移动性损伤,脊柱沿横面移位,脱位程度重于骨折。此类损伤较严重,伴脊髓损伤,预后差。

3.颈椎骨折的分类

（1）屈曲型损伤:前柱因受压缩力而损伤,而后柱因牵拉的张力而损伤;前方半脱位（过屈型扭伤）,后柱韧带完全或不完全性破裂;完全性者可有棘突上韧带、棘间韧带、脊椎关节囊破裂和横韧带撕裂,不完全性者仅有棘上韧带和部分棘间韧带撕裂;发生双侧脊椎间关节脱位时,因过度屈曲,中后柱韧带断裂,脱位的关节突超越至下一个节段小关节的前方与上方;大多数患者伴有脊髓损伤,单纯椎体楔形（压缩性）骨折较常见,除椎体压缩性骨折外,还有不同程度的后方韧带结构破裂。

（2）垂直压缩损伤:多数发生在高空坠落或高台跳水者。伤者第一颈椎双侧前、后弓骨折,也称杰佛逊（Jefferson）骨折;爆破型骨折、颈椎椎体粉碎骨折多见于第 C_5、C_6 椎体,破碎的骨折片可凸向椎管内,瘫痪发生率高达 80%。

（3）过伸损伤:过伸性脱位,前纵韧带破裂,椎体横行裂开,椎体向后脱位;损伤性枢椎椎弓骨折,暴力来自颏部,暴力使颈椎过度仰伸,枢椎椎弓垂直状骨折。

（4）齿状突骨折：机制不清，暴力可能来自水平方向，从前向后经颅骨至齿状突。

（四）临床表现

有严重的外伤史，如高空坠落、重物撞击腰背部，以及被泥土、矿石掩埋等。胸腰椎损伤后，主要症状为局部疼痛，站立及翻身困难。腹膜后血肿刺激了腹腔神经节，合并肠蠕动减慢，常出现腹痛、腹胀甚至肠麻痹症状。

检查时要详细询问病史、受伤方式、受伤时姿势、伤后有无感觉及运动障碍。注意多发伤，多发伤患者往往合并有颅脑、胸腹脏器的损伤，要先处理紧急情况，抢救生命。检查脊柱时暴露面应足够，必须用手指从上至下逐个按压棘突，如发现位于中线部位局部肿胀和明显的局部压痛，提示后柱已有损伤；胸腰段脊柱骨折常可摸到后凸畸形。

（五）辅助检查

1.影像学检查

（1）X线检查：有助于明确脊椎骨折的部位、类型和移位情况。

（2）CT检查：用于检查椎体的骨折情况，椎管内有无出血及碎骨片。

（3）MRI检查：有助于观察及确定脊髓损伤的程度和范围。

2.肌电图

肌电图用来测量肌肉的电传导情况，鉴别脊髓完整性的水平。

3.实验室检查

除常规检查外，血气分析检查可判断有通气不足危险患者的呼吸状况。

（六）治疗原则

1.抢救生命

脊柱损伤患者伴有颅脑、胸腹脏器损伤或并发休克时，首先处理紧急问题，抢救生命。

2.卧硬板床

胸腰椎骨折和脱位，单纯压缩骨折椎体压缩不超过1/3者，可仰卧于木板床，在骨折部加枕垫，使脊柱过伸。

3.复位固定

较轻的颈椎骨折和脱位者用枕颌带做卧位牵引复位；明显压缩移位者做持续颅骨牵引复位。牵引重量3～5 kg，复位后用头颈胸支具固定3个月。胸腰椎复位后用腰围支具固定，也可用两桌法或双踝悬吊法复位，复位后不稳定或关节交锁者，可手术治疗，做植骨和内固定。

4.腰背肌锻炼

胸腰椎单纯压缩骨折，椎体压缩不超过1/3者，在受伤后1～2日开始进行，利用背伸肌的肌力及背伸姿势，使脊柱过伸，借椎体前方的前纵韧带和椎间盘纤维环的张力，使压缩的椎体自行复位，恢复原形状。严重的胸、腰椎骨折和骨折脱位，可通过腰背肌功能锻炼，使骨折获一定程度的复位。

二、护理评估

（一）一般评估

1.健康史

（1）一般情况：了解患者的年龄、职业特点、运动爱好、日常饮食结构、有无酗酒等。

（2）受伤情况：了解患者受伤的原因、部位和时间，受伤时的体位、症状和体征，搬运方式、现场及急诊室急救情况,有无昏迷史和其他部位复合伤等。

(3)既往史与服药史:有无脊柱受伤或手术史。

2.生命体征(T、P、R、BP)与意识

评估患者的呼吸、血压、脉搏、体温及意识情况,包括呼吸形态、节律、频率、深浅、呼吸道是否通畅、患者能否有效咳嗽和排除分泌物,有无心动过缓和低血压,有无出汗,患者皮肤的颜色、温度,有无体温调节障碍。对伴有颅脑损伤的患者,可用格拉斯昏迷量表评估患者的意识情况。还要评估排尿和排便情况,如患者有无尿潴留或充盈性尿失禁,尿液颜色、量和比重,有无便秘或大便失禁。

3.患者主诉

了解患者受伤的时间、原因和部位,受伤时的体位、症状和体征,搬运方式,现场及急诊室急救的情况,有无昏迷史和其他部位的合并伤,患者既往健康情况,有无脊柱受伤或手术史,近期有无因其他疾病而服用药物,以及服用剂量、时间和疗程。

4.相关记录

疼痛评分、全身皮肤及其他外伤情况。

(二)身体评估

1.视诊

观察受伤部位有无皮肤组织破损,局部肤色和温度是否正常,有无活动性出血及其他复合性损伤的迹象。

2.触诊

评估感觉和运动情况,患者的痛、温、触及位置觉的丧失平面及程度。

3.叩诊

叩诊患肢神经反射是否正常。

4.动诊

评估肢体感觉、活动和肌力的变化,双侧有无差异,有无腹胀和麻痹性肠梗阻征象。

(三)心理、社会评估

评估患者有无恐惧、紧张心理;评估患者和亲属对疾病的心理承受能力和对相关康复知识的认知程度,家庭及社会支持情况。

(四)辅助检查阳性结果评估

评估患者的影像学检查和实验室检查结果有无异常,以帮助判断病情和预后。

(五)治疗效果的评估

1.术前评估要点

(1)术前实验室检查结果评估:血常规、血生化、腰椎片、心电图等。

(2)术前术区皮肤、饮食、肠道、用药准备情况。

(3)患者准备:评估患者对手术过程的了解程度,有无过度焦虑或者担忧,对预后的期望值等。

2.术后评估要点

(1)生命体征的评估:术后 24 小时内,密切观察患者生命体征的变化,进行床边心电监护,每30 分钟至1 小时记录一次,观察有无因术中出血、麻醉等引起血压下降。

(2)体位评估:评估是否采取正确的体位,以保持脊柱功能位及舒适为标准。

（3）术后感觉,运动和各项功能恢复情况。

（4）功能锻炼情况,如患者是否按计划进行功能锻炼及有无活动障碍引起的并发症出现。

三、主要护理诊断

（一）有皮肤完整性受损的危险

皮肤受损与活动障碍和长期卧床有关。

（二）潜在并发症

潜在并发症,如脊髓损伤。

（三）有失用综合征的危险

失用综合征与脊柱骨折,长期卧床有关。

四、护理措施

（一）病情观察与并发症预防

1.脊髓损伤的观察和预防

观察患者肢体感觉、运动、反射和括约肌功能是否随着病情发展而变化,及时发现脊髓损伤征象,报告医生并协助其处理。尽量减少搬动患者,搬运时保持患者的脊柱中立位,以免造成或加重脊髓损伤,对已发生脊髓损伤者做好相应护理。

2.疼痛护理

及时评估患者疼痛程度,遵医嘱给予止痛药物。

3.预防压疮

（1）定时翻身:间歇性解除压迫是有效预防压疮的关键,故患者在卧床期间应每2～3小时翻身一次。翻身时采用轴线翻身法,胸腰段骨折者双臂交叉放于胸前,两护士分别托扶患者肩背部和腰腿部,翻至侧卧位;颈段骨折者还需1人托扶头部,使头部与肩同时翻动。患者自行翻身时,应先挺直腰背部再翻身,利用绷紧的躯干肌肉形成天然内固定夹板。侧卧时,患者背后从肩到臀用枕头抵住,以免腰胸部脊柱扭转;上腿屈髋屈膝而下腿伸直,两腿间垫枕以防髋内收。颈椎骨折患者不可随意低头、抬头或转动颈部,遵医嘱决定是否垫枕及枕头放置位置,避免在床上拖拽患者,以减少局部皮肤剪切力。

（2）合适的床铺:保持床单清洁、干燥、舒适,有条件的可使用特制翻身床、明胶床垫、充气床垫、波纹气垫等。注意保护骨突出部位,使用垫枕将各肢体保持良肢位并使骨突部位悬空,定时对受压的骨突部位进行按摩。

（3）增加营养:保证足够的营养素摄入,提高机体抵抗力。

4.牵引护理

（1）牵引颅骨时,每班检查牵引情况并拧紧螺母,防止牵引弓脱落。

（2）保持牵引重锤悬空,不可随意增减或移去牵引重量,定期测量下肢的长度和力线,以免造成过度牵引和骨端旋转。

（3）注意牵引针是否有移位,若有移位应消毒后调整。

（4）保持对抗牵引力:牵引颅骨时,应抬高床头,若身体移位,抵住了床头,应及时调整,以免失去反牵引作用。

（5）告知患者和家属牵引期间牵引方向与肢体方向应呈直线,以达到有效牵引。

（二）饮食

给予患者高热量、高蛋白、高纤维素、高钙、富含维生素及果胶成分的饮食,如牛奶、鸡蛋、海米、虾皮、鱼汤、骨头汤、新鲜蔬菜和水果等。

（三）用药护理

了解药物不良反应,对症处理用药时观察其用药后效果,根据疼痛程度使用止痛药并评估不良反应。

（四）心理护理

向患者和家属解释骨折的愈合是一个循序渐进的过程,充分固定能为骨折断端连接提供良好的条件,正确的功能锻炼可以促进断端生长愈合和患肢功能恢复。鼓励患者表达自己的思想,减轻患者及其家属的心理负担。

（五）健康教育

1.指导功能锻炼

脊柱损伤后,若患者长期卧床可导致失用综合征,故应根据骨折部位、程度和康复治疗计划,指导和鼓励患者行早期活动和功能锻炼。单纯压缩骨折患者卧床 3 日后开始行腰背部肌肉锻炼,开始臀部左右活动,然后按要求做背伸动作,使臀部离开床面,随着腰背肌力量的增加,臀部离开床面的高度也逐渐增高;2 个月后骨折基本愈合,第 3 个月可以下地进行少量活动,但仍以卧床休息为主;3 个月后逐渐增加下地活动时间。除了腰背肌锻炼,还应定时进行全身各个关节的全范围被动或主动活动,每日数次,以促进血液循环,预防关节僵硬和肌萎缩。鼓励患者适当进行日常活动能力的训练,以满足其生活需要。

2.复查

告知患者及家属,若局部疼痛明显加重或不能活动,应立即到医院复查并评估功能恢复情况。

3.安全指导

指导患者及家属评估家庭环境的安全性,妥善放置可能影响患者活动的障碍物。

五、护理效果评估

（1）患者是否主诉骨折部位疼痛减轻或消失,感觉舒适。

（2）患者皮肤是否保持完整,能否避免压疮发生。

（3）患者能否避免脊髓损伤等并发症的发生,一旦发生,能否及时发现和处理。

（4）患者在指导下能否按计划进行有效的功能锻炼,能否避免失用综合征的发生。

（邵秀德）

第十三节　骨盆骨折的护理

一、基础知识

在多发性损伤中,骨盆骨折多见。除颅脑损伤外,骨盆骨折也是常见的致死原因,其病死率可高达20%，主要致死原因是由血管损伤引起的难以控制的大出血及并发的脂肪栓塞，或由于腹内脏器、泌尿生殖道损伤和腹膜血肿继发感染所产生的严重败血症和毒血症。骨盆骨折合并神经损伤，日后也可能影响患者的肢体、膀胱、直肠功能和性功能。故骨折脱位的早期复位固定辅以正确的护理，不仅有助于控制出血，减少并发症，也有利于功能康复。

（一）解剖生理

1.骨盆

骨盆是由骶骨、尾骨和两侧髋骨（髂骨、耻骨和坐骨）连接而成的坚强骨环，形如漏斗。两髋骨与骶骨构成骶髂关节，髋臼与股骨头构成髋关节，两侧耻骨借纤维软骨构成耻骨联合，三者均有坚强的韧带附着。骨盆是躯干与下肢连接的桥梁，有承上启下、保护盆腔脏器和传递重力的功能。骨盆分为前后两部，后方有两个负重的主弓：一是在站立位时，由两侧髋臼斜行向上通过髂骨增厚部到达骶髂关节与对侧相交而成，称骶股弓（图10-7），此弓站立时支持体重；二是由两侧坐骨结节向上经髋骨后部至骶髂关节与对侧相交而成，称骶坐弓（图10-8），在直立位或坐位承受体重。此二弓较坚固，不易骨折。前方上下各有一个起约束稳定作用的副弓，称连接弓，由双侧耻骨相连合，上束弓经耻骨体及耻骨上支，防止骶股弓分离；下束弓经耻骨下支及坐骨下支支持骶坐弓，防止骨盆向两侧分开。副弓远不如主弓坚强有力，受外伤时副弓必先分离或骨折，当负重主弓骨折时，副弓大多同时骨折（耻骨联合分离时可无骨折）。

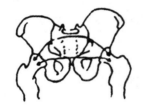

图10-7 骶股弓

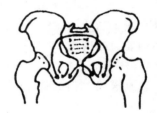

图10-8 骶坐弓

2.骨盆外围

骨盆外围是上身与下肢诸肌的起止处。骨盆后方有臀部肌肉（臀大、中、小肌）附着；坐骨结节处有二头肌、半腱肌、半膜肌附着；缝匠肌起于髂前上棘，股直肌抵止于髂前下棘；在耻骨支、坐骨支及坐骨结节处有内收肌群附着。骨盆的上方，在前侧有腹直肌、腹内斜肌、腹横肌分别止于耻骨联合及耻骨结节和髂嵴上；在后侧有腰方肌抵止于髂嵴。这些肌肉的急骤收缩均可引起附着点的撕脱骨折，同时也是骨盆骨折发生移位的因素之一。

3.盆腔内

盆腔内的主要血管与骨盆的关系密切，耻骨上支前后方各有髂外动、静脉及闭孔动、静脉经过，耻骨下支，坐骨支内缘有阴部内动、静脉经过，当耻骨、坐骨骨折或耻骨联合分离时，上述血管由于贴近骨面易受损伤；髋臼窝处有闭孔动、静脉经过，髋臼骨折或中心型脱位时可伤及此血管。骨盆后段的骶髂关节周围有髂内动、静脉及其主要分支，如臀上动、静脉经坐骨切迹到髂骨后面，骶外侧动脉走在骶骨前面，髂腹动、静脉越过骶髂关节到髂骨前面，髂内动、静脉壁支紧靠盆壁行走，此段血管排列稠密，骨折时常引起损伤，如伴骶髂关节脱位则髂腰动、静脉的分支最易撕裂。骨盆对盆腔内的内脏器官和组织（如膀胱、直肠、输尿管、性器、血管和神经）有保护作用，严重的骨盆骨折除影响负重功能外，常引起血管神经的损伤，尤其是大量出血会造成休克，盆腔脏器破裂可造成腹膜炎而危及生命。

（二）病因

骨盆骨折多由强大的外力所致，也可通过骨盆环传达暴力而发生他处骨折，如车轮辗轧碰撞、房屋倒塌、矿井塌方、机械挤压等外伤。由于暴力的性质、大小和方向的不同常可引起各种形式的骨折或骨折脱位。

（1）前后方向的暴力主要作用于骶骨和耻骨，在外力作用下，骨盆前倾，既增加了负重弓前份的宽度，又使骶髂关节接触面更加紧密，加之其后部有非常坚强的韧带，故常造成耻骨下支双侧骨折、耻骨联合分离，并发骶髂关节脱位、骶骨骨折和髂骨骨折等，引起膀胱和尿道损伤。

（2）侧方暴力挤压骨盆，可造成耻骨单侧上下支骨折、坐骨上下支骨折、耻骨联合分离、骶髂关节分离、骶骨纵行骨折、髂骨翼骨折。

（3）间接传导暴力经股骨头作用于髋臼时，还可引起髋臼骨折，甚至发生髋关节中心型脱位，与骶髂关节平行的剪式应力则可导致该关节的后上脱位。

（4）牵拉伤，如急剧的跑跳造成肌肉强力收缩，会引起肌肉附着点撕脱性骨折，常发生在髂前上棘和坐骨结节处。

（5）直接暴力，如由高处坠落、滑倒，若臀部着地可引起尾骨骨折或脱位、骶骨横断骨折。

（三）分类

骨盆骨折的严重性，取决于骨盆环的破坏程度及是否伴有盆腔内脏、血管、神经的损伤。因此，在临床上可将骨盆骨折分为两大类：稳定型和不稳定型骨盆骨折。

1.稳定型骨折

稳定型骨折指骨折线走向不影响负重，整个骨盆环形结构未遭破坏，其中包括不累及骨盆环的骨折如髂骨翼骨折，一侧耻骨支或坐骨支骨折，髂前上、下棘或坐骨结节处撕脱骨折、骶骨裂纹骨折或尾骨骨折脱位（图10-9）。

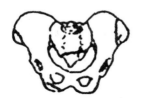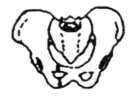

图 10-9 稳定型骨折

2.不稳定型骨折与脱位

不稳定型骨折与脱位指骨盆环的连接性遭到破坏，至少有前后两处骨折或骶髂关节松弛、脱位、骨折错位、骨盆变形，如耻骨或坐骨上、下支骨折伴耻骨联合分离，耻骨或坐骨上、下支骨折伴骶髂关节错位，耻骨联合分离并骶髂关节错位等（图10-10）。上述骨折共同的特点是骨折具不稳定性，骨折同时发生在耻骨及髂骨部，将骨盆纵向分裂为两瓣，半侧骨盆连同下肢向后上移位，造成畸形和肢体短缩，导致晚期活动和负重功能严重障碍，而且常伴有其他骨折或内脏损伤，尤以尿道、膀胱损伤多见，也可发生盆腔大血管或肠道损伤，产生严重后果，治疗时需要针对不同情况进行处理。

（四）临床表现

患者有明显的外伤史，伤后局部疼痛、肿胀、瘀斑。骨盆骨折多由强大暴力造成，可合并膀胱、尿道、直肠及血管神经损伤而造成大出血,因此常有不同程度的休克表现。单处骨折骨盆环保持完整者,除局部有压痛外,多无明显症状,其他较重的骨折,如骨盆环的完整性被破坏,患者多不能翻身、坐起或站立,移动下肢时疼痛加重,局部肿胀、皮下瘀斑及压痛明显。在骶髂关节脱位时,患侧髂后上棘较健侧明显凸起,并较健侧为高,与棘突侧间距离也较健侧缩短,患侧从脐到内踝的长度缩短。交叉量诊对比测量两侧肩峰至对侧髂前上棘之间的距离,可发现变短的一侧骶髂关节错位或耻骨联合分离,或骨折向上移位。行骨盆挤压试验和分离试验时,在骨折处出现疼痛。尾骨骨折或脱位可有异常活动和纵向挤压痛,肛门指诊能摸到向前移位的尾骨,X线检查可显示骨折类型和移位情况,可摄左、右45°斜位片及标准前后位片,必要时做 CT 检查。

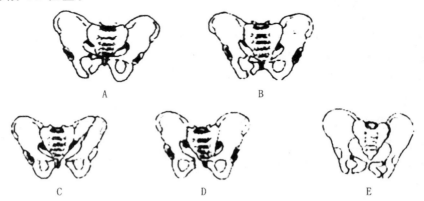

A.一侧耻骨上下支骨折合并耻骨联合分离;B.一侧耻骨上下支骨折合并同侧骶髂关节脱位;C.髂骨翼骨折合并耻骨联合分离;D.单侧骶髂关节脱位合并耻骨联合分离;E.双侧耻骨上下支骨折合并骶髂关节脱位

图 10-10　骨盆不稳定型骨折与脱位

二、治疗原则

(一)稳定型骨盆骨折的治疗

1.单纯前环耻骨支、坐骨支骨折

此类骨折不论是单侧或双侧,除个别骨折块游离突出于会阴部皮下,需手法推挤到原位以避免影响坐骑之外,一般不需整复。卧硬板床休息,对症治疗,3~4 周即可下床活动。

2.撕脱性骨折

此类骨折需改变体位,松弛牵拉骨折块的肌肉,以利于骨折块的稳定和愈合。如髂前上、下棘撕脱骨折,屈膝屈髋位休息 3~4 周后即可下床活动;坐骨结节骨折,伸髋屈膝位休息 4~6 周后可下床锻炼。

3.尾骨骨折移位

尾骨骨折移位可通过肛门内整复,遗留疼痛或影响排便者可行尾骨切除术。

(二)不稳定型骨折的治疗

不稳定型骨折的治疗,关键在于整复骶髂关节脱位和骨盆骨折的变位,最大限度地恢复骨盆环的原状。治疗时应根据骨折脱位的不同类型,采取相应手法,配合单相或双相牵引,或用外固定架、石膏短裤、沙袋垫挤等措施来保证复位后的稳定和愈合。

(1)单纯耻骨联合分离。对于分离轻者,用侧方对挤法使之复位,两侧髂骨翼外侧放置沙袋保持固定;分离宽者,用上法复位后再用布兜悬吊以维持对位,或用多头带固定。

(2)骶髂关节脱位合并骶骨骨折或髂骨翼骨折。半侧骨盆向上移位而无髂翼内、外翻者,可在牵拉下手法复位,并配合同侧髁上牵引或皮牵引,牵引重量为 $10\sim15$ kg,牵引重量不宜过早减轻,以免错位。8 周后拆除牵引,下床锻炼。

(3)骶髂关节脱位并髂翼骨折外翻变位者,手法复位后行单向下肢牵引即可。

(4)髂翼骨折外翻变位并耻骨联合分离,骶髂关节无后上脱位者,可用骨盆夹固定;耻骨上、下支或坐骨上、下支骨折伴同侧骶髂关节错位,或耻骨联合分离并一侧骶髂关节错位者,复位后多不稳定,除需用多头带固定外,患肢还需用皮牵引或骨牵引,抬高床尾,如对于错位严重行骨牵引者,健侧需用一长石膏裤做反牵引,一般牵引时间为 $6\sim8$ 周。

(5)对于髋臼骨折并股骨头中心型脱位,采用牵伸扳拉复位法和牵引复位法,牵引固定 $6\sim8$ 周方可解除。

三、护理

(一)护理要点

(1)骨盆骨折一般出血较多,且多伴有休克征象。患者因急诊入院时,病情急,变化快。接诊人员首先应迅速、敏捷、沉着冷静地配合抢救,及时测量血压、脉搏以判断病情,同时输氧、建立静脉通道,并备好手套、导尿包、穿刺针等,以便待病情稳定后配合医生检查腹部、尿道、会阴及肛门。对于有膀胱、尿道、直肠、血管损伤需要紧急手术处理者,护士应迅速做好术前准备:备皮、留置尿管、配血、抗休克、补充血容量、做各种药物过敏试验。操作时动作要轻柔,以免加重损伤,同时要给患者以心理安慰,解除其紧张恐惧情绪。对病情较轻者,除需要密切观察生命体征的变化外,还要注意腹部、排尿、排便等情况,警惕隐匿性内脏损伤发生。

(2)牵引治疗期间,要观察患者的体位、牵引重量和肢体外展角度,保证牵引效果,要将患者的躯干、骨盆、患肢的体位联系起来观察。要求躯干要放直,骨盆要摆正,脊柱与骨盆要垂直。同时要注意倾听患者的主诉,如牵引针眼疼痛、牵引肢体麻木、足部背伸无力等,警惕因循环障碍而导致的缺血性痉挛,或因腓总神经受压而致的足下垂。

(3)预防并发症,长期卧床患者要加强基础护理,预防褥疮及呼吸、泌尿系统并发症。尤其是年老体弱者,长期卧床,呼吸变浅,分泌物不易排出,容易引起坠积性肺炎、排尿不全、尿渣沉淀,要鼓励患者加强深呼吸,促进血液循环。对于病情允许者,利用牵引架向上牵拉抬起上身,有助于排净膀胱中尿液。

(二)护理问题

(1)有腹胀、排便困难或便秘的可能。

(2)有发生卧床并发症的可能。

(3)活动受限,自理能力下降。

(4)有骨折再移位的可能。

(5)患者体质下降。

(6)患者不了解功能锻炼的方法。

（三）护理措施

（1）由于腹膜后血肿的刺激，造成肠麻痹或自主神经功能紊乱，可导致腹胀、排便困难或便秘，加之患者长期卧床，肠蠕动减弱，也可引起便秘。①鼓励患者多食富含粗纤维的蔬菜、水果，必要时服用麻仁润肠丸、果导片等缓泻剂。②在排除内出血的情况下，可行腹部热敷，并做环形按摩，以促进肠蠕动。按摩时动作要轻柔，不可用力过猛过重。③通过暂禁食促进肛管排气，必要时行胃肠减压以减轻肠胀气，逐步恢复胃肠功能。

（2）骨盆骨折后需要牵引、固定，卧床时间长，易发生褥疮、肺部及泌尿系统感染等并发症，应予以积极预防。

（3）由于骨折的疼痛，以及因牵引固定，患者的活动功能明显受到限制，生活起居会有诸多不便。①对于轻患者或有急躁情绪者，应讲明卧床制动的重要性和必要性及早期活动的危害，取得患者的配合。②主动关心患者，帮助患者解决饮食、生活起居所需，鼓励患者要安心养病。

（4）预防骨折再移位的发生。①每日晨晚间护理时，检查患者的卧位与牵引装置，及时调整患者因重力牵引而滑动的体位、外展角度，保持脊柱放直，骨盆摆正，肢体符合牵引力线。②指导并教会患者床上排便的方法，避免因抬臀坐便盆而致骨折错位。③告知患者保持正确卧位的重要性，以及扭动、倾斜上身的危害，取得患者配合。

（5）患者因出血量多、卧床时间长、气虚食少、营养不足而致体质下降。①做好饮食指导，给予高热量、高营养饮食。早期宜食清淡之物，如牛奶、豆腐、大枣米汤、水果、蔬菜，后期给予鸡汤、排骨汤、牛羊肉、核桃、桂圆等。②每日做2次口腔护理，以增进食欲。③病情稳定后可指导患者床上练功活动，如进行扩胸、举臂等上肢活动，以促进血液运行，增强心肺功能；每日清晨醒后做叩齿、鼓漱、咽津，以刺激胃肠蠕动。

（6）指导功能锻炼。①无移位骨折。单纯耻骨支或髂骨无移位骨折又无合并伤者，仅需卧床休息，取仰卧与侧卧交替（健侧在下），早期可在床上做股四头肌舒缩训练、提肛训练，以及患侧踝关节跖屈、背伸活动。伤后1～2周可指导患者练习半坐位，做屈膝、屈髋活动；3周后可根据患者情况，指导患者下床站立、行走，并逐渐加大活动量；4周后经拍片证明临床愈合者可练习正常行走及下蹲。②对耻骨上、下支骨折合并骶髂关节脱位，髂骨翼骨折或骶髂关节脱位合并耻骨联合分离者，指导其取仰卧位，睡硬板床。早期可根据情况活动上肢，忌盘腿、侧卧，以防骨盆变形；2周后可进行股四头肌等长收缩及踝关节的跖屈、背伸活动，每日推拿2次髌骨，以防关节强直；4周后可做膝、髋关节的被动伸屈活动，动作要缓慢，幅度由小到大，逐渐过渡到主动活动；6～8周去除固定后，可先试行扶拐不负重活动，经X线摄片显示骨折愈合后，可逐渐练习扶拐行走。

（四）出院指导

（1）对于轻症、无移位骨折、回家疗养者，要告知患者卧床休息的重要性，禁止早期下床活动，防止发生移位。

（2）对耻骨联合分离而要求回家休养的患者，要教会其家属正确使用骨盆兜，掌握沙袋对挤的方法，以及皮肤护理和会阴部清洁的方法，防止压疮和感染，禁止侧卧。

（3）临床愈合后出院的患者，要继续坚持功能锻炼。

（4）加强营养，以补虚弱之躯，促进早日康复。

（邵秀德）

第十四节　股骨颈骨折的护理

一、基础知识

(一)解剖生理

1.内倾角

股骨颈指股骨头下至粗隆间的一段较细结构,股骨颈与股骨干相交处形成的夹角称颈干角,又名内倾角。正常成人颈干角为125°～135°,平均为127°,幼儿可达150°,若小于125°为髋内翻,大于135°为髋外翻。内翻时股骨颈变短,大粗隆位置升高,沿大粗隆顶端向内的水平线高于股骨头凹,内、外翻均可引起功能障碍,影响正常步态。但临床多发生髋内翻畸形,治疗股骨颈骨折时应注意恢复正常的颈干角。

2.前倾角

下肢中立位时,股骨头与股骨干还在同一冠状面上,股骨头居前,因而股骨颈向前倾斜与股骨干之冠状面形成一个夹角,称前倾角。新生儿前倾角为20°～40°,随年龄增长而逐渐减小,成人为12°～15°。股骨上端大部分为松质骨,股骨颈近乎中空。股骨头表层有0.5～1.0 cm的致密区,股骨颈内侧骨皮质最为坚厚,称股骨距。因此当进行股骨颈骨折内固定时,理想的位置是靠近内侧皮质、深达股骨头表层的致密区。

3.血液供应

股骨头、颈供血较差,其主要供血来源有三。

(1)关节囊支:为股骨头、颈的主要供血来源,来自股动脉发出的旋股内动脉,分为上、下干骺端动脉,分别由上、下方距股骨头软骨缘下0.5 cm处,经关节囊进入股骨头,彼此交通形成血管网。

(2)网韧带支:来自闭孔动脉的髋臼支,沿圆韧带进入股骨头,供血范围较小,仅向股骨头内下方不到1/3的范围供血,但为儿童生长期的重要血供来源。

(3)骨干营养支:在儿童期不穿过骺板,在成年期一般也只达股骨颈,仅小部分与关节囊支有吻合,故当发生股骨颈骨折或股骨头脱位时,均可损伤关节囊支和圆韧带支而影响血液供应,导致骨折愈合迟缓或不愈合,甚或发生股骨头缺血性坏死。

(二)病因

股骨颈骨折多发于老年人,平均发病年龄在60岁以上。由于老年人肾气衰弱,股骨颈骨质疏松、脆弱,不需太大外力即可造成骨折。骨折多为间接外力引起,如平地滑倒,大粗隆部着地;下肢于固定情况下,躯体猛烈扭转;自高处坠下,足跟着地时沿股骨纵轴的冲击应力,以上均可引起股骨颈骨折。而青壮年的股骨颈骨折,多由严重损伤引起,如工业、农业和交通事故,也可由高处跌坠等引起,偶有因过量负重、行走过久而引起的疲劳性骨折。

(三)分型

股骨颈骨折,从不同方面有多种分型方法,而正确的分型对指导治疗和预后都有很重要的意义。

(1)按外力作用方向和损伤机制,可分为内收型和外展型。①内收型骨折的移位大时将严重损伤关节囊血管,使骨折愈合迟缓,股骨头缺血坏死率增高。②外展型骨折比较稳定,血循环破坏少,愈合率高,预后较好。

(2)按骨折移位程度,分为有移位型骨折和无移位型骨折。

(3)按骨折部位,可分为头下型、颈型和基底型三种,以颈型最多,头下型次之,基底型多见于儿童。前两型骨折部位均在关节囊内,故又称囊内骨折;后一型的骨折部位在关节囊外,故又称囊外骨折。

(4)按骨折线倾斜度,可分为稳定性和不稳定性。

(5)按骨折时间,可分为新鲜性和陈旧性,一般以骨折在3周以内者为新鲜性骨折;若骨折后由于某种原因失治或误治,超过3周者为陈旧性骨折。

除以上各型外,还有因负重过度、长久行走而引起的股骨颈疲劳性骨折。

(四)临床表现

1.肢体功能障碍

肢体功能障碍因不同骨折类型而有很大差异,但都有程度不等的肢体功能受限。无移位的线性或嵌插型骨折的患者,伤后尚可站立或勉强行走,特别是疲劳性骨折的患者,能坚持较长时间的劳动。

2.肿胀

在不同类型的股骨颈骨折中,肿胀程度差异很大。关节囊内骨折多无明显肿胀和瘀斑,有些可在腹股沟中点出现小片瘀斑。外展嵌插型骨折也无明显肿胀,股骨颈基底部骨折多有明显肿胀,甚或可沿内收肌向下出现大片瘀血斑。

3.畸形

在不同类型的股骨颈骨折中,畸形的差异很大。无移位骨折,外展嵌插型骨折和疲劳性骨折的早期,均无明显畸形;而有移位的内收型骨折和股骨颈基底部骨折,多有明显畸形。

4.疼痛

腹股沟中点部的压痛,大粗隆部的叩击痛,沿肢体纵轴的推、顶、叩击、扭旋等的疼痛和大腿滚动试验阳性,为各种分型的股骨颈骨折所共有。

二、治疗原则

(一)新鲜股骨颈骨折的治疗

1.无移位或外展嵌插型骨折

此类骨折无须整复,卧床休息和限制活动即可。患肢外展30°,膝下垫枕使髋、膝关节呈屈曲30°～40°位,大粗隆部外贴止痛膏,挤砖法固定,维持体位。也可于上述体位下采用皮肤牵引,以对抗肌肉收缩,预防骨折移位。一般牵引6～8周,骨折愈合后,患者可扶拐下床进行不负重活动。

2.内收型股骨颈骨折

内收型股骨颈骨折是临床上最多见的一种骨折,治疗比较困难,不愈合率和股骨头坏死率也较高。为提高治愈率,减少并发症,在全身情况允许的情况下,应尽早整复固定,常用的固定方法为经皮进行三根鳞纹钉内固定。术后置患肢于外展30°中立位,膝关节微屈,膝下垫软枕或其他软物,固定3～4周,可下床扶拐不负重行走。

（二）陈旧性股骨颈骨折的治疗

陈旧性股骨颈骨折可根据不同情况,采取下述方法处理。

（1）骨折时间在 1 个月左右的患者,可先用胫骨结节或皮肤牵引,1 周后拍 X 线片检查。若仍未完成复位,可实行"牵拉推挤内旋外展"手法复位。复位后进行鳞纹针经皮内固定,3～4 周后可扶拐下床不负重活动。

（2）骨折时间在 2～3 个月者,可进行股骨髁上牵引,1～2 周后拍 X 线片检查。若复位仍不理想,可辅以手法矫正残余错位,然后进行鳞纹针固定术,3～4 周后扶拐下床不负重活动。

（3）对于骨折日久,折端上移,吸收均较严重,骨折不易愈合并有股骨头坏死的可能者,或陈旧性股骨颈骨折不愈合者,可以采用鳞纹针固定加股骨颈植骨手术。植骨多采用带肌蒂骨瓣或带血管蒂骨瓣,如股方肌骨瓣移植或带旋髂深血管的髂骨瓣移植较为常用,以改善局部血供,有利于骨折愈合和股骨头"复活"。

三、护理

（一）护理要点

（1）股骨颈骨折多见于老年人,因其感觉及反应都比较迟钝,生活能力低下,并且有不少老年人合并有其他疾病,如心脏病、高血压、糖尿病、脑血栓、偏瘫、失语、大小便失禁、气管炎、哮喘病等。因此,护理人员首先应细致地观察、了解病情,给予及时适当的治疗和护理,同时要加强基础护理,预防肺炎、泌尿系感染、褥疮等并发症的发生。

（2）鳞纹钉内固定术后,应严密观察患者体位摆放是否正确,应保持患肢外展中立位,严禁侧卧、患肢内收、外旋、盘腿坐,以防鳞纹钉移位。

（3）陈旧性股骨颈骨折进行"带血管骨瓣移植术"后,4 周内禁止患者坐起,以防骨瓣、血管蒂脱落。伤口置负压引流管的患者,应注意观察引流液的量、颜色、性质,以及时发现出血的速度及出血量,为治疗提供依据。

（二）护理问题

（1）疼痛。

（2）肿胀。

（3）应激的心理反应。

（4）有发生意外的可能。

（5）营养不良。

（6）生活自理能力下降。

（7）失眠。

（8）伤口感染。

（9）有发生并发症的可能。

（10）纳差。

（11）不能保持正确体位。

（12）功能锻炼主动性差。

（13）移植的骨瓣和血管有脱落的可能。

（14）股骨头置换有脱位的可能。

（三）护理措施

1.一般护理措施

（1）创伤骨折、外固定过紧、压迫、伤口感染等均可引起疼痛,针对引起疼痛的不同原因对症处理,对疼痛严重而诊断已明确者,在局部对症处理前可应用吗啡、哌替啶、强痛定、曲马多等镇痛药物,以减轻患者的痛苦。

（2）适当抬高患肢,如无禁忌应尽早恢复肌肉、关节的功能锻炼,促进损伤局部血液循环,以利于静脉血液及淋巴液回流,防止、减轻或及早消除肢体肿胀。

（3）突然的创伤刺激造成的较重的伤势,可能会遗留较严重的肢体功能障碍或丧失,患者会有焦虑、恐惧、忧郁、消沉、悲观失望等应激的心理反应,要有针对性地进行医疗卫生知识宣教,及时了解患者的思想情绪波动,通过谈心、聊天,有的放矢地进行心理护理。

（4）有些骨折及老年患者合并有潜在的心脏病、高血压、糖尿病等疾患,受到疼痛刺激后,可能会诱发脑血管意外、心肌梗死、心脏骤停等意外的发生,应予以密切观察,以防发生意外。

（5）加强营养,提高机体的抗病能力,对严重营养缺乏的患者,可从静脉补充脂肪乳剂、氨基酸、人血清蛋白等。

（6）因牵引、手术或保持有效固定的被迫体位,股骨颈骨折患者长期不能下床,导致其生活自理能力下降。应从生活上关心体贴患者,以理解宽容的态度主动与患者交往,了解其生活所需,尽量满足患者的要求,并引导患者做一些力所能及的事,以助于锻炼和增强其信心。同时告诫患者力所不及的事不要勉强去做,以免影响体位,引起骨折错位。

（7）疼痛、恐惧、焦虑、对环境不熟悉、生活节奏被打乱等常导致患者失眠,应同情、关心、体贴患者,消除影响患者情绪的不良因素,使患者尽快适应医院环境;避免一切影响患者睡眠的不良刺激,如噪声、强光等,为患者创造一个安静舒适的优良环境;鼓励患者适当娱乐,分散患者对疾病的注意力。

（8）注意观察伤口情况,伤口疼痛的性质是否改变,有无红肿、波动感。对于伤口污染或感染严重的,应根据情况拆除缝线,敞开伤口、中药外洗、抗生素湿敷等。同时定期做细菌培养,合理有效地使用抗生素,积极控制感染。

（9）保持病室空气新鲜,温湿度适宜,定期紫外线消毒,预防感染;鼓励患者做扩胸运动、深呼吸、拍背咳痰、吹气球等,以改善肺功能,预防发生坠积性肺炎;保持床铺平整、松软、清洁、干燥、无皱褶、无渣屑;经常为患者温水擦浴,保持皮肤清洁;每日定时按摩骶尾部、膝关节、足跟等受压部位,预防褥疮发生;督促患者多饮水,便后清洗会阴部,预防泌尿系感染;督促患者多食新鲜蔬菜和水果,以防发生胃肠道感染和大便秘结;鼓励患者及早进行正确的活动锻炼,如肌肉的等长收缩、关节活动,辅以肌肉按摩,进行髌骨以及关节的被动活动,以促进血液循环、维持肌力和关节的正常活动度,以防止发生肌肉萎缩、关节僵硬、骨质疏松等并发症。

2.特殊护理措施

（1）老年患者胃肠功能差,常发生紊乱:损伤早期,因情绪不佳,肝失条达,横逆返胃,往往导致消化功能减弱。

（2）引导患者食清淡可口、易消化吸收的软食物,如米粥、面条、藕粉、青菜、水果等,忌食油腻或不易消化的食物,同时要注意色、香、味俱全,以提高患者食欲。

（3）深入病房与患者亲切交谈,进行思想、情感上的沟通,使患者心情舒畅、精神愉快。

（4）做好口腔护理、保持口腔清洁。

（5）加强功能锻炼，在床上进行一些力所能及的活动，促进消化功能恢复。

（6）必要时，少食多餐，口服助消化的药物，以利消化。

鼓励患者尽早进行床上功能锻炼，并使其掌握正确的功能锻炼方法，即在术后疼痛消失后，在床上锻炼股四头肌、臀肌，足跖屈、背伸等，以增强髋周围的肌肉力量，固定股骨头，避免过早进行直腿抬高活动。

如发生髋关节脱位，应绝对卧床休息，制动，酌情处理，以防发生血管、神经损伤。

（邵秀德）

第十五节　股骨粗隆间骨折的护理

一、基础知识

（一）解剖生理

股骨粗隆间骨折也叫转子间骨折，是指发生在大小粗隆之间的骨折。股骨大粗隆呈长方形，罩于股骨颈后上部，它的后上部无任何结构附着，由直接暴力引起骨折的概率较大。小粗隆在股骨干之后上内侧，在大粗隆平面之下，髂腰肌附着在小粗隆上。股骨粗隆部的结构主要是骨松质，老年时变得脆而疏松，易发生骨折，其平均发病年龄较股骨颈骨折还要高。骨折多沿粗隆间线由外上斜向小粗隆，移位多不大，由于该部位周围有丰富的肌肉层，血运丰富，且骨折的接触面大，所以容易愈合，极少发生不愈合或股骨头缺血性坏死。但复位不良或负重过早常会造成畸形愈合，较常见的为髋内翻，而且由于承重线的改变，在后期可能会引起患侧创伤性关节炎。

（二）病因

股骨粗隆间骨折多为间接外力损伤所致，好发于 65 岁以上老人，由于老年人肝肾衰弱，骨质疏松、变脆，关节活动不灵，应变能力较差，突遭外力身体失去平衡，仰面或侧身跌倒，患肢因过度外旋或内旋，或内翻而引起；或于下肢固定情况下，上身突然扭旋，以及跌倒时大粗隆与地面碰撞等扭旋、内翻和过伸综合伤所致。

（三）分型

股骨粗隆间骨折，根据损伤机制、骨折线的走行方向和骨折的局部情况，可分为顺粗隆间型、反粗隆间型和粉碎性骨折三种，其中以顺粗隆间型骨折最为多见。根据骨折后的移位情况，可分为无移位型和移位型两种，而无移位型骨折较为少见。根据受伤时间长短，可分为新鲜性和陈旧性骨折两种。

（四）临床表现

肿胀、疼痛、功能受限，有些可沿内收大肌和阔筋膜张肌向下、后出现大片瘀血斑，患肢可有程度不等的短缩，多有明显外旋畸形。X 线检查可明确骨折的类型和移位程度。

二、治疗原则

（一）无移位骨折

无移位骨折无须整复，只需在大粗隆部贴接骨止痛之消定膏，患肢固定于 30°～40°外展位，或配合皮牵引。6周左右骨折愈合后,患者可扶拐下床活动。

(二)顺粗隆间型骨折

此型骨折需手法整复,保持对位,以5 kg重量行皮肤或胫骨结节牵引,维持患肢于45°外展位,6～8周后酌情去除牵引,扶拐下床活动。此型骨折也可用外固定器固定,固定后根据患者全身情况,1～2周后下床扶拐活动,2～3个月X线检查骨折愈合后,去除固定。

(三)粉碎性粗隆间骨折

手法复位后以胫骨结节或皮肤牵引,维持肢体于外展45°位8～10周,骨折愈合后去除牵引,患者可扶拐下床活动。

(四)反粗隆间型骨折

手法复位后采用股骨髁上或胫骨结节牵引,以5～8 kg重量,维持肢体于外展45°位,固定10周左右,骨折愈合后去除牵引,患者可扶拐下床活动。

(五)陈旧性粗隆间骨折

骨折时间已1个月左右,全身情况允许时,可在麻醉下进行手法复位,采用胫骨结节或股骨髁上牵引,重量6～8 kg,维持患肢外展45°位,6～8周骨折愈合后,去除牵引,患者可扶拐下床活动。

三、护理

(一)护理要点

1.股骨粗隆间骨折

股骨粗隆间骨折多见于老年人,其感觉及反应都比较迟钝,生活能力低下,并且有不少老年人合并有其他疾病,如心脏病、高血压、糖尿病、脑血栓、偏瘫、失语、大小便失禁、气管炎、哮喘病等。因此,护理人员首先应细致地观察、了解病情,给予及时适当的治疗和护理,同时要加强基础护理,预防肺炎、泌尿系感染、褥疮等并发症的发生。

2.牵引固定

应严密观察患者体位摆放是否正确,应保持患肢外展中立位,切忌内收,保持有效牵引。

(二)护理问题

患者有发生髋内翻的可能。

(三)护理措施

1.一般护理措施

(1)创伤骨折、外固定过紧、压迫、伤口感染等均可引起疼痛,针对引起疼痛的不同原因对症处理,对疼痛严重而诊断已明确者,在局部对症处理前可应用吗啡、哌替啶、强痛定、曲马多等镇痛药物,以减轻患者的痛苦。

(2)适当抬高患肢,如无禁忌应及早恢复肌肉、关节的功能锻炼,促进损伤局部血液循环,以利于静脉血液及淋巴液回流,防止、减轻或及早消除肢体肿胀。

(3)突然的创伤刺激及较重的伤势,可能会遗留较严重的肢体功能障碍或丧失,患者会有焦虑、恐惧、忧郁、消沉、悲观失望等应激的心理反应,护理人员要有针对性地进行医疗卫生知识宣教,及时了解患者的思想情绪波动,通过谈心、聊天,有的放矢地进行心理护理。

(4)有些骨折的老年患者合并有潜在的心脏病、高血压、糖尿病等疾患,受到疼痛刺激后,可能会诱发脑血管病变、心肌梗死、心脏骤停等意外,应予以密切观察,以防发生意外。

（5）加强营养,提高机体的抗病能力,对严重营养缺乏的患者可从静脉补充脂肪乳剂、氨基酸、人血清蛋白等。

（6）股骨粗隆间骨折患者因牵引、手术或保持有效固定的被迫体位,长期不能下床,导致生活自理能力下降,护理人员应从生活上关心体贴患者,以理解宽容的态度主动与患者交往,了解其生活所需,尽量满足患者的要求,并引导患者做一些力所能及的事,以助于其锻炼和增强信心,并告诫患者力所不及的事不要勉强去做,以免影响体位,引起骨折错位。

（7）疼痛、恐惧、焦虑、对环境不熟悉、生活节奏被打乱等常导致患者失眠,护理人员应同情、关心、体贴患者,消除影响患者情绪的不良因素,使患者尽快适应医院环境。避免一切影响患者睡眠的不良刺激,如噪声、强光等,为患者创造一个安静舒适的优良环境,鼓励患者适当娱乐,分散患者对疾病的注意力。

（8）注意观察患者的伤口情况,伤口疼痛的性质是否改变,有无红肿、波动感。对于伤口污染或感染严重的患者,应根据情况拆除缝线敞开伤口,行中药外洗、抗生素湿敷等。定期行细菌培养,合理有效地使用抗生素,积极控制感染。

（9）保持病室空气新鲜,温湿度适宜,定期紫外线消毒,预防感染。鼓励患者做扩胸运动、深呼吸、拍背咳痰、吹气球等,以改善肺功能,预防发生坠积性肺炎。保持床铺平整、松软、清洁、干燥、无皱褶、无渣屑。经常为患者温水擦浴,保持其皮肤清洁。每天定时按摩患者的骶尾部、膝关节、足跟等受压部位,预防褥疮发生。督促患者多饮水,便后清洗会阴部,预防泌尿系感染。多食新鲜蔬菜和水果,以防发生胃肠道感染和大便秘结。鼓励患者及早进行正确的活动锻炼,如肌肉的等长收缩、关节活动,辅以肌肉按摩,指导患者进行髌骨以及关节的被动活动,以促进血液循环,维持肌力和关节的正常活动度,以防止发生肌肉萎缩、关节僵硬、骨质疏松等并发症。

2.股骨粗隆间骨折的特殊护理

（1）早期满意的整复和有效固定是防止发生髋内翻畸形的关键。因此,在整复对位后应向患者说明保持正确体位的重要性和必要性,以取得他们的配合。

（2）保持患肢外展、中立位,切忌内收,保持有效牵引,预防内收肌牵拉引起髋内翻畸形。

（3）为了防止患肢内收,应将骨盆放正,必要时进行两下肢同时外展中立位牵引,预防髋内翻畸形。

（4）牵引或外固定解除后,仍应保持患肢外展位,避免过早离拐。应在X线片检查骨折已坚固愈合后,才可弃拐负重行走。

（邵秀德）

第十六节 股骨干骨折的护理

股骨干骨折是指由小转子以下至股骨髁上部位骨干的骨折。

一、病因与发病机制

股骨干骨折多由强大的直接暴力或间接暴力所致,多见于30岁以下的男性。直接暴力可引起横形或粉碎性骨折,间接暴力多为坠落伤,可引起斜形骨折或螺旋形骨折。

二、临床表现

股骨干骨折后出血多,当发生高能损伤时,软组织被破坏,发生出血和液体外渗,肢体明显肿胀,常导致低血容量性休克。患侧肢体短缩、成角、旋转和功能障碍,可有骨擦感。如果损伤腘窝血管和神经,可出现远端肢体的血液循环、感觉、运动功能障碍。常见的并发症有低血容量性休克、脂肪栓塞综合征、深静脉血栓、创伤性关节炎等。

三、实验室及其他检查

X线正侧位摄片应包括其近端的髋关节和远端的膝关节。骨折早期进行血气监测,可监测脂肪栓塞的发生。

四、诊断要点

根据受伤史及受伤后患肢缩短、外旋畸形,以及 X 线正侧位片可明确骨折的部位和类型。

五、治疗要点

（一）儿童股骨干骨折的治疗

3 岁以下儿童的股骨干骨折常用布莱恩特(Bryant)架行双下肢垂直悬吊牵引。牵引重量以臀部稍悬空为宜。牵引时间为 3～4 周。由于儿童骨骼愈合塑形能力强,骨折断端即使重叠 1～2 cm,轻度向前、外成角也是可以自行纠正的,但不能有旋转畸形。

（二）成人股骨干骨折的治疗

成人股骨干骨折的治疗一般采用骨牵引,持续股骨髁上或胫骨结节骨牵引,直至骨折临床愈合,一般需6～8周。牵引过程中要复查 X 线,了解复位情况。非手术治疗失败,或合并有神经、血管损伤,或伴有多发性损伤不宜卧床过久的老年人可采用切开复位内固定,行钢板、螺钉、带锁髓内针固定。

六、护理要点

（一）牵引的护理

小儿行垂直悬吊牵引时,应经常触摸患儿足部温度、颜色及足背动脉的搏动情况,以防发生血液循环障碍及皮肤破损。为有效产生反牵引力,牵引时臀部要离开床面,两腿牵引重量要相等。成人牵引时要抬高床尾,保持牵引力方向与股骨干纵轴成直线。定期测量下肢长度和力线,以保持有效牵引。每日消毒骨牵引针处,严禁去除血痂。注意检查足背伸肌功能。腓骨头处加垫软垫,以防腓总神经受损伤。防止发生压疮。

（二）功能锻炼

1.小儿骨折

炎性期患儿卧床进行股四头肌的静力收缩。骨痂形成期,患儿从不负重行走过渡到负重行走;骨痂成熟期,由部分负重行走过渡到完全负重行走。

2.成人骨折

除疼痛减轻后进行股四头肌等长收缩外,还要练习踝关节、足关节等小关节的活动。去除外固定后,可进行行走训练,适应下床行走后,逐渐进行负重行走。

(邵秀德)

第十七节　髌骨骨折的护理

髌骨古称"连骸骨",俗称"膝盖骨""镜面骨"。《素问·骨空论》云:"膝解为骸关,侠膝之骨为连骸。"髌骨为人体最大的籽骨,位于膝关节之前。髌骨骨折占全部骨折损伤的10%,多见于成年人。

髌骨略呈三角形,尖端向下,被包埋在股四头肌腱部,其后方是软骨面,髌骨与股骨两髁之间软骨的面相关节构成髌股关节。髌骨后方之软骨面有条纵嵴,与股骨髁滑车的凹陷相适应,并将髌骨后软骨面分为内外两部分,内侧者较厚,外侧者扁宽。髌骨下端通过髌韧带连于胫骨结节。

髌骨是膝关节的一个组成部分,切除髌骨后,在伸膝活动中可使股四头肌肌力减少30%左右。因此,髌骨有保护膝关节,增强股四头肌肌力,伸直膝关节最后10°～15°的作用。手术时,除不能复位的粉碎性骨折外,应尽量保留髌骨。髌骨后面是完整的关节面,其内外侧分别与股骨内外髁前面形成髌股关节,在治疗中应尽量使关节面恢复平整,减少髌骨关节炎的发生。横断骨折有移位者,均有股四头肌腱扩张部断裂,致使肌四头肌失去正常伸膝功能,故治疗髌骨骨折时,应修复肌腱扩张部的连续性。

一、病因

骨折的病因为直接暴力和肌肉强力收缩。直接暴力多为外力直接打击在髌骨上,如撞伤、踢伤等,骨折多为粉碎性,其髌前腱膜、髌骨两侧腱膜和关节囊多保持完好,骨折移位较小,亦可为横断骨折、边缘骨折或纵形劈裂骨折。肌肉强力收缩者,多由于股四头肌猛力收缩造成牵拉性损伤,如突然滑倒时,膝关节为半屈曲位,股四头肌骤然收缩,牵拉髌骨向上,髌韧带则固定髌骨下部,而股骨髁部向前顶压髌骨形成支点,三种力量同时作用,造成髌骨骨折。肌肉强力收缩多造成髌骨横断骨折,上下骨块有不同程度的分离移位,髌前筋膜及两侧扩张部撕裂严重。

二、诊断要点

有明显外伤史,伤后膝前方疼痛、肿胀,膝关节活动障碍。检查时在髌骨处有明显压痛;若发生粉碎性骨折,可触及骨擦感;当横断骨折有移位时可触及一凹沟。膝关节正侧位X线片可明确诊断。

X线检查时需注意以下几点。侧位片虽然对判明横断骨折以及骨折块分离最为有用,但不能了解有无纵形骨折以及粉碎性骨折;而斜位片可以避免髌骨与股骨髁重叠,既可显示其全貌,更有利于诊断纵形骨折、粉碎骨折及边缘骨折。摄斜位片时,若为髌骨外侧损伤可采用外旋45°位,若怀疑内侧有损伤,则可取内旋45°,若临床高度怀疑有髌骨骨折而斜位及侧位X线片均未明确诊断,可再照髌骨切位 X 线片(图 10-11)。

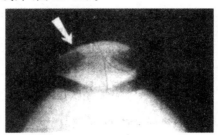

图 10-11　髌骨切线位 X 线片

三、治疗方法

髌骨骨折属关节内骨折,在治疗时必须达到解剖复位标准并修复周围软组织损伤,才能恢复伸膝装置的完整性,防止创伤性关节炎的发生。

(一)整复固定方法

1.手法整复外固定

(1)整复方法:复位时先将膝关节内积血抽吸干净,注入 1% 普鲁卡因 5～10 mL(局部麻醉),而后伸直患膝,术者立于患侧,用两手拇、食指分别捏住上下方骨块,向中心对挤即可合拢复位。

(2)固定方法。①石膏固定法。用长腿石膏固定患膝于伸直位;若以管型石膏固定,则应在石膏塑形前摸出髌骨轮廓,并适当向髌骨中央挤压使骨折块断面充分接触,这样固定作用可靠,可在早期进行股四头肌收缩锻炼,预防肌肉萎缩和粘连。外固定时间不宜过长,一般不超过 6 周;髌骨纵形骨折一般移位较小,用长腿石膏夹固定 4 周即可。②抱膝圈固定法。可根据髌骨大小,用胶皮电线、纱布、棉花做成套圈,置于髌骨处,并将四条布带绕于托板后方收紧打结,托板的两端用绷带固定于大小腿上。固定 2 周后,开始进行股四头肌收缩锻炼,3 周后下床练习步行,4～6 周后去除外固定,做膝关节不负重活动。此方法简单易行,操作方便,但固定效果不够稳定,有再移位的可能,固定期间应注意定时检查纠正,同时应注意布带有否压迫腓总神经,以免造成腓总神经损伤。③闭合穿针加压内固定。闭合穿针加压内固定法适用于髌骨横形骨折者。方法如下:皮肤常规消毒、铺巾后,在无菌操作下,用骨钻在上下骨折块分别穿入一根钢针,进针方向与髌骨骨折线平行,两根针亦应平行,穿针后整复;骨折对位后,将两针靠拢拉紧,使两骨折块接触,稳定后再拧紧固定器螺钉,如无固定器亦可代之以不锈钢丝,然后用乙醇纱布保护针孔,防止感染,术后用长木板或石膏托将膝关节固定于伸直位(图 10-12)。④抓髌器固定法。患者取仰卧位,麻醉股神经,在无菌操作下抽净关节内积血,用双手拇、食指挤压髌骨使其对位,待复位准确后,先用抓髌器较窄的一侧钩刺入皮肤,钩住髌骨下极前缘和部分髌腱。如为粉碎性骨折,则钩住其主要的骨块和最大的骨块,然后再用抓髌器较宽的一侧,钩住近端髌骨上极前缘,即张力带处;如为上极粉碎性骨折,则先钩住上极粉碎性骨块,再钩住远端骨块,注意抓髌器的双钩必须抓牢髌骨上下极的前侧缘,最后将加压螺旋稍加拧紧使髌骨相互紧密接触,固定后要反复伸屈膝关节以模造关节面,达到最佳复位。骨折复位后应注意抓髌器螺旋盖压力的调整,因为其为加压固定的关键部位,松则不能有效地维持对位,紧则不能产生骨折自身模造的效应(图 10-13)。⑤髌骨抱聚器固定法。电视 X 线透视下无菌操作,先抽尽膝关节腔内积血,利用胫骨结节髌骨外缘的关系,在胫骨结节偏内上部位,将抱聚器的下钩刺穿皮肤,使之进入髌骨下极非关节面的下方,并向上提拉,并确认是否抓持牢固,并用拇指后推折块,让助手两手拇指在膝关节两旁推挤皮肤及皮下组织向后,以矫正翻转移位。然后将上针板刺入皮肤,扎在近折块的前侧缘上。术者一手稳住上下针板,令助手拧动上下手柄,直至针板与内环靠近;另一手的拇指按压即将接触的折端,并扣压内外侧缘,以防侧方错位,并加压固定。再利用髌骨沿股间窝下滑、膝关节伸屈角度和髌股关节接触面的变化,伸屈膝关节,纠正残留成角和侧方移位。应用髌骨抱聚器治疗髌骨骨折,具有骨折复位稳定、加速愈合、关节功能恢复理想的优点(图 10-14)。

2.切开复位内固定

本方法适用于髌骨上下骨折块分离在 1.5 cm 以上、不易手法复位及其他固定方法失败者。方法是在硬膜外麻醉或股神经加坐骨神经阻滞麻醉下,取膝前横弧形切口,切开皮肤皮下组织后,即进入髌前及腱膜前区,此时可见到髌骨的折面及撕裂的支持带,同时有紫红色血液由裂隙涌出,应吸净积血,止血,进行内固定。目前常用双 10 号丝线、不锈钢丝、张力带钢丝固定(图 10-15)。

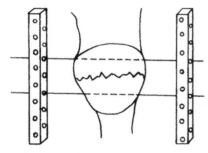

图 10-12　闭合穿针加压内固定

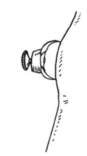

图 10-13　抓髌器固定法

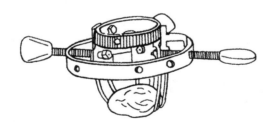

图 10-14　髌骨抱聚器固定法

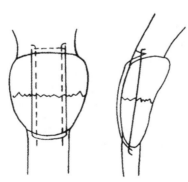

图 10-15　张力带钢丝内固定

217

（二）药物治疗

髌骨骨折多瘀肿严重，初期可用利水逐瘀法以祛瘀消肿，具体药方参照股骨髁间骨折，对于采用穿针或外固定器治疗者，可用解毒饮加泽泻、车前子；肿胀消减后，可服接骨丹。后期关节疼痛活动受限者，可服养血止痛丸。外用药初期肿胀严重者，可外敷消肿散。无移位骨折者，可外贴接骨止痛膏。去固定后，关节僵硬疼痛者，可用展筋丹或展筋酊按摩，并可用活血通经舒筋利节的苏木煎水外洗。

（三）功能康复

复位固定患者的肿胀消退后，即可下床活动，让膝关节有小量的伸屈活动，使髌骨关节面得以在股骨滑车的磨造中愈合，有利于关节面的平复。第2～3周，有托板固定者应解除固定，有限度地增大膝关节的活动范围。6周后，患者骨折愈合去固定后，可用指推活髌法解除髌骨粘连，以后逐步加强膝关节屈伸活动锻炼，使膝关节功能早日恢复。

四、术后康复和护理

骨折固定稳定，可实施早期被动关节活动练习，用持续被动运动仪（CPM）或铰链型关节固定支具。24～48小时后拔除关节腔内引管，疼痛消失后指导患者进行股四头肌等长收缩练习，以及踝、髋关节主动活动，直腿抬高练习可于术后1～2天开始。股四头肌等长运动练习和早期关节活动练习可防止关节粘连，还可以维持股四头肌的紧张度。X线证实骨折愈合后4～6周，就应开始抗阻力运动。体育运动或充分的活动应该待持续康复完成后进行，这需要3～6个月的时间。在髌骨部分切除术后，功能的恢复主要依赖腱-骨交界面的愈合和修复情况。术后应对膝关节进行保护，并制动3～4周，对于伸肌结构大范围修复或者软组织缺陷补救的病例来说，至少需要制动4～6周。在这期间，患者可在铰链型膝关节固定支具的保护下进行有限的活动。这些患者需要几个月的功能锻炼、系统康复，才能获得最大的活动度和力量。

（邵秀德）

第十八节　胫腓骨干骨折的护理

一、疾病概述

（一）概念

胫腓骨干骨折指胫骨平台以下至踝以上部分发生的骨折，占全身骨折的13%～17%。

（二）相关病理生理

胫腓骨是长管状骨中最常发生骨折的部位，10岁以下儿童的胫腓骨骨折尤为多见，其中以胫腓骨双骨折最多见，胫骨骨折次之，单纯腓骨骨折最少见。胫腓骨由于部位的关系，遭受直接暴力打击、压轧的机会较多，又因胫骨前内侧紧贴皮肤，所以开放性骨折较多见。外伤严重、创口面积大、粉碎性骨折、污染严重、组织遭受挫裂伤为本病的特点。

（三）病因与分类

1.病因

（1）直接暴力：多为重物撞击伤、车轮碾轧等直接暴力损伤，可引起胫腓骨同一平面的横形、短斜形或粉碎性骨折。

（2）间接暴力：多为高处坠落后足着地，身体发生扭转所致。可引起胫骨、腓骨螺旋形或斜形骨折，软组织损伤较小，腓骨的骨折线高于胫骨骨折线。儿童胫腓骨干骨折常为青枝骨折。

2.分类

胫腓骨干骨折可分为：①胫腓骨干双骨折；②单纯胫骨干骨折；③单纯腓骨骨折。

（四）临床表现

1.症状

患肢局部疼痛、肿胀，患者不敢站立和行走。

2.体征

患肢可有反常活动和明显畸形。由于胫腓骨表浅，骨折常合并软组织损伤，形成开放性骨折，可见骨折端外露。胫骨上 1/3 骨折可致胫后动脉损伤，引起下肢严重缺血甚至坏死；胫骨中 1/3 骨折可引起骨筋膜室压力升高，胫前区和腓肠肌区可有张力增加；胫骨下 1/3 骨折由于血运差，软组织覆盖少，容易发生延迟愈合或不愈合；腓骨颈有移位的骨折可损伤腓总神经，可出现相应感觉和运动功能障碍。骨折后期，若骨折对位对线不良，使关节面不再平行，改变了关节的受力面，易发生创伤性关节。小儿青枝骨折表现为患儿不敢负重和局部压痛。

（五）辅助检查

X 线检查应包括膝关节和踝关节的检查，可确定骨折的部位、类型和移位情况。

（六）治疗原则

1.非手术治疗

（1）手法复位外固定。稳定的胫腓骨骨干横形骨折或短斜形骨折可在手法复位后用小夹板或长腿石膏固定，6～8 周可扶拐负重行走。单纯胫骨干骨折由于有完整腓骨的支撑，石膏固定 6～8 周后可下地活动。单纯胫骨干骨折若不伴有胫腓上、下关节分离，也无须特殊治疗，但为减少下地活动时的疼痛，应用石膏固定 3～4 周。

（2）牵引复位。不稳定的胫腓骨干双骨折可采用腿骨结节牵引法，纠正缩短畸形后行手法复位，后用小夹板固定。6 周后去除牵引，改用小腿功能支架固定，或行长腿石膏固定，可下地负重行走。

2.手术治疗

对于手法复位失败、损伤严重或开放性骨折者，应切开复位，选择钢板螺钉或髓内针固定。若固定牢固，手术 4～6 周后可负重行走。

二、护理评估

（一）一般评估

1.健康史

（1）一般情况：了解患者的年龄、职业特点、运动爱好、日常饮食结构、饮酒习惯等。

（2）受伤情况：了解患者受伤的原因、部位和时间，受伤时的体位和环境，外力作用的方式、方向与性质，骨折的轻重程度，急救处理的过程等。

(3)既往史:重点了解与骨折愈合有关的因素,如患者有无骨折史,有无药物滥用、服用特殊药物及药物过敏史,有无手术史等。

2.生命体征(T、P、R、BP)

(1)发热:骨折患者的体温一般在正常范围。若损伤严重或因血肿吸收,可出现低热但一般不超过38 ℃。开放性骨折若出现高热,多由感染引起。

(2)休克:因骨折部位大量出血、剧烈疼痛或合并内脏损伤引起失血性或创伤性休克,多见于严重的开放性骨折。

3.患者主诉

受伤的原因、时间、外力方式与性质,骨折轻重程度、有无合并血管神经损伤、受伤时的体位和环境、急救处理的过程等。

4.相关记录

外伤情况及既往史;X线拍片及实验室检查结果等记录。

(二)身体评估

1.术前评估

(1)视诊:肢体肿胀,有明显畸形。

(2)触诊:局部皮温可偏高,有明显压痛,有骨擦音。

(3)动诊:可见反常活动,不能站立和行走。

(4)量诊:患肢有无短缩、双侧下肢周径大小、关节活动度。

2.术后评估

(1)视诊:牵引患者患肢,保持外展中立位,保持外固定清洁、干燥、有效。

(2)触诊:患肢局部压痛减轻或消退。

(3)动诊:根据患肢愈合情况进行,如活动足部、踝关节及小腿。

(4)量诊:患肢无短缩、双侧上肢周径大小相等、关节活动度无差异。

(三)心理、社会评估

评估患者心理状态,了解患者社会背景,致伤经过,家庭支持系统,对疾病的接受程度,是否有心理负担,能否有效进行角色转换。

(四)辅助检查阳性结果评估

根据X线拍片结果明确骨折具体部位、类型、稳定性及损伤程度。

(五)治疗效果的评估

(1)局部无压痛及叩击痛。

(2)局部无反常活动。

(3)内固定治疗者,X线拍片显示骨折处有连续骨痂通过,骨折线已模糊。

(4)X线拍片证实骨折愈合后可正常行走或负重行走。

(5)连续观察2周,骨折处不变形。

三、主要护理诊断(问题)

(一)疼痛

疼痛与骨折、软组织损伤、肌痉挛和水肿有关。

（二）外周神经-血管功能障碍的危险

外周神经-血管功能障碍的危险与骨和软组织损伤、外固定不当有关。

（三）潜在并发症

肌萎缩、关节僵硬。

四、主要护理措施

（一）病情观察与并发症预防

1.病情观察

因骨折可损伤下肢重要神经或血管,所以可以通过观察患肢血液供应来判断病情,如足背动脉搏动和毛细血管充盈情况。将观察结果与健肢比较,同时观察患肢是否出现感觉和运动障碍等。一旦发生异常,及时报告医生并协助处理。

2.疼痛护理

及时评估患者疼痛程度,遵医嘱给予止痛药物。

3.牵引护理

（1）保持有效牵引,定期测量下肢的长度和力线,以免造成过度牵引和骨端旋转。

（2）注意牵引针是否有移位,若有移位应消毒后调整。

（3）预防腓总神经损伤,经常检查足部背伸运动,询问患者是否有感觉异常等情况。

（4）长期卧床者,骶尾处皮肤受压易发生压疮,应睡气垫床,定时按摩受压处皮肤,足跟悬空。

（二）饮食

给予患者高热量、高蛋白、高纤维素、高钙、富含维生素及果胶成分的饮食,如牛奶、鸡蛋、海米、虾皮、鱼汤、骨头汤、新鲜蔬菜和水果等。

（三）用药护理

了解药物不良反应,对症用药时,观察其用药后效果。根据疼痛程度使用止痛药,并评估不良反应。

（四）心理护理

向患者和家属解释:骨折的愈合是一个循序渐进的过程,充分固定能为骨折断端连接提供良好的条件,正确的功能锻炼可以促进断端生长愈合和患肢功能恢复。鼓励患者表达自己的思想,减轻患者及其家属的心理负担。

（五）健康教育

1.指导功能锻炼

复位固定后,尽早开始趾间和足部关节的屈伸活动,做股四头肌等长舒缩运动以及髌骨的被动运动。有夹板外固定者可进行踝关节和膝关节活动,但禁止在膝关节伸直的情况下旋转大腿,以防发生骨不连。去除牵引或外固定后,遵医嘱进行膝关节和踝关节的屈伸练习以及髋关节各种运动,逐渐恢复下地行走。

2.复查

告知患者及家属,若骨折远端肢体肿胀或疼痛明显加重,肢体感觉麻木、肢端发凉,应立即到医院复查并接受功能恢复情况评估。

3.安全指导

指导患者及家属评估家庭环境的安全性,妥善放置可能影响患者活动的障碍物。

五、护理效果评估

(1)患者是否主诉骨折部位疼痛减轻或消失,感觉舒适。

(2)患侧肢端能否维持正常的组织灌注,皮肤温度和颜色是否正常,末梢动脉搏动是否有力。

(3)能否避免低血容量休克等并发症的发生,一旦发生,能否及时发现和处理。

(4)患者在指导下能否按计划进行有效的功能锻炼,患肢功能恢复情况及有无活动障碍。

(邵秀德)

第十一章 烧伤整形科的护理

第一节 烧伤的护理

一、疾病概要

烧伤是指由各种热力、光源或放射线等物理因素和化学物质作用于人体而引起的损伤。临床最多见的烧伤类型是热力烧伤,如火焰、热液、热蒸汽、热金属物体等引起的组织损伤。自上海成功地抢救了一例特大面积、深度烧伤的工人以来,我国烧伤外科的临床治疗和科研水平不断提高,已进入国际前列。

热力烧伤病理变化的严重程度,主要取决于温度的高低和作用于人体组织时间的长短。轻度烧伤时,受伤处充血、少量血浆渗入细胞间隙,引起局部红肿;烧伤较重处渗出增多,导致局部组织水肿,出现在表皮和真皮之间的水疱,以及部分细胞变性坏死。发生严重烧伤时,不仅烧伤面积大,而且损伤会深达皮肤全层,甚至肌肉及骨骼,引起组织蛋白凝固或炭化,并可形成焦痂。大量血浆成分渗出到组织间隙或经创面丢失,使有效循环血量减少,常引起休克。机体局部和全身抵抗力下降,容易引起烧伤脓毒症。因血容量不足、组织缺氧、组织坏死产物和感染的毒素作用,以及应激反应释放的炎症介质和细胞因子的影响,可导致多系统器官功能障碍。

二、护理评估

(一)健康史

烧伤是一种常见损伤。幼童、老人及劳动者均为易发群体,男性多见。最常见的烧伤者为居室内单发烧伤;其次为社会场所意外事故的群体烧伤。医护人员应了解受伤的时间、经过、致伤物以及现场处理的情况。

(二)身体状况

通过对烧伤严重程度和病程的评估,全面了解患者伤情的严重性,并发症发生的可能性和危险性以及预后等情况。

1.烧伤程度评估

临床上主要依据烧伤的面积和深度评估烧伤程度。

(1)烧伤面积:以烧伤区表面积占全身体表面积的百分率来计算。人体表面积的计算常用中国新九分法和手掌法两种方法,既简单实用,又便于记忆,两者常结合应用。①中国新九分法(图11-1):是将全身体表面积划分为11个9%,另加1%,构成100%的体表面积,适用于较大面积烧伤的评估。12岁以下小儿头部面积较成人大,双下肢面积较成人小,并随着年龄增大而改变,故使用中国新九分法时应结合年龄进行计算。②手掌法(图11-2):五指并拢,一只手掌的面积为1%。此法不区分年龄,均以患者自己手掌面积的大小来计算。对小面积的烧伤,可直接以手掌法来计算,大面积烧伤则以手掌法结果减去未烧伤的面积,使用更加方便。

(2)烧伤深度:采用三度四分法,即根据烧伤的深浅分为Ⅰ度、浅Ⅱ度、深Ⅱ度和Ⅲ度。临床上为表达方便,将Ⅰ度和浅Ⅱ度称为浅度烧伤;将深Ⅱ度和Ⅲ度称为深度烧伤(图11-3)。判断烧伤深度时,应注意不同深度之间有移行部,不容易在伤后被即刻识别;烧伤深度还可随伤情变化而加重,如创面感染、局部受压等均可加重组织烧伤深度。

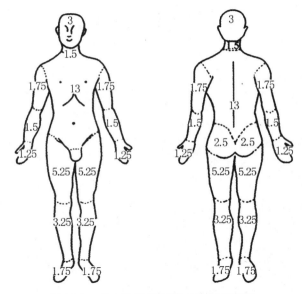

图 11-1 成人体表各部所占比例示意图

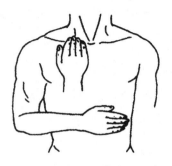

图 11-2 手掌法

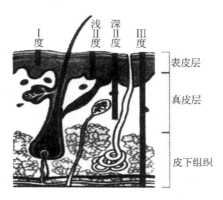

图 11-3　烧伤深度示意图

2.病程分期评估

根据烧伤创面引起病理生理变化的特点,将病程大致分为三期,但各期之间往往互相重叠、互相影响。

(1)休克期:此期主要特点是烧伤后由于体液大量急性渗出,引起有效循环血量锐减,从而发生低血容量性休克。体液渗出的速度一般以伤后 6～8 小时为最快,随后渗出逐渐减慢,至 48 小时渐趋恢复,48 小时后体液开始再吸收。休克是烧伤后患者发生早期并发症或死亡原因。

(2)感染期:烧伤 48 小时后,患者进入感染期。此期特点是由于渗出液的再吸收,创面的细菌和坏死组织亦随之而进入血液循环,全身免疫功能处于降低状态,容易引发全身性感染,严重时将导致感染性休克,是患者死亡的主要原因。感染的威胁将持续至创面愈合,全身感染至败血症有三个高峰期。①早期:在伤后 3～7 天内,创面及组织中渗出液的再吸收使大量病菌和毒素进入淋巴液和血液。②中期:在伤后 2～3 周内,Ⅲ度烧伤的大片焦痂溶解脱落,创面暴露,病菌大量侵入。③后期:多在伤后 1 个月之后,因患者全身情况差,免疫力下降,创面长期不愈,再度感染。

(3)修复期:组织烧伤后,在炎症反应的早期已开始组织修复。浅度烧伤多能自行修复,深Ⅱ度烧伤靠残存的上皮岛融合修复,Ⅲ度烧伤靠皮肤移植修复。严重深度烧伤的修复过程需要较长的时间,有的还需要做整形手术。

(三)心理状况

烧伤均系突然发生的意外事故,故患者心理反应很强烈,尤其是严重烧伤和头面部烧伤的患者。烧伤不仅威胁患者的生命,而且创面修复后,可能会给患者带来容颜的损坏、肢体功能障碍,并遗留严重的心理创伤及沉重的经济负担。患者早期有精神紧张、浑身颤抖、呻吟、大哭,或表现迟钝、麻木及凝视等行为异常反应;中期因换药疼痛、经济拮据或手术治疗等而出现惶恐不安或忧心忡忡;后期可能因容颜损毁、肢体功能障碍或致残而悲观厌世。

(四)辅助检查

较严重的烧伤并发症有红细胞、血红蛋白减少,血红蛋白尿;烧伤感染时,血白细胞及中性粒细胞百分率明显增高,严重者有肾功能损害,可引起尿素氮增高。摄 X 线胸片以示肺部有无损伤及感染。尿量的记录有助于了解血容量及肾功能的状况。

三、护理诊断及相关合作性问题

（一）疼痛

疼痛与组织损伤、感染、换药时刺激、体位改变等因素有关。

（二）体液不足

体液不足与烧伤时血管壁通透性增加，从而导致体液大量渗出有关。

（三）组织完整性受损

组织完整性受损与烧伤损坏皮肤有关。

（四）营养失调，低于机体需要量

营养摄入低于机体需要量与烧伤患者高分解代谢、大量蛋白质经创面丢失、消化功能障碍及营养摄入不足等因素有关。

（五）恐惧

恐惧与意外灾害的刺激、担心毁容或致残等有关。

（六）自我形象紊乱

自我形象紊乱与体表形象的改变和功能障碍有关。

（七）潜在并发症

潜在并发症有低血容量性休克、全身性感染和肢体畸形等。

四、护理目标

（1）患者疼痛缓解。

（2）患者恢复充足的体液容量并维持生命体征平稳。

（3）患者的组织损伤得到修复。

（4）患者营养状况得到改善，能满足机体代谢需要。

（5）患者能正确对待伤情，情绪渐趋稳定。

（6）患者认同自我，功能得到最大恢复。

（7）患者发生并发症的危险性减少，或者并发症发生时能及时发现、及时处理。

五、护理措施

（一）现场急救

1.迅速脱离热源：要迅速脱离现场，采取有效措施，消除致伤原因

（1）若被火焰烧伤，应尽快灭火，迅速脱去燃烧的衣服，或就地打滚压灭火焰，或跳入附近水池、河沟内灭火。被困者可就近用非易燃物品（如棉被、毯子）覆盖，隔绝空气灭火。忌奔跑呼叫，以免风助火势，以至烧伤头面部和呼吸道。避免双手扑打火焰，造成有重要功能的双手烧伤。

（2）若被热液烧伤，应立即脱去或小心剪开被热液浸湿的衣服，切勿强力剥脱，以免撕脱表皮而引发创面感染。对小面积烧伤，应立即用清水连续冲洗或浸泡，既可缓减疼痛，又可降温。

（3）对于被各种强酸（碱）等化学物质烧伤的部位，应立即用流水反复冲洗干净，尽快缩短化学试剂接触皮肤的时间，但不可用布擦拭。

（4）若被磷烧伤，立即将烧伤部位浸入水中或用大量清水冲洗，同时在水中拭去磷颗粒；不可将创面暴露在空气中，避免剩余磷继续燃烧；忌用油质敷料，以免磷溶于油脂，发生中毒。

2.保护创面

在烧伤现场避免创面发生再污染或损伤,可用干净敷料或布类保护,或行简单包扎后立即送医院处理。创面禁涂抹药物,以避免影响清创和创面的观察。

3.维护呼吸道通畅

火焰烧伤常伴呼吸道受烟雾、热力等损伤,应注意保持呼吸道通畅,以及时清除口鼻腔内的分泌物。对于呼吸道烧伤者,要早期行气管插管或气管切开;对于合并一氧化碳中毒者,应将其移至通风处,必要时让其吸入氧气。

4.预防休克

安慰和鼓励受伤者,使其情绪稳定,对于疼痛剧烈者,可酌情使用地西泮、哌替啶等镇痛,但应注意避免抑制呼吸中枢;及时补充液体,对一般患者,可给予其口服含盐饮料,大面积烧伤者均应及早接受静脉补液;对大出血、开放性气胸、骨折等患者,应先施行相应的急救处理。

5.快速转运

对于大面积烧伤的患者,最好在伤后4小时内将其送达医院进行抢救。若不能在此时间内将患者送到,应就地进行抗休克处理,待休克基本平稳后再转送。转送途中应保持患者呼吸道通畅,给予输液,必要时可用镇静剂,尽量减少路途颠簸。

(二)休克期护理

液体疗法是防治烧伤休克的主要措施。

1.补液量估计

小面积烧伤患者,若无严重恶心呕吐,可及早服烧伤饮料;大面积烧伤患者,口服量有限,必须及时、足量、快速静脉补充液体,以迅速恢复有效循环血量。静脉补液量计算可参考下列公式:烧伤后第一个24小时补液量(mL)=Ⅱ度、Ⅲ度烧伤面积×体重(kg)×1.5 mL(儿童1.8 mL、婴幼儿2.0 mL)+2 000 mL(儿童约80 mL/kg体重、婴幼儿约100 mL/kg体重)。其含义是烧伤后第一个24小时输液量,为每1%烧伤面积(Ⅱ度、Ⅲ度)每千克体重给予胶体和电解质溶液1.5 mL,另加2000 mL生理日需量。胶体和电解质溶液的比例,一般为0.5:1.0(1:2),特重度烧伤为0.75:0.75(1:1)。烧伤后第二个24小时的体液渗出减少,输入电解质和胶体溶液的量为第一个24小时的一半,生理日需量仍为2000 mL。

2.液体的种类与安排

胶体常用血浆或全血,以血浆为主。紧急时,也可选用血浆代用品,如中分子右旋糖苷、706代血浆等,其用量不超过1000 mL。电解质溶液首选平衡盐溶液,其次为等渗盐水。生理日需量用5%葡萄糖溶液。若不能获得胶体液,可完全输入电解质溶液或平衡盐溶液,伤后第1个24小时,每1%烧伤面积(Ⅱ度、Ⅲ度)每千克体重补4 mL。由于烧伤后第一个8小时内渗液最快,补液量为总量的1/2,其余的1/2在后16小时内均匀输入。

3.液体疗法的有效指标

按输液公式计算的液体量与液体成分,仅为一个近似值,仅供实施输液时参考。在实际执行中必须依据患者伤情特点、年龄、体质强弱、开始输液的时间等,作适当的调整,以达到输液有效的监测指标,如下所示:①成人每小时尿量以30~50 mL为宜,小儿每千克体重每小时尿量不低于1 mL;②患者安静,神志清楚,无烦躁不安;③患者无明显口渴;④患者脉搏有力,脉率在120次/分以下;⑤患者收缩压维持在12.0 kPa(90 mmHg)以上,脉压大于2.7 kPa(20 mmHg);⑥患者呼吸平稳。若出现血压低、尿量少、烦躁不安等现象,则应加快输液速度。老年人和心肺功能障碍的患者,在输液时要避免液体输入过快、过量,防止心脏负荷过重而引发心衰竭和肺水肿。

(三)创面护理

正确处理创面是整个烧伤治疗的关键。一般处理原则:①保护创面,减少渗出;②彻底清创,尽快地清除失活的组织;③预防和控制创面感染,选用适当的创面外用抗菌药;④积极预防烧伤后期瘢痕挛缩畸形,争取最大限度地恢复功能。

1.创面初期护理

Ⅰ度烧伤创面一般只需保持清洁和防止再损伤;Ⅱ度以上烧伤需做创面清创术。应在休克得到基本控制、全身情况允许时,在充分镇痛、镇静和无菌条件下尽早进行清创。清创顺序一般按头部、四肢、胸腹部、背部和会阴部的顺序进行。剃净创面周围毛发,剪短指(趾)甲,擦净创面周围皮肤。创面可用1:1000苯扎溴铵或1:2000氯己定等清洗,去除异物。浅Ⅱ度水疱应予保留,大水疱者可用消毒注射器抽去水疱液。水疱已破损、撕脱者,应剪除水疱皮。对于深Ⅱ度、Ⅲ度烧伤创面的坏死表皮需去除,以利创面清洁与干燥。酌情采用包扎或暴露疗法。清创术后应注射破伤风抗毒素(TAT),必要时及早使用抗生素。

2.包扎疗法护理

包扎疗法,即在清创后用药物纱布或凡士林纱布覆盖创面,加盖多层吸水性强的消毒纱布与棉垫,以绷带由远端至近端包扎,全层敷料应有2~3 cm厚。包扎时压力应均匀,患肢远侧端即使无烧伤亦应包扎在内,以防止肿胀。指(趾)尖应露出,以便观察血液循环改变;指(趾)分开包扎,以防止并指畸形的发生;注意关节部位的功能位,以免痊愈后功能障碍。包扎疗法适用于污染较轻、创面清洁的四肢浅度烧伤、转运以及寒冷季节无条件使用暴露疗法的患者。包扎疗法的优点是护理方便,对病室环境要求较低,患者较舒适,肢体便于保持功能位,亦便于转运;缺点是炎热季节或地区,患者不易耐受,不利于观察创面,细菌容易生长繁殖,更换敷料时有一定的痛苦,不适用于头面部和会阴部的创面。

包扎疗法的护理要点:①观察肢端血运情况,应注意指(趾)末端皮肤的颜色、温度、感觉、运动,以及动脉的搏动等,及时调整绷带包扎松紧度;②抬高患肢,经常变换受压部位;③保持敷料清洁干燥,若外层敷料被浸湿,须立即更换;④注意创面是否有感染,若发现创面渗出多、有恶臭,患者主诉创面跳痛,并伴有高热、血白细胞计数升高等感染征象时,应及时检查和处理创面,或改为暴露疗法。

3.暴露疗法护理

暴露疗法是指患者经清创后,创面暴露在清洁、温暖而干燥的空气中,有利于创面结痂。暴露疗法适用于:头面部、会阴部等不适于包扎的部位的烧伤;污染重的或已经发生感染的大面积创面;炎热夏季发生的烧伤尤为适用。暴露疗法的优点是创面干燥,不利于细菌生长,便于观察,节省敷料。暴露疗法的病房应具备恒定的温湿度,室温保持在28~32 ℃,湿度以50%为宜,室内清洁,有必要的消毒、隔离条件,便于抢救治疗。暴露疗法病房的缺点是对病室环境要求较高,不适于转送。

暴露疗法的护理要点:①保持床单清洁干燥。②促进创面干燥、结痂,可用灯烤或红外线辐射以促进创面结痂,若有渗液,随时用无菌纱布或棉球吸干,创面涂具有收敛、抗菌等作用的药物。③保护创面,为避免创面长期受压,应经常翻身;若肢体为环行烧伤,可用支架将伤肢悬吊,使创面悬空;若躯体为环行烧伤,使用翻身床以充分暴露躯干腹侧、背侧,防止创面继续受压而加重伤情。翻身床由床架、转盘、双层床片三个主要部件构成(图 11-4)。床片分为俯卧位用和仰卧位用床片,通过旋转转盘使患者呈俯卧或仰卧体位,解决其翻身的问题。使用翻身床前,应先检查各部位是否牢靠,所需物品是否齐全,以保证患者安全,向患者说明使用翻身床的目的和方法,消除患者的恐惧和顾虑。一般在休克期度过后开始使用翻身床,进行翻身操作时需要两人合作,先在创面上覆盖无菌纱布、纱垫以及消毒海绵床垫,然后将两个床片合拢,旋转螺帽将床片固定,并系好安全带以防患者滑落。放下支撑架,安置好输液架,然后翻转床片,再将支撑架固定,去除上面的床片,即完成翻身(图 11-5)。对于首次翻身的患者,要特别注意保持其呼吸道通畅,防止喉头水肿,备好急救用品及药物,必要时随时改为仰卧位。对于气管切开的患者,应注意保持其套管口的暴露与通畅。昏迷、休克、心肺功能不佳和应用冬眠药物的患者禁用翻身床。

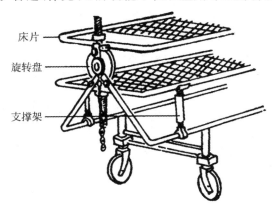

床片

旋转盘

支撑架

图 11-4 翻身床的主要结构部件示意图

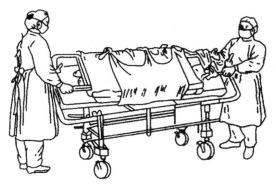

图 11-5 翻身床的应用

4.去痂和植皮的护理

深度烧伤的创面愈合过程缓慢,甚至不能愈合,形成瘢痕后可引起功能障碍。因此,Ⅲ度烧伤者常需要采取切痂和植皮处理。植皮术还可用于各种畸形的矫正,护理人员应做好植皮手术前后的护理工作。

5.感染创面的护理

应用湿敷、浸浴等方法,除去坏死组织;发生痂下感染时,应剪去痂皮或坏死组织,充分引流脓性分泌物,控制感染。要加强换药,每天的换药次数应视创面感染的程度而定,应根据创面细菌感染的特征或药敏试验的结果选择外用药,如乙酸、磺胺米隆、烧伤药膏或油剂等中西药制剂。

6.特殊部位烧伤护理

头面部、呼吸道及会阴部等部位的烧伤,创面愈合后导致的畸形对功能的影响较大。

（四）防治感染的护理

烧伤患者由于皮肤黏膜的损伤,免疫力低下,在水肿再吸收、焦痂分离及广泛切痂时,均易发生感染。感染是烧伤的主要死亡原因,及早发现感染征象,及时处理,是防治感染的关键。

1.密切观察病情

护理中要密切观察患者的生命体征、意识状况、胃肠道反应,及早发现和处理创面感染灶和脓毒症。①体温骤升至 39.5～40 ℃,或下降至正常以下。②心率加快,达 140 次/分以上,呼吸频率增加,不能以其他原因解释者。③出现精神症状,如谵妄、烦躁、幻觉等。④食欲减退、腹胀或腹泻。⑤创面恶化,焦痂变潮湿或其深Ⅱ度烧伤痂皮见针尖大小的溢液点或出血点,数目在不断增加或渐趋扩大,肉芽创面灰暗,高低不平,有暗红色的点状坏死;部分已成活的皮片呈蚕食状被侵袭,不见扩大反而缩小。⑥白细胞计数升高或不断下降,中毒颗粒增多。以上这些症状或体征均是早期脓毒症的表现。若创面出现紫黑色出血性坏死斑,有腥臭味,这是铜绿假单胞菌感染的征象。

2.掌握无菌原则

在创面的护理和各种治疗性导管的护理中,应严格无菌操作。

3.合理应用抗生素

及时做好创面细菌培养及抗生素敏感试验,以便选用有效的抗生素。在抗生素的应用过程中,必须注意不良反应及二重感染的发生。

4.严格消毒隔离

对于烧伤患者,应进行保护性隔离。宜收单间病室,工作人员出入病室要更换隔离衣、口罩、鞋、帽,接触患者前后要洗手,做好病房的终末消毒工作。

（五）改善营养状况

因烧伤患者蛋白质消耗增加,应加强其营养,给予其高蛋白、高热量,以及多种维生素饮食。根据患者的不同伤情给予口服、鼻饲或胃肠外营养,以促进创面修复及身体功能的康复,对大面积烧伤患者,输入适量血浆或全血或人体清蛋白,以增强其机体抵抗力。

（六）心理护理

烧伤患者的心理压力较大,尤其担心自己容貌或外形的改变会影响生活、工作及社交。在护理工作中,应根据不同患者的心理状态,采取相应措施,如鼓励患者表达情感,尽可能满足患者的心理需求,帮助其采取消除恐惧及悲哀情绪的方法,正视现实,使患者能有效地应对心理压力。

（七）疼痛的护理

烧伤创面感觉神经末梢暴露、心理压力和处理创面时的反复刺激,可造成患者的严重疼痛。

（八）健康指导

烧伤是一种破坏性很强的损伤,对患者的生活质量有很大的影响,因此,预防火灾发生至关重要。

1.增强安全意识

在社区人群中应做好健康宣传,讲解预防烧伤及自救的知识,以及安全操作、安全用电、安全用火、安全生活等。

2.尽快恢复功能

大面积烧伤患者应及早送有经验的医院进行抢救,以免延误病情而影响后期的功能恢复。

在治疗中,营养支持很重要,应鼓励患者多进饮食,增加蛋白质及维生素摄入量,促进创面的愈合。要充分发挥社会支持系统的作用,帮助患者以最佳的心态接受和配合治疗。创面愈合后,早期进行功能锻炼,以减轻瘢痕挛缩、肌肉萎缩等原因造成的肢体功能障碍。

(张　芬)

第二节　眼部整形术的护理

眼部的整形修复手术是对包括先天性畸形、外伤、感染造成的畸形,切除各种肿瘤后的缺损,以及其他畸形在内的修复手术。

一、护理措施

(一)术前护理

术区准备有以下几点。①入院后常规滴入抗生素眼药水,每天 4 次。滴眼药时应轻牵下睑,嘱患者睁眼向上看,药瓶距眼 5 cm,滴入下穹隆 1～2 滴。②术前 1 日晚用生理盐水 100 mL 冲洗结膜囊,让患者拿授水器紧贴脸颊,护士一手轻牵下睑一手持冲洗壶,冲洗时嘱患者轻轻转动眼球。如分泌物较多应先用消毒棉签轻轻拭去,再冲洗,并避免冲洗液流入耳内,冲洗后遵医嘱滴抗生素眼药水。③睑外翻或眼部缺损者,术前必须注意对眼部的保护。晚间睡前用抗生素眼膏涂眼并用纱布覆盖眼部,避免球结膜暴露和角膜干燥。此外,此类患者术前多有结膜炎,所以除晚间用药外,日间还应用抗生素眼药水滴眼,每天 4～5 次或遵医嘱。④眼窝再造术前注意冲洗结膜囊,保持局部清洁、干燥和无感染病灶,并协助医生做好手术设计,挑选好义眼,高压灭菌后备用。⑤如患者头发较污浊,应在术前清洗头发(可用 0.05％氯己定清洗)。⑥眼部手术前的皮肤准备:不剃眉毛及睫毛,修面。⑦对上睑下垂的患者,术前应协助医生测患眼视力,测量眼裂宽度,测定上睑提肌功能。

(二)术后护理

1.术后双眼包扎的患者

对生活不能自理的患者,可提前安排护工或专人护理。

2.拆线

拆线应注意:①术后 4～5 日协助医生更换敷料,用生理盐水棉球擦除眼裂部分泌物,并涂抗生素眼药膏;②术后 7～10 日拆线,睑外翻患者睑粘连缝线酌情推迟数天拆除,一般术后 3～6 个月才拆开睑粘连线;③重睑术及眼袋切除术后 24 小时拆除敷料,术后 5～7 天伤口拆线。

(三)健康指导

(1)患者术后恢复期间不能视物,心理上会感到寂寞,可利用现有条件改善其心理状态,如聊天、读书、读报、听音乐等。

(2)教会患者如何使用呼叫器,并将其放置在患者使用方便的部位。

(3)嘱患者尽量少看书、看电视,避免眼睛疲劳。

(4)告知患者术后不可自行下床活动,并将暖瓶、锐器等妥善放置,以免出现意外。

二、主要护理问题

（一）疼痛

疼痛与手术伤口有关。

（二）有受伤的危险

有受伤的危险与眼部术后行动不便有关。

（三）生活自理能力减退

生活自理能力减退与眼部术后行动不便有关。

（张　芬）

第三节　隆鼻手术的护理

隆鼻术是沿一侧鼻孔缘内侧形成切口，在鼻背筋膜下或鼻骨骨膜下分离出一个合适的腔隙，将雕刻好的自体、异体、异种组织或组织代用品安置在适当的位置，以隆高鼻背，达到改善容貌目的的手术。

一、护理措施

（一）术前护理

1.心理护理

向患者介绍手术的程序、术中可能有的感受，缓解患者的紧张情绪。术前彻底清洁面部和鼻腔，剪鼻毛。

2.感染

鼻部皮肤有疖肿或近期有上呼吸道感染，鼻腔分泌物较多时应暂停手术。

（二）术后护理

1.清洁

保持切口局部清洁干燥，术后1日换药。如有血痂，用无菌棉签蘸取3%过氧化氢溶液清洁。

2.观察鼻尖部血运

观察鼻尖部血运，如有皮肤发红应及时通知医生。

3.饮食

一周内禁食辛辣、刺激性食物。

4.避免碰撞局部

避免碰撞局部，防止假体移位。

5.拆线

术后7日拆线，近期避免用力清洁鼻腔分泌物，可用棉签轻轻蘸取。

二、主要护理问题

(一)疼痛

疼痛与手术切口有关。

(二)清理呼吸道低效

清理呼吸道低效与手术切口有关。

（张　芬）

第四节 唇裂修复术的护理

唇裂是由于妊娠初 3 个月,胚胎原口周围组织发育受阻而致上唇融合缺陷造成的先天性疾病。发病原因可能与遗传和环境有关,目前尚不清楚。

一、护理措施

(一)术前护理

1.心理支持

向患者及家属讲述麻醉方式,术中、术后可能遇到的问题,取得患者的理解,使其有充分的思想准备,减轻思想顾虑,积极配合手术。

2.常规术前准备

婴幼儿患者入院时即训练用滴管或汤勺喂食。纠正患者吃零食和吸吮手指的习惯。

3.手术区皮肤准备

术前一日成人需修面、剪鼻毛,婴儿无须修面和剪鼻毛。术前一日及术晨用 0.02% 氯己定漱口液漱口,保持口鼻腔清洁。

4.手术前胃肠道准备

术前胃肠道准备:①根据手术部位及麻醉方式做肠道准备,成人术前禁食 10～12 小时,禁水 4～6 小时,婴幼儿禁食 4 小时,禁水 2 小时;②根据手术需要,在术前晚及术日晨清洁灌肠,或术前晚采用甘油灌肠剂灌肠;③如为局麻手术,术前一日晚可进食少量易消化、不导致肠胀气的食物。

5.术前一日晚常规准备

术前一日晚常规准备:①遵医嘱做术前准备;②通知患者次日手术时间,术前注意事项;③向患者及家属交代,术前一日将固体食物,如水果、蛋糕等收起,或嘱家人带回,防止术后误食;④术前晚洗澡,换干净衣服,小儿要特别注意防止因洗澡引起上呼吸道感染而影响手术;⑤注意保持充足睡眠,必要时遵医嘱给予镇静剂。

6.术日晨常规

术日晨常规:①了解患者一般情况,测生命体征并记录,询问女患者有无月经来潮,如有异常情况及时通知医生;②再次检查术区皮肤准备情况;③遵医嘱按时给予术前用药;④嘱患者取下身上所有饰物,以及眼镜、义齿等,准备病历及手术所需物品(如胸腹带等),与手术室人员交班;

⑤备唇弓一个。

（二）术后护理

1.术后麻醉恢复期护理

术后麻醉恢复期护理有以下两个方面：①患者全麻术后，为防止患儿抓破伤口或拔掉唇弓，应制动肘关节，可用手肘制动带，并请家长配合；②保持伤口清洁：干血痂可用3％过氧化氢溶液擦洗，然后用生理盐水清洗干净，涂眼药膏保护。

2.卧位护理

患者全麻术后去枕平卧4～6小时，头偏向一侧，待完全清醒后，可根据医嘱调整体位。

3.饮食护理

患者完全清醒后，可进温流质饮食，采用勺喂。3日后改为半流质饮食。注意不可张大口咬食物或吃较硬的食物，以免伤口裂开。

4.病情观察

病情观察要重点注意以下两点：①手术当日有渗血，可用消毒棉签轻轻擦去；24小时后形成血痂，可用3％过氧化氢溶液擦洗，待血痂溶化后再用蘸有生理盐水的棉签擦净，并在伤口上涂抗生素软膏；如有鼻涕及时擦去。②保持唇弓固定牢固。

5.用药护理

用药护理包括以下两点。①遵医嘱给药，保持静脉输液通畅；②观察用药后的反应，有过敏现象及时通知医生。

6.拆线

伤口愈合良好，可在5～7天拆线。拆线后继续用唇弓固定面颊。

（三）健康指导

拆线后仍需遵医嘱饮食和佩戴唇弓3周，防止伤口裂开。

二、主要护理问题

（一）疼痛

疼痛与手术有关。

（二）营养失调：低于机体需要量

营养摄入低于机体需要量与术后进食困难有关。

（三）焦虑

焦虑与担心手术效果有关。

（四）出血倾向

有出血的倾向与患儿术后活动和饮食情况有关。

（五）感染风险

有感染的风险与局部清洁不及时有关。

（六）伤口裂开

有伤口裂开的风险与唇弓固定不牢固，局部张力过大有关。

（张　芬）

第五节 腭裂修复术的护理

腭裂是由于胚胎早期原腭正常发育受阻而致上腭未能正常联合,形成不同程度裂开的先天性疾病,常与唇裂同时存在。胚胎腭突的融合过程是由前向后逐渐推进的,因而腭部裂隙的长度是从后向前依次加重的。腭裂程度最轻的是悬雍垂裂,其次是软腭裂,一直到门齿孔后方的硬腭都裂开者为部分腭裂,最重的是由软腭至上齿槽的腭全裂。

一、护理措施

(一)术前护理

1.心理支持

心理支持包括以下五点:①做好患儿家属的宣教工作,使家属能理解并配合治疗;②做好患儿家属的安慰工作;③帮助患儿家属练习用汤勺喂食患儿;④纠正患儿吃零食、吮手指习惯;⑤讲解预防上呼吸道感染的意义,使家属照顾好患儿。

2.常规术前准备

术前准备有下列几个方面:①禁食原则:术前8～12小时禁食、禁水,患儿在术前4小时停止哺乳,术前2小时停止喂水,以防因麻醉或手术刺激引起术中及术后呕吐,从而污染术区或导致吸入性肺炎或窒息。②肠道准备:术前1日晚遵医嘱灌肠。③术日晨准备:测量患者体温、脉搏、呼吸、血压、体重。④准备麻醉床。⑤准备患儿使用的夹板等固定用具。⑥将手术用药备齐,与手术病历放在一起,与手术室工作人员交班。

(二)术后护理

1.术后麻醉恢复期护理

患儿全麻术后去枕平卧4～6小时,或平抱患儿,使患儿头偏向一侧,待完全清醒后,可根据医嘱调整体位。

2.卧位护理

患儿全麻术后,为防止患儿抓破伤口,应制动肘关节,可用手肘制动带,并请家长配合。

3.饮食护理

饮食护理应注意以下两点:①患儿完全清醒后,可进冷流质饮食,采用勺喂。4～5日后改为半流质饮食,2周后进软食。注意不可张大口咬食物或吃较硬的食物,以免伤口裂开。②保持口腔清洁:每天进餐后饮少量开水,冲洗食物残渣,以利于保持口腔卫生。

4.病情观察

病情观察要注意以下三点:①全麻术后注意伤口出血:当患者出现频繁的吞咽动作时,应立即检查伤口有无活动性出血,同时通知医生做进一步处理。②保持患者安静,避免大声哭闹,防止术后伤口出血或腭部复裂。③患儿口内如有血凝块,予以及时清除,防止脱落而窒息,注意勿使用负压吸引直接接触切口及三碘甲烷纱条,以免因纱条脱落引起出血。

5.补液

遵医嘱补液,行抗感染治疗,记录出入量。

6.拆线

取出三碘甲烷纱条及拆线,术后 7～9 日先取一侧,隔 1～2 日再取另一侧。取出三碘甲烷纱条前先让患者漱口,取出后 4 小时内禁止进食,4 小时后给冷流食。幼儿腭部伤口一般不拆线,待其自行脱落。

(三)健康指导

作好随诊安排,与专业语言训练医生联系,进行语言训练。

二、主要护理问题

(一)疼痛

疼痛与手术有关。

(二)出血倾向

有出血的倾向与手术有关。

(三)感染风险

有感染的危险与局部清洁不及时有关。

(四)窒息风险

有窒息的风险与口内血凝块未及时清除有关。

(五)知识缺乏

知识缺乏与缺乏术后康复护理知识有关。

(张　芬)

第六节　面部除皱术的护理

面部除皱术是将面部松弛下垂的皮肤去除,使面部皮肤皱纹舒平,患者年轻化。

一、护理措施

(一)术前护理

1.心理支持

心理支持包括以下几点:①向患者讲解:手术后由于头部加压包扎和麻醉药物的不良反应,出现恶心、呕吐现象是正常反应,应消除患者不必要的紧张,以取得患者的理解,使其有充分的思想准备,减轻思想顾虑。②教会患者应对不适反应的办法,如头偏向一侧,避免恶心、呕吐时引起窒息。③如有恶心、呕吐等不适症状,及时通知医务人员。④翻身时动作不宜过大。⑤可遵医嘱使用止吐药物。

2.术前准备

术前准备有:①于术前 1 日晚和术日晨用 0.05% 氯己定各洗头 1 次,并戴一次性圆帽。洗头时注意勿使消毒液流入眼、耳内,引起不适。②根据医生需要,剃除手术野部位头发。

3.手术病历准备

手术病历准备:①了解患者一般情况,测生命体征并记录,询问女患者有无月经来潮,如有异常情况及时通知医生；②再次检查术区皮肤准备情况；③遵医嘱按时给予术前用药；④嘱患者取下身上所有饰物及眼镜、义齿等,准备病历及手术所需物品(如胸腹带等),与手术室人员交班。

（二）术后护理

1.术后麻醉恢复期护理

术后麻醉恢复期护理：①准备氧气、负压吸引器和心电监护仪。②患者回病房后取去枕平卧位 4～6 小时,头偏向一侧,防止呕吐后窒息和吸入性肺炎的发生,患者完全清醒后,取头高卧位(25°),以减轻头面部水肿。③密切观察生命体征,随时做好记录。④及时执行术后医嘱。

2.饮食护理

术后最好进流食,少说话,减少面部肌肉运动。

3.病情及引流观察

局部观察及护理：头部加压包扎 3 天,以利于创面修复愈合；随时检查敷料有无脱落或移位,引流是否通畅,伤口有无新鲜渗血及血肿；术后 2～3 天拔除引流；如发现异常,及时通知医生。

4.拆线

耳前切口可 7～8 天后拆线,头皮切口需 2 周左右拆线。拆线前,可由护士用 0.05% 氯己定给患者进行治疗性洗头,清洁伤口结痂,以利于拆线。

（三）健康指导

（1）2～3 周内可将缝线完全拆除,嘱患者可以次日洗头,但不能强行揭掉头皮伤口上的痂皮,避免伤口感染、裂开,洗后,及时烘干头发。

（2）手术部位感觉未完全恢复时,建议不要局部热敷,不做理疗,必要时,可在医生指导下进行。

（3）当局部发现青紫、血肿时,应及时复诊。

（4）面部感觉异常,如麻木、面具感、脱发等一般可于术后 3～6 个月逐渐恢复。

二、主要护理问题

（一）疼痛

疼痛与手术有关。

（二）焦虑

焦虑与担心术后效果有关。

（三）有受伤的危险

有受伤的危险与术后加压包扎有关。

（四）潜在并发症：血肿、面部肿胀

血肿、面部肿胀与术后加压包扎不够有关。

（五）舒适度的改变

舒适度的改变与术后加压包扎有关。

（张　芬）

第七节　面瘫矫正术的护理

面神经麻痹简称面瘫,是指面神经由于先天或后天原因而丧失功能,其支配的面部表情肌瘫痪而呈现的面部畸形和功能障碍。面瘫可分为部分性或完全性、单侧或双侧及周围性或中枢性。因麻痹的范围不同,其临床表现也不同,主要有眼睑闭合不全,患侧鼻唇沟消失或变浅,口角下垂并向健侧歪斜,患侧口角不能紧闭而有流涎现象,不能做鼓腮或吹口哨动作等。

一、护理措施

(一)术前护理

1.常规护理

常规护理同整形科护理常规。

2.营养

加强营养,提高机体抵抗力。

3.感染

检查全身有无感染病灶,以确保手术的顺利进行。

4.洗头

术前一日晚及术日晨用0.05％氯己定洗头。

5.眼膏

夜间给予患眼涂抹眼膏。

(二)术后护理

1.常规护理

常规护理同整形科及外科术后护理。

2.体位

清醒6小时后取半坐位,以利术区引流及减轻颜面部水肿,协助患者定时翻身变换体位,鼓励早期活动,应抬高患肢并制动。

3.饮食

术后5日内进流食,第6日至术后2周内进半流食,第3周可进普食,减少说话,减轻面颊部肌肉活动。

4.清洁

保持口腔及口角缝线清洁,必要时可局部覆盖油纱,饭后及时用0.02％氯己定液冲洗,以消除口臭及预防感染。

5.术区护理

术区护理的注意事项有以下几点:①注意有无眼球摩擦感及角膜刺激征,防止角膜溃疡发生,可给予眼药水及眼膏,如仍无好转应通知医生处理。②术后留置负压引流管3～5天,注意妥善固定,防止脱落,保持引流通畅,观察引流液的性质及量,并记录。引流量多或颜色鲜红,提示有活动性出血,须立即通知医生。引流量过少,提示引流管打折、贴壁,应及时查找原因并及时处理。如无负压,应分段检查并通知医生,及时更换注射器,注意严格无菌操作。

6.病情观察

病情观察主要有以下几点:①麻醉未清醒前应观察患者的呼吸情况,防止舌后坠及口腔分泌物阻塞气道,评估患者的呼吸速度、深度及性质。②观察患者血压的变化,脉搏的次数、强弱。③留置尿管的患者,注意尿袋内有无尿液。尿袋位置不可高于膀胱,以免尿液倒流引起逆行感染。尿液混浊并出现絮状物时,应嘱患者多饮水。尿量过少,应查找原因,如液体量是否充足,尿管有无打折、阻塞。④定时查看敷料,观察是否有渗出及渗出物的颜色、性质,出现异常时,应及时通知医生并做好记录。

7.用药护理

用药护理:①遵医嘱应用抗生素3～5天,以预防可能出现的感染。②应用血管活性药物,保障面部的血供和神经的营养。③可适当应用止血药物,防止术后出血。④注意观察用药后反应,如有无输液反应,有无皮疹及凝血障碍等,如有异常,应立即停止输液并及时通知医生,必要时备好抢救物品。

(三)健康指导

(1)术后第3周可进普食。

(2)拆线后3天方可洗浴。

(3)为防止患侧面部再度下坠,拆线后采用胶布条牵引面部皮肤,如不方便可于晚间进行(方法:将宽胶布一端剪开5cm,分别固定于口角和面颊,向外上方牵引,拉紧后粘贴固定于颞部)。

(4)功能锻炼:拆线后可逐渐加强面部的活动度,防止转移的肌皮瓣萎缩,术后可进行理疗。

(5)复诊:定期随访检查,术后前3个月内每两周复查一次。

二、主要护理问题

(一)疼痛

疼痛与手术有关。

(二)躯体移动障碍

躯体移动障碍与术后无能力活动有关。

(三)潜在并发症

潜在并发症:下肢静脉血栓,与术后长期卧床有关。

(四)知识缺乏

知识缺乏与专业知识缺乏有关。

(张　芬)

第十二章 急诊科的护理

第一节 中暑的护理

一、中暑的病因、发病机制与分类

中暑,广义上类似于热病(heat illness),泛指高温高湿环境对人体的损伤,按严重程度递增顺序可细分为热昏厥(heat syncope)、热痉挛(heat cramp)、热衰竭(heat exhaustion)和热射病(heat stroke,也就是狭义的中暑概念),其他还有先兆中暑、轻症中暑等概念,因较含糊或难以与许多夏季感染性疾病的早期表现鉴别,仅用热昏厥、热痉挛、热衰竭和热射病等诊断已可描述各种中暑类型,故本节不做介绍。

民间喜欢将暑天发生的大部分疾病往中暑上套,事实上很多仅为病毒或细菌感染(如感冒、胃肠炎等)的早期表现,需注意鉴别。同时民间还盛传中暑不能静脉补液的谬论,需注意与患者沟通解释。2010年7月,"中暑"已被列入了国家法定职业病目录。

(一)病因及发病机制

下丘脑通过调节渴感、肌张力、血管张力、汗腺来平衡产热与散热。

1.散热受限

散热机制有三种:出汗、传导对流、辐射。辐射为通过红外线散射,正常时占散热总量的65%,与传导对流方式相比,优点在于基本不耗能,但在高温环境下失效。而出汗在正常时占散热总量的20%,在高温环境下则成为主要散热方式,但需消耗水、电解质与能量,并在高湿环境下性能下降,相对湿度100%时完全失效。

(1)环境因素:高温高湿环境,如日晒、锅炉房、厚重、不透气的衣物,一般温度大于32 ℃或湿度大于70%就有可能发生。

(2)自身体温调节功能下降:①自身出汗功能下降。肥胖、皮肤病,如痂皮过厚、汗腺缺乏、皮肤血供不足,脱水、低血压、心脏病导致的心排血量下降,如充血性心力衰竭导致皮肤水肿散热不良,以及老年人或体弱者等。②抑制出汗。酗酒,服用抗胆碱能药,如阿托品、抗精神病药物、三环抗抑郁药、抗组胺药、单胺氧化酶抑制剂、缩血管药和 β-受体抑制剂等。③脱水。饮水不足、利尿剂、泻药等。④电解质补充不足。

2.产热过多

强体力活动时产热过多多见于青壮年或健康人,或使用药物如苯环利定、麦角酸二乙酰胺、苯异丙胺、可卡因、麻黄素类和碳酸锂等后出现产热过多。

3.脱水、电解质紊乱

中暑时因大量出汗、呼吸道水分蒸发和摄入水分不足造成大量失水,同时电解质丢失。但是丢水往往大于丢钠,造成高渗性脱水。不同类型的脱水之间也可相互转化,如若患者单纯补充饮用淡水会导致低渗性脱水。

(二)不同的中暑类型

1.热昏厥

热昏厥的病因是脑血供不足。皮肤血管扩张及血容量不足导致突然低血压,脑及全身血供不足而意识丧失,多为体力活动后。此时皮肤湿冷,脉弱,收缩压低于 100 mmHg。

2.热痉挛

热痉挛的病因是低钠血症。大量出汗而脱水、电解质损失、血液浓缩,然后单纯饮淡水导致稀释性低钠血症,引起骨骼肌缓慢的痛性痉挛、颤搐,一般持续 1～3 分钟。由于体温调节、口渴机制正常,此时血容量尚未明显不足,生命体征一般尚稳定,体温多正常或稍升高,皮肤多湿冷。

3.热衰竭

热衰竭的病因是脱水、电解质缺乏。脱水、电解质缺乏造成发热、头晕、恶心、头痛、极度乏力,但体温调节系统尚能工作,治疗不及时会转变为热射病。热衰竭与热射病在表现上的主要区别在于没有严重的中枢神经系统紊乱。热衰竭时口渴明显,肛温大于 37.8 ℃,皮肤湿,大量出汗,脉细速,可有轻度的中枢神经症状(头痛、乏力、焦虑、感觉错乱、歇斯底里),高通气(为了排出热量)而导致呼吸性碱中毒。其他症状还有恶心、呕吐、头晕、眼花、低血压等,以及热晕厥、热痉挛的症状。热衰竭的治疗关键是补液。

4.热射病

体温调节功能失调为在热衰竭基础上的再进一步发展。体温调节功能失调而引起的高热及中枢神经系统症状在内的一系列症状体征,在热衰竭症状的基础上会有典型的热射病三联症:超高热,标志性特点,肛温大于 41 ℃。意识改变是标志性特点,神志恍惚并继发突发的癫痫、谵妄或昏迷;无汗,在早期可能有汗,但很快会进展到无汗。除以上三点外还有以下表现:血压先升后降,高通气导致呼吸性碱中毒,伴随心、肝、凝血、肾等损伤。热射病可分为两型:①经典型(classic):以上症状在数天时间内慢慢递增,多见于湿热环境或老年、慢性病患者,此型无汗;②劳累型(exertional):以上症状可迅速发生,多为青壮年,伴有体力活动,但可能还会继续出汗。热射病的治疗关键是降温补液并处理并发症。

二、现场评估与救护

(一)病史、查体

了解发病原因:①环境,包括环境温度、湿度、通风情况、持续时间、动作强度、身体状况及个体适应力等。②症状:如口干、乏力、恶心、呕吐、头晕、眼花、神志恍惚等。③查体:测量生命体征,如肛温、脉搏和血压等。

（二）评估体温

接诊可能为中暑的患者后首先评估其体温，如体温是否 39 ℃以上。

若体温低于 39 ℃，并考虑可能为热晕厥时，通过平卧位、降温、补充水分（肠内，必要时静脉），患者可恢复，必要时需观察监护以发现某些潜在的疾病。体位治疗：让患者取平卧位，可将腿抬高，保证脑血供。

若体温低于 39 ℃，并考虑可能为热痉挛时，通过阴凉处休息、补充含电解质及糖分的饮料可恢复，在恢复工作前一般需休息 1～3 天并持续补充含钠饮料直到症状完全缓解，同时可通过被动伸展运动、冰敷或按摩来缓解痉挛。口服补液方法：神志清时，饮用冷的含电解质及糖分的饮料（稀释的果汁、牛奶、市场上卖的运动饮料或稀盐汤等）来补充。

若体温高于 39 ℃，则可能为热衰竭或热射病。

（三）评估意识状态

若意识改变，可能为热射病，否则为热衰竭。

若为热衰竭，马上开始静脉补液。

补液方法如下：严重时需要静脉输液来补充等张盐水，0.9％生理盐水、5％葡萄糖或林格液均可。2～4 小时内可补充 1000～2000 mL 液体，并根据病情判断脱水的类型，以判断后续补液种类。严重的低钠血症可静脉滴注最高 3％的高张盐水，有横纹肌溶解风险时可加用甘露醇或碱化尿液，监测出入量，留置导尿管，维持尿量在 50 mL/h 以上，以预防肾衰竭。神志清时也可口服补液。

若为热射病，在气道管理、维持呼吸、维持循环的基础上马上降温到 39 ℃（蒸发降温），处理并发症。

评估气道、保持呼吸道通畅，维持呼吸：注意气道的开放，必要时气管插管；置鼻胃管，可用于神志不清时补液及预防误吸；给氧，高流量给氧，如 100％氧气吸入，直到体温降到 39 ℃。

降温方法如下：脱离湿热环境，防止病情加重；将患者置于凉快、通风的地点（室内、树荫下）；去除患者衣物，暴露尽量多的皮肤。①蒸发法降温：用冷水（15 ℃）喷到全身，并用大风量风扇对着患者吹，其他方法还有腋窝、颈部、腹股沟、腘窝等浅表动脉处放置降温物品，如冰袋等，以及冷水洗胃或灌肠，但效果不及蒸发法。有条件的可使用降温毯，必要时可将身体下巴以下或仅四肢浸入冷水，直到体温降到 39 ℃时停止浸泡，这对降温非常有效，但很可能会导致低血压及寒战；甚至可考虑使用肌松药来辅助降温。②寒战的控制：氯丙嗪 25～50 mg 静脉注射或静脉滴注，或地西泮 5～10 mg 静脉注射，减少产热，注意血压呼吸监护，目标是迅速（1 小时内）控制体温。

应禁用非甾体类解热镇痛药（NSIADs）（如阿司匹林、消炎痛、对乙酰氨基酚等），因中暑时 NSIADs 类药已无法通过控制体温调节中枢来达到降温效果，反而会延误其他有效治疗措施的使用。但可考虑使用糖皮质激素。

补液方法：参见热衰竭的补液方法，但在神志障碍时要慎用口服补液，以防止误吸。

三、进一步评估与救护

（一）辅助检查

辅助检查主要用来了解电解质情况及评估脏器损伤。进行血电解质（热痉挛：低钠；热射病：高钠、低钠、低钾、低钙、低磷均可能发生）、肾功能（肌酐、尿素氮升高，高尿酸）、血气分析（呼碱、代酸、乳酸性酸中毒）、尿常规（比重）、血常规（白细胞增多、血小板减少）、心肌酶学、转氨酶、出凝血时间[凝血酶原时间（PT）延长、弥漫性血管内凝血（DIC）]、心电图（心肌缺血、ST-T 段改变）

检查,必要时行血培养。评估肾衰竭、心力衰竭、呼吸窘迫、低血压、血液浓缩、电解质平衡、凝血异常的可能。

（二）评估脱水的类型

根据病情判断是等渗、高渗还是低渗性脱水。中暑时多为高渗性脱水,但若患者单纯饮用淡水会导致低渗性脱水。

（三）鉴别是否为药物或其他疾病引起

比如恶性综合征,可能是由抗精神病药物引起;恶性高热,可能是由麻醉药引起;血清素综合征,可能是由选择性 5-羟色胺再吸收抑制剂与单胺氧化酶抑制剂合用引起;抗胆碱能药、三环抗抑郁药、抗组胺药、吸毒、甲亢毒症、持续长时间的癫痫、感染性疾病引起的发热。

（四）注意病情进展

热衰竭患者体温进一步升高并出汗,停止时会转为热射病。

（五）各种并发症的处理

呼吸衰竭,如低氧、气道阻力增加时若考虑为急性呼吸窘迫综合征（ARDS）,呼吸机需调至呼气末正压（PEEP）模式支持人工呼吸。监测血容量及有无心源性休克的可能,进行血流动力学监测,必要时使用漂浮导管测肺动脉楔压、中心静脉压等,低血压、心力衰竭时补液、使用血管活性药物（如多巴酚丁胺）。持续的昏迷癫痫需进一步查头颅 CT、腰穿、气管插管、呼吸机支持。凝血异常如紫癜、鼻衄、呕血或 DIC 等,需监测出凝血血小板等,考虑输注血小板及凝血因子,若考虑为 DIC,早期应给予肝素。若有少尿、无尿、肌酐升高、肌红蛋白尿等肾衰竭表现,应补液维持足够尿量,必要时透析治疗。

若在急性期得到恰当及时的治疗,没有意识障碍或血清酶学升高的患者多数能在 1～2 天内恢复。

四、健康教育

关于中暑最重要的是预防。医护人员应教育公众,中暑是可预防的,避免长时间暴露于湿热环境,应使用遮阳设备,多休息。在进入湿热环境前及期间多饮含电解质及糖分的冷饮,如稀释的果汁、市场上卖的运动饮料、1%稀盐水、非碳酸饮料来补充水分与电解质,特别是告知一些老年人不要过分限制食盐摄入。避免含咖啡因的饮料,因其会导致兴奋,使产热增多。教育高危人群,如体力劳动者、运动员、老年人、幼儿、孕妇、肥胖者、糖尿病者、酗酒者、心脏病者等,以及使用分噻嗪类、抗胆碱能类等药的人,不要穿厚重紧身衣物,了解中暑的早期症状体征。告知中暑患者,若曾经中暑过,以后也容易中暑;如对热过敏,起码 4 周内避免再暴露;暑天有条件的要使用空调降温,在暑天不能把儿童单独留在车内。

（桂 花）

第二节 电击伤的护理

一、疾病概论

超过一定极量的电流或电能量（静电）通过人体引起的组织不同程度损伤或器官功能障碍,

称为电击伤,俗称触电。电流通过中枢神经系统和心脏时,可引起心室颤动、心搏骤停、呼吸抑制,甚至造成死亡(或假死),电流局限于某一肢体时,可造成该肢体致残。

（一）病因及发病机制

1.病因

电击的常见原因是人体直接接触电源,或在高压电和超高压电场中,电流或静电电荷经空气或其他介质电击人体。电击引起致伤的原因主要为以下几点。

（1）主观因素:患者不懂用电常识,违章进行用电操作,如在电线上挂晒衣物、违规布线、带电操作等。

（2）客观因素:工作环境差或没有采取必要的安全保护措施。常见的电击多为110～220 V交流电所致,如电器漏电、抢救触电者时抢救者用手去拉触电者等;各种灾害,如火灾、水灾、地震、暴风雨等造成电线断裂或高压电源故障引起电击,或雷电引起电击。

2.发病机制

人体本身也有生物电,当外界电流通过人体时,人体便成为电路中导体的一部分。电击对人体的影响取决于电流的性质、频率、强度、电压、接触的部位、接触的时间、接触部位的电阻及通过人体的途径等。

（1）电流的性质和频率:电流分为交流电和直流电,人体对两种电流的耐受程度不同,通常情况下,对人体而言.交流电比直流电危险,低频交流电对心脏的损害极强。

（2）电流的强度:电流的强度越大,对人体组织的损伤就越大。一般认为2 mA以下的电流仅产生轻微的麻木感;50 mA以上的电流,如通过心脏可引起心室颤动或心搏骤停,还可引起呼吸肌痉挛而致呼吸停止;100 mA以上的电流通过脑部,可造成意识丧失。

（3）电压的高低:高压电较低压电危险性更大。36 V以下的电压称为安全电压,目前家用及工业用电器设备电压多大于等于220 V,如通过心脏能引起心室颤动;1000 V以上高压电击时,可以造成呼吸肌麻痹、呼吸停止、心搏骤停,高压电还可引起严重烧伤。

（4）电阻大小:人体可看作由各种电阻不同的组织组成的导体,电阻越小,通过的电流越大。人体组织电阻由大到小依次为骨骼、皮肤、脂肪、肌肉、血管和神经。当电流通过血管、神经、肌肉,则造成严重危害。

（5）电流通过的途径与时间:如电流流经心脏,则可引起心室颤动,甚至心搏骤停;如果电流经头部流至足底,多为致命电损伤。

（二）临床表现

1.全身症状

轻度触电者有一时性麻木感,并可伴有心悸、头晕、面色苍白、惊慌、四肢软弱无力;重者可出现抽搐、昏迷或休克,并可出现短暂心室颤动,严重者呼吸、心脏停搏。

2.局部表现

局部表现主要为电灼伤。低电压的皮肤烧伤较明显,高压放电时,灼伤处可立刻出现焦化或炭化,并伴组织坏死。

3.体征

轻者无体征,重者有抽搐、昏迷、休克、呼吸及心跳停止等体征。

（三）救治原则

1.立即帮助触电者脱离电源

应立即关闭电闸、切断电路；如不能关闭电闸断电，则应迅速用木棍、竹竿、皮带等绝缘物品拨开电线或使触电者脱离电器等。

2.心肺脑复苏

呼吸停止者，立即对其进行口对口人工呼吸，也可采用压胸式人工呼吸；心脏停搏者，同时进行心脏按压，如无效可考虑开胸进行心脏按压；如电流进出口为两上肢，心脏多呈松弛状态，可使用肾上腺素或10％氯化钙；如电流进出口分别为上下肢，则心脏多呈收缩状态，可选用阿托品，同时可应用高渗葡萄糖、甘露醇，以减轻脑水肿。

3.防治各种并发症

及时发现和处理水、电解质和酸碱平衡紊乱，防治休克、肝肾功能不全等。

4.局部治疗

保持创面清洁，预防感染，可酌情给予抗生素治疗，并可使用破伤风类毒素预防破伤风；清除坏死组织，局部包扎止血、固定骨折，如病变较深，可行外科探查术。

二、护理评估

（一）病史

电击伤发生在人体成为电路回流的一部分，或在附近电弧热效应的影响的情况下发生，主要包括以下几种。

1.闪电击伤

闪电时，患者当时所处的位置为附近最高的物体或患者靠近一个高的物体（如一棵大树）。

2.高电压交流电击伤

此种电击伤常见于患者身上有导体，接触头顶上方的高压电时（如导电的钓鱼竿），也可见于误入带电导体附近。

3.低电压交流电击伤

低电压交流电击伤可见于用牙齿咬电线、在自身接地的同时接触带电的用电器或其他带电物品。

4.直流电击伤

直流电击伤少见，可见于无意中接触电力火车系统的带电铁轨。

（二）身心状况

1.症状与体征

（1）电击伤：表现为局部的电灼伤和全身的电休克，临床上可分为三型：①轻型：触电后立即弹离电流，表现为惊慌、呆滞、四肢软弱、心动过速、呼吸急促、局部灼伤疼痛等。②重型：意识障碍、心率增快、节律不整、呼吸不规则，可伴有抽搐、休克，有些患者可出现假死状态。③危重型：昏迷、心跳及呼吸停止、瞳孔扩大。

（2）电热灼伤：损伤主要为电流进口、出口和经过处的组织损伤，触电的皮肤可呈现灰白色或焦黄色。早期可无明显的炎性反应，24～48小时后，周围组织开始出现发红、肿胀等炎症反应，1周左右损伤组织出现坏死、感染，甚至发生败血症。

（3）闪电损伤：被闪电击中后，常出现心跳、呼吸立即停止，因皮肤血管收缩，可出现网状图案。

(4)并发症和后遗症:电击伤后 24～48 小时常出现严重室性心律失常、神经源性肺水肿、胃肠道出血、弥散性血管内凝血等。约半数电击伤者出现单侧或双侧鼓膜破裂,电击数日至数月后可出现神经系统病变、视力障碍,孕妇可发生死胎和流产。

2.心理与社会

部分患者于电击伤后可出现恐惧、失眠等。

(三)辅助检查

1.常规检查

常规检查可行血、尿常规检查,血、电解质检查,肝、肾功能检查。血清肌酸磷酸激酶(CPK)升高反映肌肉损伤,见于严重的低电压和高电压电击伤。

2.X 线检查

X 线检查可了解电击伤后有无骨折、内脏损伤。

3.心电图

心电图可有心肌损害、心律失常,甚至出现心室纤颤及心脏停搏。

4.脑电图

意识障碍者可行脑电图检查,但脑电图检查对于早期治疗方案的制定并不起决定性作用。

三、护理诊断

(一)皮肤完整性受损

皮肤完整性受损与电伤引起的皮肤灼伤有关。

(二)意识障碍

意识障碍与电击伤引起的神经系统病变有关。

(三)潜在并发症:心律失常

心律失常与电流流经心脏,引起心电紊乱有关。

四、护理目标

(1)患者皮肤清洁、干燥,受损皮肤愈合。

(2)患者意识清楚,反应正常,生活自理。

(3)患者未发生心律失常,或发生心律失常后得到及时控制。

五、护理措施

(一)一般护理

(1)迅速将患者脱离电源。

(2)吸氧:对于重症中暑者给予鼻导管吸氧,危重病例行面罩吸氧,必要时给予高压氧治疗。

(3)体位:如患者已昏迷,则应头偏向一侧或伸展颈部,并定时吸痰,保持呼吸道畅通。

(4)迅速建立静脉通道,并保持输液畅通。

(二)急救护理

(1)密切观察患者的神志、瞳孔、生命体征、尿量(尿量应维持在 30 mL/h 以上)、颜色、尿相对密度的变化。对于血压下降者,应立即抢救,做好特护记录。

（2）心电监护：进行心电监护（包括心律、心率及血氧饱和度等）和中心静脉压监测，应维持48～72小时。对于出现心室纤颤者，及时给予电除颤及用药物配合除颤，并可应用利多卡因、溴苄胺等药物，同时给予保护心肌的药物。

（3）观察电击局部的创面，注意创面的色泽及有无异常分泌物从创口流出，保持创面清洁，定期换药，防治感染。

（4）严密观察电击局部肢体有无肿胀、疼痛、触痛、活动障碍及血运情况，警惕出现局部肢体缺血坏死。如发现异常，立即报告医生，及时做出处理。

（5）保护脑组织：在患者头部及颈、腋下、腹股沟等大血管处放置冰袋，将体温降至32 ℃。可应用甘露醇、高渗葡萄糖、糖皮质激素、纳洛酮等预防和控制脑水肿，给予脑活素、三磷酸腺苷、辅酶A等促进脑细胞代谢的药物。

（三）心理护理

患者清醒后，精神可能受到极大刺激和创伤，甚至留下遗忘症、惊恐等精神症状，并可出现白内障或视神经萎缩，也可能致残。针对患者的具体情况，护士要给予患者精心的心理护理，培养患者的自理能力，同时做好营养支持，使受到严重损伤的机体得以重新康复。

六、护理评价

（1）患者受伤皮肤无感染，伤口如期愈合。

（2）患者未发生心律失常，或发生心律失常后得到及时控制，生命体征平稳。

（3）患者意识清楚，反应敏捷，恐惧感消失，能明白电击伤发生的原因，并有预防触电及安全用电的知识。

（梅　林）

第三节　急性一氧化碳中毒的护理

一、疾病介绍

（一）定义

急性一氧化碳中毒是指人体短时间内吸入过量CO所造成的脑及全身其他组织缺氧性疾病，严重者可引起死亡。

（二）病因

1.职业性中毒

职业性中毒，如矿山采掘放炮、煤矿瓦斯爆炸、火灾现场、钢铁冶炼、化肥生产、制造甲醇、丙酮等都可产生大量的一氧化碳，若通风防护不当，吸入可致中毒。

2.生活性中毒

日常生活中，煤炉产生的气体中，一氧化碳含量达6％～30％。室内门窗紧闭，火炉无烟囱或烟囱堵塞、漏气都可引起一氧化碳中毒。

（三）发病机制

一氧化碳被人体吸入进入血液后，85％的一氧化碳与血红蛋白（Hb）结合形成稳定的碳氧血红蛋白。由于一氧化碳与血红蛋白的亲和力约比氧与血红蛋白的亲和力大 240 倍，其解离又比氧合血红蛋白慢 3600 倍。因此，血液中一氧化碳与氧竞争 Hb 时，大部分血红蛋白成为碳氧血红蛋白。碳氧血红蛋白携氧能力差，引起组织缺氧，而碳氧血红蛋白解离曲线左移，血氧不易释放，更加重组织缺氧。此外，一氧化碳还可与还原型细胞色素氧化酶的二价铁结合，抑制该酶活性，影响组织细胞呼吸与氧化过程，阻碍对氧的利用。脑和心脏（对缺氧最敏感的器官）最易遭受损害，脑内小血管迅速麻痹扩张。脑内 ATP 在无氧情况下耗尽，钠泵运转不灵，钠离子蓄积于细胞内而诱发脑细胞内水肿。

（四）临床表现

患者一般有明确的一氧化碳吸入史，中毒的程度与吸入时间的长短、吸入的浓度、机体对一氧化碳的敏感性、耐受性密切相关。一氧化碳急性中毒的临床表现根据碳氧血红蛋白形成的程度可分为三级。

1.轻度中毒

血液中碳氧血红蛋白占 10％～20％，患者有头痛、眩晕、心悸、恶心、呕吐、四肢无力，可有短暂的晕厥，还可诱发心绞痛发生，及时吸入新鲜空气后，症状会迅速消失。

2.中度中毒

血液中碳氧血红蛋白占 30％～40％，除上述症状外，患者还可昏睡或浅昏迷，瞳孔对光反应迟钝，皮肤和黏膜出现典型樱桃红色，应及时抢救。呼吸新鲜空气或氧气后，患者可较快清醒，各种症状数小时内消失，一般不留后遗症。

3.重度中毒

血液中碳氧血红蛋白达到 50％以上，患者呈深昏迷，各种反射消失，瞳孔散大，血压下降，呼吸不规则，皮肤黏膜苍白或发绀，发生中毒性肝炎、休克、急性肾功能不全，患者可数小时甚至数天不能清醒，死亡率高。

4.迟发性脑病（神经精神后发症）

急性 CO 中毒患者在清醒后，经过 2～60 天的"假愈期"，可出现下列临床表现：①精神意识障碍，出现幻视、幻听、忧郁、烦躁等精神异常，少数可发展为痴呆。②锥体外系神经障碍，出现震颤麻痹综合征，部分患者逐渐发生表情缺乏、肌张力增加、肢体震颤及运动迟缓。③锥体系神经损害及大脑局灶性功能障碍，可发生肢体瘫痪、大小便失禁、失语、失明等。

（五）治疗要点

1.现场急救

（1）迅速脱离中毒现场：迅速将患者转移到空气新鲜的地方，使患者卧床休息，保暖，保持其呼吸道通畅。

（2）转运：对于清醒的患者，保持其无障碍呼吸，有条件者应持续吸氧；对于昏迷中的患者，除持续吸氧外，应注意呼吸道护理，避免呼吸道异物阻塞。

2.院内救护

迅速纠正患者缺氧状态，吸入高浓度氧气可加速碳氧血红蛋白（COHb）解离，增加一氧化碳的排出，目前高压氧舱治疗效果最好。呼吸停止时，应及早进行人工呼吸，或用呼吸机维持呼吸。危重患者可考虑行血浆置换。

3.进一步治疗

首先建立静脉通道,遵医嘱用药,防止并发症的发生。

(1)20%甘露醇:严重中毒后,脑水肿可在24～48小时发展到高峰,脱水疗法很重要,目前最常用的脱水疗法是20%甘露醇静脉快速滴注,也可注射呋塞米脱水。

(2)能量合剂:常用药物有三磷酸腺苷、辅酶A、细胞色素C和大量维生素C等,可促进脑细胞功能恢复。

(3)血管扩张剂:常用的有1%普鲁卡因500 mL静脉滴注,川芎嗪注射液80 mg溶于250 mL液体内静脉滴注等,可防治迟发性脑病。

4.做好急诊监护

(1)应密切观察患者的生命体征,包括体温、脉搏、呼吸、血压、面色、神志、瞳孔的变化,尤其对于中、重度中毒,以呼吸困难、呼吸肌麻痹为主要中毒现象的患者,需要密切观察患者呼吸频率、深浅度的变化;严密观察患者有无呕吐现象,观察患者血压、神志意识及瞳孔的变化,监测水、电解质平衡,纠正酸中毒,并预防吸入性肺炎或肺部继发感染。

(2)防治并发症和后发症,加强对患者昏迷期间的护理;保持患者呼吸道通畅,必要时行气管切开;定时翻身以防发生压疮和肺炎;注意营养,必要时鼻饲。高热者可采用物理降温方法,如头部用冰帽,体表用冰袋,使体温保持在32 ℃左右。如降温过程中出现寒战或体温下降困难,可用冬眠药物;对于严重中毒患者,待其清醒后应继续行高压氧治疗,行绝对卧床休息,密切监护2～3周,直至脑电图恢复正常,预防迟发性脑病。

二、护理评估与观察要点

(一)护理评估

(1)病史评估:评估患者有无一氧化碳接触史。

(2)身体评估:生命体征、意识状态、瞳孔大小、头痛程度。

(3)实验室及其他检查:脑电图可见弥漫性低波幅慢波,与缺氧性脑病的进展相平行。

(4)评估患者高压氧治疗的效果。

(5)评估患者有无焦虑等心理改变。

(二)观察要点

1.现存问题观察

CO中毒的后果是严重的低氧血症,从而引起组织缺氧。吸入氧气可加速碳氧血红蛋白解离,增加CO的排出。应严密观察患者意识、瞳孔变化,重点观察呼吸和体温,以及有无缺氧情况,注意有无尿量改变,准确记录出入量。氧浓度过高肺表面活性物质会相对减少,易出现肺不张,应严格执行标准的给氧浓度和给氧时间,根据病情随时调整用氧流量,对于清醒者可间歇给氧。CO中毒6小时内给予高压氧治疗,可减少迟发性脑病的发生,并能促进昏迷患者清醒。

2.并发症的观察

(1)吸入性肺炎及肺水肿:常于中毒2～4天发生肺水肿、肺炎,应清除其呼吸道分泌物及呕吐物,严密观察其体温、心率、血压等变化;应用抗生素控制感染,合并肺水肿时,应控制液体滴速,给予强心利尿药物,准确记录出入液量。

(2)脑水肿:中毒严重者,脑水肿一般在24～48小时发展到高峰,应密切观察患者有无呕吐现象,以及呕吐时是否为喷射状,并及时认真听取患者的主诉,一旦发现患者瞳孔不等大、呼吸不规则、抽搐等症状,提示脑疝形成,应给予及时抢救处理;输液过程中密切观察体液的速度和量,观察是否有药液外渗,避免输液过快、过多,防止发生急性脑水肿;应用脱水剂后观察膀胱充盈情况,对于昏迷不能自行排尿者,给予留置导尿,并要准确记录出入量,注意尿量及颜色的变化。

（3）心律失常:保证持续氧气吸入,纠正缺氧状态,应用抗心律失常药及营养心肌药物,严密监测心率（律）、血压变化,迅速处理危急情况。

（4）急性肾衰竭:严密观察尿量及液体出入量,纠正休克及缺氧,必要时给予利尿药,血液透析时做好相应护理。

三、急诊救治流程

急性一氧化碳中毒的急诊救治流程详见图12-1。

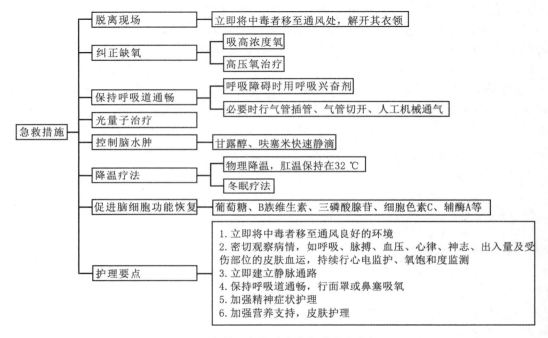

图 12-1　急性一氧化碳中毒急诊救治流程图

（梅　林）

第四节　有机磷农药中毒的护理

一、疾病介绍

有机磷杀虫药是一种被广泛应用于农业、林业的主要农药,工作中防护不当,农作物残留、污染食物的意外服用均可导致急性中毒。我国每年农药中毒患者达 5 万～10 万,其中有机磷农药中毒患者占 70％,死亡率在 10％ 左右。有机磷农药中毒是医院急诊科的一种常见急症,病情危

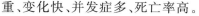

重、变化快、并发症多、死亡率高。

（一）定义

有机磷农药中毒是短期内大量有机磷农药进入人体,抑制了胆碱酯酶的活性,造成组织中乙酰胆碱大量积聚,出现以毒蕈碱样、烟碱样和中枢神经系统症状为主要表现的全身性疾病。

按对人体的毒性,可将有机磷农药分四类:①剧毒类,如甲拌磷(3911)、对硫磷(1605)、内吸磷(1059)等。②高毒类,如敌敌畏、甲基对硫磷、氧乐果、甲胺磷等;③中毒类,如乐果、敌百虫、乙硫磷等。④低毒类,如马拉硫磷、辛硫磷等。

有机磷农药是目前农业上使用最广的杀虫药,对人畜具有一定毒性,大多呈油状(敌百虫为白色结晶),为淡黄或棕色,有大蒜味,不溶于水而易溶于有机溶剂,在碱性或高温条件下易分解失效。但敌百虫易溶于水,在碱性溶液中会变为毒性更强的敌敌畏。

（二）病因

1.生产性中毒

生产过程中,操作者手套破损,衣服和口罩污染,或生产设备密闭不严导致使化学物质泄露,致使杀虫药经皮肤或呼吸道进入人体,引起中毒。

2.使用性中毒

喷洒杀虫药时,防护措施不当致使药液污染患者皮肤或患者吸入空气中杀虫药而引起中毒。另外,配药浓度过高或用手直接接触杀虫药原液也可引起中毒。

3.生活性中毒

生活性中毒主要由误服或自服杀虫药,饮用被杀虫药污染的水源或食用被杀虫药污染的食品所致。使用有机磷杀虫药治疗皮肤病或驱虫,也可引起中毒。

（三）发病机制

有机磷农药的主要制病机制是抑制神经系统胆碱酯酶活性。使乙酰胆碱大量堆积,作用于效应细胞的胆碱能受体,产生相应的临床表现。此外,有机磷农药亦可直接作用于胆碱能受体。有的毒物经氧化后毒性增强,如对硫磷(1605)氧化产物为对氧磷,其抑制胆碱酯酶的活性增强了300倍;内吸磷氧化产物为亚砜,其抑制胆碱酯酶的活性增强了5倍;敌百虫侧链脱氧化的产物为敌敌畏。毒物及其代谢产物排泄较快,多在24小时内排泄,主要经尿液以代谢产物排出,少数以原药排出。

（四）临床表现

1.病史

生产性中毒的接触史较明确;非生产性中毒有的为隐瞒服农药史,有的为误服,有的为间接接触或摄入。因此要注意询问陪伴人员患者近来情绪、生活、工作情况,现场有无药瓶、呕吐物气味等。

2.症状和体征

有机磷的毒性强,吸收后6～12小时血药浓度达最高峰,病情发展迅速,表现复杂。

（1）毒蕈碱样症状:主要是副交感神经末梢兴奋所致,表现为平滑肌收缩、腺体分泌增加。临床表现有恶心、呕吐、腹痛、多汗,尚有流泪、流涕、流涎、腹泻、尿频、大小便失禁、心跳减慢和瞳孔缩小、支气管痉挛和分泌物增加、咳嗽、气急,严重患者出现肺水肿。

（2）烟碱样症状:又称N样症状,是由乙酰胆碱在横纹肌神经肌肉接头处过度蓄积,持续刺激突触后膜上烟碱受体所致。临床表现为颜面、眼睑、舌、四肢和全身横纹肌发生肌纤维颤动,甚至强直性痉挛,伴全身紧缩和压迫感。后期出现肌力减退和瘫痪,严重时并发呼吸肌麻痹,引起周围性呼吸衰竭。乙酰胆碱还可刺激交感神经节,促使节后神经纤维末梢释放儿茶酚胺,引起血压增高、心跳加快和心律失常。

(3)中枢神经系统表现:中枢神经系统受乙酰胆碱刺激后可出现头晕、头痛、疲乏、共济失调、烦躁不安、谵妄、抽搐、昏迷等症状。

(4)中毒程度分级:①轻度中毒有头痛、头晕、恶心、呕吐、腹痛、胸闷、乏力、出汗、视力障碍等症状,全血胆碱酯酶活力降低至正常值的50%～70%;②中度中毒除上述症状外,尚有肌束颤动、瞳孔中度缩小、呼吸困难、精神恍惚、语言不清等症状,血胆碱酯酶活力降低至正常值的30%～50%;③重度中毒有瞳孔极度缩小、心率快、呼吸困难、口唇发绀、肺水肿、呼吸衰竭、二便失禁、血压下降、抽搐、昏迷等症状,血中胆碱酯酶活力在30%以上。

为便于掌握上述分级的重点,一般将只有轻度副交感神经兴奋症状和中枢神经症状者归为轻度中毒;有肌肉束颤动者属中度中毒;出现肺水肿、昏迷或呼吸抑制的患者属重度中毒。若诊断有困难,可用阿托品做诊断性治疗:阿托品1 mg加于20 mL的50%葡萄糖液中,静脉注射。若是有机磷农药中毒,此时症状有所好转;若不是,则出现颜面潮红、口干、口渴等不适感觉。

(五)治疗要点

1.现场急救

迅速协助患者脱离中毒环境,脱去被污染的衣服,如病情及条件许可,抢救人员可用肥皂水或清水清洗患者被污染的皮肤、毛发、指(趾)甲,忌用热水。如是敌百虫中毒,禁用肥皂水,对于眼部污染者(敌百虫除外),可用2%碳酸氢钠或生理盐水或清水连续冲洗数日。现场还应注意搜查患者周围有无药瓶及药物名称。对于神志不清的患者,在抢救的同时,应向第一个发现患者的人了解当时的情况,尤其是了解中毒情况。

2.院内急救

(1)洗胃:洗胃是抢救有机磷农药中毒患者的关键。

洗胃时应注意以下几个问题。①洗胃的时间和原则。对于急性有机磷口服中毒者,洗胃必须遵循及早洗、充分洗、彻底洗的原则,不应受洗胃4～6小时排空时间的限制,超过洗胃时间者,仍应争取洗胃。因有机磷农药中毒会使胃排空时间延缓,由于吸收入血的有机磷农药仍不断弥散到胃肠道,此时洗胃仍有效。②胃管的选择及插管方法。插管前应清除患者口腔内异物,采用经口插粗胃管,以利于灌洗。此方法可以减少患者痛苦,防止鼻黏膜出血。在确认胃管存胃内以后,首先抽净高浓度毒液,然后灌洗。③洗胃液的选择。先采用温清水洗胃,待确认毒物后再选择合适的洗胃液。但要注意,服用敌百虫的患者不能用碳酸氢钠溶液洗胃,会增强毒性。乐果、内吸磷、对硫磷等中毒的患者禁用高锰酸钾溶液洗胃,因乐果、内吸磷、对硫磷等可被氧化成毒性更强的物质。④体位与灌洗胃。洗胃采用左侧头低位,以利于毒物排出;每次灌洗胃以300～500 mL为限,如灌入量过多,液体会从口、鼻腔内涌出,有引起窒息的危险,同时还易产生胃扩张,使胃内压上升,增加毒物的吸收。突然胃扩张又易兴奋迷走神经,有引起反射性心跳骤停的危险。因此要掌握好每次的灌入量,以洗出液无色、无有机磷气味,以及进出液颜色一致为标准。

(2)对所有中毒的患者,应尽早建立静脉通道,遵医嘱尽早使用以下解毒剂:①抗胆碱药。阿托品是目前最常以下的抗胆碱药,具有阻断乙酰胆碱对副交感神经和中枢神经系统毒蕈碱受体的作用,能缓解毒蕈碱样症状,对抗呼吸中枢抑制有效。及早、适量、反复、正确使用阿托品是抢救成功的关键,阿托品的用量应根据患者病情和个体差异决定,原则是早期、足量、反复和快速达阿托品化。②胆碱酯酶复能剂。临床常用解磷定、氯磷定,足量重复使用复能剂是逆转呼吸肌麻痹的关键,早期用药,抢救过程中应边洗胃边应用,24 小时内为给药黄金时间。复能剂与阿托品有协同作用,合用时阿托品用量会相应减少,要警惕过量中毒的问题。

3.血液灌流的护理

对服毒量大且时间长,经过一般抢救处理后仍昏迷或清醒后再度出现嗜睡甚至昏迷者,应尽早进行血液灌流。血液灌流除了可吸附毒素外,还可通过对炎症介质的清除作用,起到有效防治急性有机磷农药中毒的目的。血液灌流时,应加强对患者生命体征的监测,监测水、电解质、酸碱平衡状态和血糖等的变化,合理应用肝素,观察有无出血征象,监测凝血功能,同时要防止空气栓塞发生。

4.做好急诊监护

(1)抗休克补液:密切监测血压、心率等生命体征变化及周围循环状态。严格记录液体出入量,动态监测中心静脉压。对低血容量患者,使用输液泵应保持匀速。观察患者的尿量、颜色,对意识障碍患者,监测其意识、呼吸、瞳孔、定向力及情绪变化。

(2)肺水肿的预防及处理:中毒患者需要输液,在输液过程中要观察患者的各种生命体征是否发生变化,注意患者的呼吸节律变化,控制输液的流速,防止肺水肿等并发症的发生。

二、护理评估与观察要点

(一)护理评估

(1)评估意识状况,生命体征,皮肤黏膜,瞳孔,循环,泌尿,血液,呼吸系统等是否有症状。

(2)评估毒物的接触史。详细询问患者及陪同人员,明确毒物的种类、剂量、中毒的途径及时间。对意识障碍的患者,应询问陪同人员发现时间、当时情况以及身边有无其他异常情况(如药瓶等)。

(3)评估中毒的相应症状,有无出现中毒综合征,如毒蕈碱样症状,烟碱样症状,中枢神经系统症状。

(4)评估各项检查及化验结果,如血常规、电解质、动脉血气分析、凝血功能检测等。

(5)评估药物治疗的效果及不良反应。

(6)评估洗胃的效果及不良反应。

(7)评估心理及社会支持状况。

(二)观察要点

1.现存问题观察

有机磷农药可通过皮肤、黏膜、消化道、呼吸道侵入人体,中毒机制是抑制胆碱酯酶活性,造成组织中乙酰胆碱积聚,而产生中毒症状。有机磷农药中毒的病情变化极快,因此,应严密观察病情和生命体征,特别是要注意患者神志、瞳孔、心率、呼吸、血压的变化,保持呼吸道通畅,注意观察患者颜面、皮肤、口唇的颜色变化,加强口腔、皮肤的护理,严密观察有无阿托品化和阿托品中毒的现象。

2.并发症的观察

(1)阿托品中毒:在急性有机磷农药中毒的治疗过程中容易出现阿托品中毒,尤其多见于从基层医院转运来的急性有机磷农药中毒患者,均为阿托品用药不合理所致。有机磷农药中毒致亡有 60%是阿托品中毒引起的,所以护理人员严密观察阿托品化指标和中毒症状。阿托品化指示为口干、皮肤干燥、心率80～100 次/分。如出现心动过速(≥120 次/分)、烦躁、谵妄、手有抓空感、高热,甚至昏迷,应考虑有阿托品中毒。在护理工作中要注意观察阿托品注射前后患者症状、体征的变化,并详细记录。

注:①阿托品化:患者瞳孔较前散大,皮肤干燥、口干、颜面潮红、肺部湿啰音消失及心率加快。②阿托品中毒:患者出现瞳孔散大、神志不清、烦躁不安、抽搐、昏迷和尿潴留等症状。

(2)中间综合征(IMS):患者出现以呼吸肌麻痹致呼吸衰竭为主的症状,称为中间综合征。中间综合征患者往往在短时间内出现呼吸衰竭、呼吸骤停而死亡。因此,一旦出现中间综合征,应立即报告医生、及时准确给药,行呼吸气囊手法通气或人工呼吸,做好气管插管、连接呼吸机等准备。观察痰液的颜色、量,吸痰时严格执行无菌技术。同时要注意观察患者的一般情况,如生命体征、血气分析、通气指标的改变。

(3)反跳现象:患者病情好转,神志清醒后,因某种原因使得病情忽然加重,神志再次转为昏迷,心率降低、出汗、瞳孔缩小,即出现反跳现象。在治疗过程中,应观察患者的皮肤湿润度、瞳孔及心率的变化。

(4)急性呼吸衰竭:重度有机磷农药中毒者出现口唇发绀、呼吸浅短或牙关紧闭,即出现了急性呼吸衰竭中毒。此时要及时应用抗胆碱药和复能剂,在洗胃中严密观察患者生命体征,如心率、呼吸、经皮血氧饱和度等情况,若出现呼吸浅短,应停止洗胃,立即应用特效解毒剂,即阿托品和复能剂,待心率、呼吸平稳后再继续洗胃。如果呼吸已停止,应立即行气管插管、机械通气,再用小型胃管经鼻腔插胃管洗胃。

(5)肺部感染:急性有机磷农药中毒患者因腺体分泌物增多致坠积,洗胃时易造成误吸,可导致肺部感染。因此,洗胃时灌入胃的洗胃液应不超过 300 mL,以免引起呕吐,应吸尽胃管内液体后再拔出胃管,以免将胃内容物漏出于口腔及咽部。吸痰时,应将口腔、咽喉部、气管的吸痰管分开。定期给患者翻身拍背,鼓励清醒患者咳嗽、排痰,防止肺部再感染。

三、急诊救治流程

有机磷农药中毒的急诊救治流程详见图 12-2。

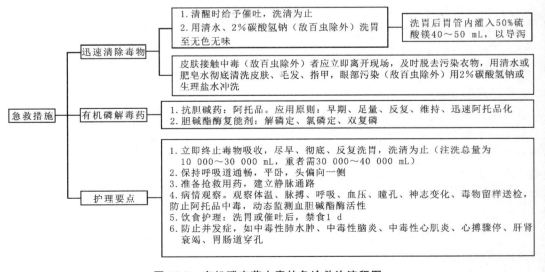

图 12-2　有机磷农药中毒的急诊救治流程图

(梅　林)

第十三章 重症室的护理

第一节 高血糖危象的护理

高血糖危象指的是糖尿病昏迷,而糖尿病是由多种病因引起的以慢性高血糖为特征的代谢紊乱,其基本病理生理为绝对或相对性胰岛素分泌不足所引起的糖代谢紊乱,严重时可导致酸碱平衡失常。特征性的病理改变包括高血糖、高酮血症及代谢性酸中毒,发展到严重时可发生酮症酸中毒昏迷和高渗性非酮症性昏迷。

一、糖尿病酮症酸中毒

糖尿病酮症酸中毒(DKA)为最常见的糖尿病急症,是体内胰岛素缺乏引起的以高血糖、高血酮和代谢性酸中毒为主要表现的临床综合征。当代谢紊乱发展至脂肪分解加速、血清酮体积聚超过正常水平时称为酮血症,尿酮体排出增多称为酮尿,临床上统称为酮症。当酮酸积聚而发生代谢性酸中毒时称为酮症酸中毒,常见于 1 型糖尿病患者或 B 细胞功能较差的、伴应激的 2 型糖尿病患者。

(一)病因

DKA 发生在有糖尿病基础的患者,在某些诱因作用下发病。DKA 多见于年轻人,1 型糖尿病患者易发,2 型糖尿病患者可在某些应激情况下发病。发病过程大致可分为代偿性酮症酸中毒与失代偿性酮症酸中毒两个阶段。诱发 DKA 的原因如下。

1.急性感染

急性感染以呼吸、泌尿、胃肠道和皮肤的感染最为常见,伴有呕吐的感染更易诱发急性感染。

2.胰岛素和药物治疗中断

胰岛素和药物治疗中断是诱发 DKA 的重要因素,特别是胰岛素治疗中断,有时也可因体内产生胰岛素抗体致使胰岛素的作用降低而诱发。

3.应激状态

应激状态指糖尿病患者出现精神创伤、紧张、过度劳累、外伤、手术、麻醉、分娩、脑血管意外、急性心肌梗死等。

4.饮食失调或胃肠疾患

饮食失调或胃肠疾患指严重呕吐、腹泻、厌食、高热等导致严重失水,过量进食含糖或脂肪多的食物,酗酒,或每天糖类摄入过少(<100 g)。

5.不明病因

发生 DKA 时往往有几种诱因同时存在,但部分患者可能找不到明显诱因。

(二)发病机制

DKA 的主要病理基础为胰岛素相对或绝对不足,拮抗胰岛素的激素(胰高血糖素、皮质醇、儿茶酚胺、生长激素)增加,以及严重失水等。因此,糖代谢紊乱,血糖不能正常利用,导致血糖增高、脂肪分解增加、血酮增高、继发性酸中毒,以及水、电解质平衡失调等一系列改变。本病发病机制中,各种胰岛素拮抗激素的相对或绝对增多起重要作用。

1.脂肪分解增加、血酮增高与代谢性酸中毒的出现

DKA 患者脂肪分解的主要原因有以下几点:①胰岛素严重缺乏,不能抑制脂肪分解。②糖利用障碍,机体代偿性脂肪动员增加。③生长激素、胰高血糖素和糖皮质激素的作用增强,促进脂肪的分解。因脂肪动员和分解加速,大量脂肪酸在肝经 β 氧化生成乙酰辅酶 A,正常状态下的乙酰辅酶 A 主要与草酰乙酸结合,进入三羧酸循环。发生 DKA 时,由于草酰乙酸不足,使大量堆积的乙酰辅酶 A 无法进入三羧酸循环,加上脂肪合成受抑制,使其缩合为乙酰乙酸,再转化为 β-羟丁酸、丙酮,乙酰乙酸、β-羟丁酸、丙酮总称为酮体。与此同时,胰岛素拮抗激素的作用增强,为脂肪分解加速和酮体生成的另一个主要原因。在糖、脂肪代谢紊乱的同时,蛋白质的分解过程加强,出现负氮平衡,血中生酮氨基酸增加,生糖氨基酸减少,这在促进酮血症的发展中也起了重要作用。当肝内产生的酮体量超过周围组织的氧化能力时,便引起高酮血症。

病情进一步恶化将引起:①组织分解加速;②毛细血管扩张和通透性增加,影响循环的正常灌注;③抑制组织的氧利用;④先出现代偿性通气增加,继而 pH 值下降,当 pH 值小于 7.2 时,刺激呼吸中枢引起深快呼吸(Kussmaul 呼吸),pH 值小于 7.0 时,可导致呼吸中枢麻痹,呼吸减慢。

2.胰岛素严重缺乏、拮抗激素增高及严重脱水

在胰岛素严重缺乏和拮抗激素增高情况下,糖利用障碍,糖原分解和异生作用加强,血糖显著增高,可超过 19.25 mmol/L,继而引起细胞外高渗状态,使细胞内水分外移,引起稀释性低钠。一般来说,血糖每升高 5.6 mmol/L,血浆渗量增加 5.5 mmol/L,血钠下降 2.7 mOsm/L。此时,增高的血糖由肾小球滤过时,可比正常的滤过率[5.8~11 mmol/(L·min)]高出 5~10 倍,大大超过了近端肾小管回吸收糖[16.7~27.8 mmol/(L·min)]的能力,多余的糖由肾排出,带走大量水分和电解质,这种渗透性利尿作用必然使有效血容量下降,机体处于脱水状态。此外,由此引起的机体蛋白质、脂肪过度分解产物(如尿素氮、酮体、硫酸、磷酸)从肺、肾排出,同时厌食、呕吐等症状都可加重脱水的进程。在脱水状态下的机体,胰岛素利用下降与反调节激素效应增强的趋势又必将进一步发展。这种恶性循环若不能得到有效控制,必然引起内环境的严重紊乱。

3.电解质失衡

因渗透性利尿作用,从肾排出大量水分的同时也会丢失 K^+、Na^+ 和 Cl^- 等离子。在初期可由于细胞内液外移和排出增多而引起稀释性低钠,但若失水超过失钠程度,血钠也可增高。血钾降低多不明显,有时可由于组织分解增加使细胞内大量 K^+ 外移而使测定的血钾过高,但总体上仍以低钾为多见。

（三）临床表现

绝大多数 DKA 患者同时也是 1 型糖尿病患者,有胰岛素治疗史,且有明显诱因,小儿则多以 DKA 为首先症状。DKA 一般起病急骤,但也有逐渐起病者。早期患者常感软弱、乏力、肌肉酸痛,为 DKA 的前驱表现,同时糖尿病本身症状也加重,常因大量尿糖及酮尿使尿量明显增加,体内水分丢失,多饮、多尿更为突出,此时食欲缺乏、恶心、呕吐、腹痛等消化道症状,以及胸痛也很常见。老年有冠心病者可并发心绞痛,甚至心肌梗死、心律失常或心力衰竭等。由于发生 DKA 时心肌收缩力减低,每搏量减少,加以周围血管扩张,血压常下降,导致周围循环衰竭。

1.严重脱水

患者皮肤黏膜干燥、弹性差,舌干而红,口唇呈樱桃红色,眼球下陷,心率增快,心音减弱,血压下降;并可出现休克及中枢神经系统功能障碍,如头痛、神志淡漠、恍惚,甚至昏迷。少数患者尚可在脱水时出现上腹部剧痛、腹肌紧张并压痛,酷似急性胰腺炎或外科急腹症,胰淀粉酶亦可升高,但非胰腺炎所致,而是与严重脱水和糖代谢紊乱有关,一般在治疗 2～3 天后可降至正常。

2.酸中毒

患者可见深而快的库斯莫(Kussmaul)呼吸,呼出气体呈酮味(烂苹果味),但患者常无呼吸困难,少数患者可并发呼吸窘迫综合征。酸中毒可导致心肌收缩力下降,诱发心力衰竭。当 pH 值小于 7.2 时,中枢神经系统受抑制,会出现倦怠、嗜睡、头痛、全身痛、意识模糊和昏迷。

3.电解质失衡

早期低血钾常因病情发展而进一步加重,可出现胃肠胀气、腱反射消失和四肢麻痹,甚至有麻痹性肠梗阻的表现。当同时合并肾功能损害,或因酸中毒致使细胞内大量钾进入细胞外液时,血钾也可增高。

4.其他

发生肾衰竭时,患者少尿或无尿,尿检出现蛋白、管型;部分患者可有发热,病情严重者体温下降,甚至降至 35 ℃ 以下,这可能与发生酸血症时的血管扩张和循环衰竭有关;尚有少数患者可因 6-磷酸葡萄糖脱氢酶缺乏而并发溶血性贫血或黄疸。

（四）实验室检查

1.尿糖、尿酮检查

尿糖、尿酮强阳性,但当有严重肾功能损害,由于肾小球滤过率减少而导致肾糖阈增高时,尿糖和尿酮亦可减少或消失。

2.血糖、血酮检查

血糖明显增高,多高达 16.7～33.3 mmol/L,有时可达 55.5 mmol/L 以上;血酮体增高,正常低于 0.6 mmol/L,当高于 1.0 mmol/L 时为高血酮,高于 3.0 mmol/L 提示有酸中毒。

3.血气分析

代偿期 pH 值可在正常范围,HCO_3^- 浓度降低;失代偿期 pH 值小于 7.35,HCO_3^- 浓度进一步下降,剩余碱(BE)负值增大。

4.电解质测定

血钾正常或偏低,尿量减少后可偏高,血钠、血氯多偏低,血磷低。

5.其他

肾衰竭时,尿素氮、肌酐增高,尿常规可见蛋白、管型,白细胞计数多增加。

（五）诊断及鉴别诊断

DKA 的诊断基于如下条件：①尿糖强阳性；②尿酮体阳性，但在肾功能严重损伤或尿中以 β-羟丁酸为主时尿酮可减少甚至消失；③血糖升高，多为 16.7～33.3 mmol/L，若高于 33.3 mmol/L，要注意有无高血糖高渗状态；④血 pH 值常低于 7.35，HCO_3^- 低于 10～15 mmol/L。在早期代偿阶段，血 pH 值可正常，但 BE 负值增大。本病诊断的关键在于，对临床病因不明的脱水、酸中毒、休克、意识改变以及昏迷的患者应考虑到 DKA 的可能。若尿糖、尿酮体阳性，血糖明显增高，无论有无糖尿病史，都可结合临床特征而确定诊断。

DKA 可有昏迷的症状，但在确定昏迷是否为 DKA 所致时，除需与高血糖高渗状态、低血糖昏迷和乳酸性酸中毒进行鉴别外，还应注意脑血管意外的发生，应详查神经系统体征，特别要急查头颅 CT，以资鉴别。必须考虑到二者同时存在的可能性。

（六）急诊处理

治疗原则为尽快纠正代谢紊乱，去除诱因，防止各种并发症。补液和胰岛素治疗是纠正代谢紊乱的关键。

1.补液

输入液体的量及速度应根据患者脱水程度、年龄及心脏功能状态而定，一般每天总需量按患者原体重的 10% 估算。首剂生理盐水 1000～2000 mL，1～2 小时静脉滴注完毕，以后每 6～8 小时输 1000 mL 左右。补液后尿量应在每小时 100 mL 以上，如仍尿少，表示补液不足或心、肾功能不佳，应加强监护，酌情调整。昏迷者在苏醒后，要鼓励其口服液体，逐渐减少输液，此种方法较为安全。

2.胰岛素治疗

常规诊疗以小剂量胰岛素为宜，这种给药方法简单易行，不必等血糖结果，给药后无迟发低血糖和低血钾反应，经济、有效。实施时可分两个阶段进行。

（1）第 1 阶段：患者诊断确定后（或血糖＞16.7 mmol/L 时），先静脉点滴生理盐水，并在其中加入短效胰岛素，每小时给予 0.1 U/kg 胰岛素，使血清胰岛素浓度恒定，达到 100～200 μU/mL，每 1～2 小时复查血糖，如血糖下降低于 30%，可将胰岛素加量；对有休克和（或）严重酸中毒和（或）昏迷的重症患者，应酌情静脉注射首次负荷剂量 10～20 U 的胰岛素；如血糖下降超过 30%，则按原剂量继续静脉滴注，直至血糖下降为小于等于 13.9 mmol/L 后，转第 2 阶段治疗；当血糖小于等于 8.33 mmol/L 时，应减量使用胰岛素。

（2）第 2 阶段：当患者血糖下降至小于等于 13.9 mmol/L 时，将生理盐水改为 5% 葡萄糖（或糖盐水），胰岛素的用量则按葡萄糖与胰岛素之比为（3～4）：1（即每 3～4 g 糖给胰岛素 1 U）继续点滴，使血糖维持在 11.1 mmol/L 左右，酮体阴性时，可过渡到平日治疗剂量，但在停止静脉滴注胰岛素前 1 小时，酌情皮下注射胰岛素 1 次，以防血糖回升。

3.补钾

DKA 患者会从尿中丢失钾，加上呕吐增多、摄入减少，必须对其采取补钾措施。但测定血钾时，血钾可因细胞内钾转移至细胞外而在正常范围内。因此，除非患者有肾功能障碍或无尿，一般开始治疗时即进行补钾。补钾应参考血钾和尿量：治疗前血钾低于正常，立即开始补钾，前2～4 小时通过静脉输液每小时补钾为 13～20 mmol/L（相当于氯化钾 1.0～1.5 g）；血钾正常、尿量大于 40 mL/h，也立即开始补钾；血钾正常、尿量低于 30 mL/h，暂缓补钾，待尿量增加后再开始补钾；血钾高于正常，暂缓补钾。补钾时应随时进行血钾测定和心电图监护，如能口服，可口服肠溶性氯化钾 1～2 g,3 次/天;滴注用碳酸氢钠时,鉴于它有促使钾离子进入细胞内的作用,故在滴入 5％碳酸氢钠 150～200 mL 时,应加氯化钾 1 g。

4.纠正酸中毒

患者酸中毒系因酮体过多所致,而非 HCO_3^- 缺乏所致,一般情况下不必用行碳酸氢钠治疗,大多可在输注胰岛素及补液后得到纠正。否则,易引起低血钾、脑水肿、反常性脑脊液 pH 值下降和因抑制氧合血红蛋白解离而导致的组织缺氧。只有 pH 值低于 7.1 或二氧化碳结合力(CO_2CP)低于 4.5～6.7 mmol/L、HCO_3^- 低于 5 mmol/L 时给予碳酸氢钠 50 mmol/L。

5.消除诱因,积极治疗并发症

并发症是影响患者预后的重要方面,也是酮症酸中毒病情加重的诱因。各种并发症,如心力衰竭、心律失常、严重感染等,都须积极治疗。此外,对患者应用鼻导管供氧,严密监测其神志、血糖、尿糖、尿量、血压、心电图、血气、血浆渗量、尿素氮、电解质及出入量等,以便及时发现病情变化,及时予以处理。

（七）急救护理

1.急救护理要点

（1）补液。补液是抢救 DKA 首要的、极其关键的措施。补液可以迅速纠正失水以改善循环血容量与肾功能,通常使用 0.9％氯化钠注射液,一般应遵循以下原则:①若患者血压正常或偏低,血钠小于150 mmol/L,行静脉输入 0.9％氯化钠注射液;对于发生休克者,还应间断输入血浆或全血。②若患者血压正常,血钠高于或等于 150 mmol/L,或伴有高渗状态,可在补液开始就使用低渗液体。③若患者血糖降至 13.9 mmol/L 以下,改用 5％葡萄糖注射液,补充的量及速度需视失水程度而定,一般按患者体重(kg)的 10％来计算输液量。补液按先快后慢的原则进行,头 4 个小时补充总量的 1/4～1/3,头8～12 小时补充总量的 2/3,其余的量在24～48 小时内补足。补液途径以静脉为主,辅以胃肠内补液。

（2）应用胰岛素(RI)。静脉滴注或静脉推注小剂量胰岛素治疗,此法简单易行,安全有效,较少发生低血钾、脑水肿及后期低血糖等严重不良反应。每小时胰岛素用量为 0.1 U/kg(可将50 U RI 加入 500 mL 0.9％氯化钠注射液中,以 1 mL/min 的速度持续静脉滴注)。

（3）保持呼吸道通畅,吸氧,提供保护性措施。

2.一般护理要点

（1）严密观察患者的生命体征和神志变化,低血钾患者应做心电图监测,为病情判断和观察治疗效果提供客观依据。

（2）及时采血、留尿,送检尿糖、尿酮、血糖、血酮、电解质及血气等。

（3）准确记录 24 小时出入量。

（4）补液时密切监测肺水肿发生情况。

（5）遵医嘱用药,纠正电解质及酸碱失衡。轻症患者经补液及胰岛素治疗后,酸中毒可逐渐得到纠正,不必补碱。重症酸中毒患者,二氧化碳结合力小于 8.92 mmol/L,pH 值小于 7.1,应根据血 pH 值和二氧化碳结合力变化,静脉输入适量碳酸氢钠溶液。酸中毒时细胞内缺钾,治疗前血钾水平不能真实反映体内缺钾程度,治疗4～6 小时后血钾常明显下降,故在静脉输入胰岛素及补液的同时应补钾,最好在心电监护下、结合尿量和血钾水平,调整补钾量和速度。在使用胰岛素 4 小时后,只要有尿排出(>30 mL/h),就应当补钾。

（6）对症护理:针对休克、严重感染、心力衰竭、心律失常、肾衰竭、脑水肿等进行处理,加强护理,注意口腔、皮肤的护理,预防压疮和继发性感染。应加强昏迷患者的生活护理。

二、非酮症性高血糖高渗性糖尿病昏迷

非酮症性高血糖高渗性糖尿病昏迷(NHHDC)是糖尿病的严重急性合并症,特点是患者血糖极高,没有明显的酮症酸中毒,是高血糖引起的血浆高渗性脱水和进行性意识障碍的临床综合征。

(一)病因及发病机制

常见的诱发因素:大量口服或静脉输注糖液,使用糖皮质激素、利尿剂(如呋塞米、噻嗪类、山梨醇)、免疫抑制剂、氯丙嗪、苯妥英钠、普萘洛尔等药物,急性感染,手术,脑血管意外、急性心肌梗死、心力衰竭等应激状态,以及腹膜透析和血液透析等。NHHDC 的详细发病机制还有待于进一步阐明,可能本病患者体内仍有一定数量的胰岛素,虽然由于各种原因而使其生物效应不足,但其浓度足以抑制脂肪分解,但不能抑制肝糖原分解和糖原异生,使得肝脏产生的葡萄糖增加,释入血流;同时,因胰岛素不足,葡萄糖不能透过细胞膜而被脂肪、肌肉摄取与利用,导致血糖上升,脂肪分解受抑制,游离脂肪酸增加不足,使肝脏没有足够的底物形成较多的酮体;加以本病患者抗胰岛素等激素(如生长激素、糖皮质激素等)水平虽然升高,但这种抗性出现时间较酮症酸中毒患者为迟,且其上升程度不足以引起生酮作用,使得患者血糖升高,大量尿糖从肾排出,引起高渗性利尿,从而导致脱水和血容量减少。

(二)临床表现

1.前驱期表现

NHHDC 起病多隐蔽,在出现神经系统症状和进入昏迷前常有一段过程,即前驱期,表现为糖尿病症状如口渴、多尿、倦怠、无力等症状的加重,反应迟钝,表情淡漠,这些症状发生的基本原因是渗透性利尿失水。这一期可有几天到数周不等,发展比糖尿病酮症酸中毒慢,如能对NHHDC提高警惕,在前驱期及时发现并诊断,则对患者的治疗和预后大有好处。但往往由于前驱期症状不明显,一则易被患者本人和医生所忽视,再者常易被其他合并症的症状所掩盖和混淆,而导致诊断困难和延误。

2.典型期的临床表现

如前驱期患者得不到及时治疗,则病情将继续发展,由于严重失水引起血浆高渗和血容量减少,患者主要表现为严重脱水和神经系统症状。笔者观察的全部患者都有明显的脱水表现,外观表现为唇舌干裂、眼窝塌陷、皮肤失去弹性。由于血容量不足,大部分患者有血压降低、心跳加速,少数患者呈休克状态;有的由于严重脱水而无尿,神经系统的表现为不同程度的意识障碍,如意识模糊、嗜睡甚至昏迷,可有一过性偏瘫。出现病理反射和癫痫样发作等神经系统症状常是促使患者前来就诊的原因,因此常被误诊为一般的脑血管意外而导致误诊、误治,后果严重。和酮症酸中毒不一样,NHHDC 没有典型的酸中毒呼吸,如患者出现中枢性过度换气现象,则应考虑是否合并有败血症和脑血管意外。

(三)实验室及其他检查

(1)血常规。由于脱水血液浓缩,血红蛋白增高,白细胞计数多大于 $10×10^9/L$。

(2)血糖极高,大于 33.3 mmol/L(多数大于 44.4 mmol/L)。

(3)血电解质改变不明显。

(4)尿糖强阳性,尿酮体阴性或弱阳性。

(5)血浆渗透压增高,血浆渗透压可按下面公式计算。

$$血浆渗透压(mOsm/L) = 2 \times (Na^+ + K^+) + \frac{血糖(mg/dL)}{18} + \frac{BUN(mg/dL)}{2.8}$$ （公式 13-1）

血浆渗透压的正常范围 280～300 mOsm/L,NHHDC 患者的血浆渗透压多大于 340 mOms/L。

(6)其他。血肌酐和尿素氮多升高,可能是由于肾脏的本身因素,但大部分患者是由于高度脱水肾前因素所致,因而血肌酐和尿素氮一般在急性期补液治疗后下降,如仍不下降或特别高者预后不良。

(四)诊断

NHHDC 的致死率极高,能否及时诊断直接关系到患者的治疗和预后。从上述 NHHDC 的临床表现看,对本症的诊断并不困难,关键是要提高对本症的警惕,特别是对有以下临床症状是中、老年患者,无论有无糖尿病历史,均提示有 NHHDC 的可能,应立即做实验室检查:①有进行性意识障碍和明显脱水表现者。②有中枢神经系统症状和体征者,如癫痫样抽搐和病理反射征阳性者。③合并感染、心肌梗死、手术等应激情况下出现多尿者。④大量摄糖,静脉输糖或应用激素、苯妥英钠、心得安等可致血糖增高的药物时出现多尿和意识改变者。⑤水入量不足者、失水和用利尿药者、行脱水治疗与透析治疗者等。

实验室检查:对上述疑为 NHHDC 者,应立即取血查血糖、血电解质(钠、钾、氯)、尿素氮、肌酐、CO_2CP,有条件者做血酮和血气分析,查尿糖和酮体,做心电图。NHHDC 实验室诊断指标:①血糖大于 33.3 mmol/L;②有效血浆渗透压大于 320 mOsm/L(有效血浆渗透压指不计算血尿素氮的渗透压);③尿糖强阳性,尿酮体阴性或弱阳性。

(五)鉴别诊断

首先,需与非糖尿病脑血管意外患者相鉴别,这种患者血糖多不高,或有轻度应激性血糖增高,但不可能高于 33.3 mmol/L。其次,需与其他原因的糖尿病性昏迷相鉴别。

(六)危重指标

所有的 NHHDC 患者均为危重患者,但有下列表现者大多预后不良:①昏迷持续 48 小时尚未恢复者。②高血浆渗透压于 48 小时内未能纠正者。③昏迷伴癫痫样抽搐和病理反射征阳性者。④血肌酐和尿素氮增高而持续不降低者。⑤患者合并有革兰阴性细菌性感染者。

(七)治疗

尽快补液以恢复血容量,纠正脱水及高渗状态,降低血糖,纠正代谢紊乱,积极清除诱因,治疗各种并发症,降低死亡率。

1.补液

迅速补液,扩充血容量,纠正血浆高渗状态,是本症治疗中的关键。

(1)补液的种类和浓度:具体补液方法可按以下三种情况进行:①有低血容量休克者,应先静脉滴注等渗盐水,以较快地提高血容量,升高血压,但因等渗盐水含钠高,有时可造成血钠及血浆渗透压进一步升高而加重昏迷,故应在血容量恢复,血压回升至正常且稳定,但血浆渗透压仍高时,改用低张液(4.5 g/L氯化钠或 6 g/L氯化钠)。②血压正常,血钠高于 150 mmol/L,应首先静脉滴注 4.5～6 g/L氯化钠溶液,使血浆渗透压迅速下降。因其含钠量低,输入后可有 1/3 进入细胞内,大量使用易导致溶血、继发性脑水肿或低血容量休克,故当血浆渗透压降至330 mmol/L以下,血钠在 140～150 mmol/L 时,应改输等渗氯化钠溶液。若血糖降至13.8～16.5 mmol/L,

改用 50 g/L 萄糖液或葡萄糖盐水。③休克患者或收缩压持续高于 10.6 kPa者,除补等渗液外,应间断输血浆或全血。

(2)补液量估计:补液总量可按体重的 10%估算。

(3)补液速度:一般按先快后慢的原则,前 4 小时补总量的 1/3,即 1.5～2 L,前 8 或 12 小时补总量的 1/2 加尿量,其余在 24～48 小时内补足。但在估计输液量及速度时,应根据病情随时调整,仔细观察并记录尿量、血压和脉率,应注意监测中心静脉压和心电图等。

(4)鼻饲管内补给部分液体:本方法可减少静脉补液量,减轻心肺负荷,对部分无胃肠道症状患者可试用,但不能以此代替输液,以防失去抢救良机。

2.胰岛素治疗

本症患者一般对胰岛素较敏感,有的患者尚能分泌一定量的胰岛素,故患者对胰岛素的需要量比酮症酸中毒者少。目前多采用小剂量静脉滴注胰岛素,一般 5～6 U/h,与补液同时进行。大多数患者在 4～8 小时后血糖降至 14 mmol/L 左右,此时改用 50 g/L 葡萄糖液或葡萄糖盐水静脉注射,病情稳定后改为皮下注射胰岛素。应 1～2 小时监测血糖一次,对胰岛素确有抵抗者,治疗2～4 小时内血糖下降不到 30%者,应加大剂量。

3.补钾

若患者尿量充分,宜早期补钾,用量根据尿量、血钾值、心电监护灵活掌握。

4.治疗各种诱因与合并症

(1)控制感染:感染是本症最常见的诱因,也是引起患者后期死亡的主要因素,必须积极控制各种感染合并症,诊断一经确立,即应选用强有力的抗生素。

(2)维持重要脏器功能:对于合并心脏疾病的患者,如心力衰竭,应控制其输液量及速度,避免引起低血钾和高血钾;保持血渗透压,控制血糖下降速度,以免引起脑水肿;加强支持疗法等。

(八)急救护理

1.急救护理要点

(1)补液:补液方法与 DKA 相近,但因患者失水更严重,应更积极、迅速补液,以恢复血容量,纠正高渗和脱水。早期静脉输入 0.9%氯化钠注射液,以便较快扩张微循环而补充血容量,迅速纠正血压。但需注意,输液不当时,可发生肺水肿等并发症,若补充大量低渗溶液,有发生溶血、脑水肿及低血容量休克的危险。故应随时观察患者,如发现患者咳嗽、呼吸困难、烦躁不安、脉搏加快,特别是在昏迷好转过程中出现上述表现,提示可能输液过量,应立即减慢输液速度并及时处理。若患者尿色变粉红提示发生溶血,应停止输入低渗溶液并对症处理。

(2)应用胰岛素:胰岛素需要量相对酮症酸中毒昏迷为少,一般用普通胰岛素,剂量为 3～5 U/h。血糖降至 13.9 mmol/L 时停止注射胰岛素,防止因血糖下降太快、血糖太低而发生脑水肿,也可一开始即采用小剂量胰岛素治疗的方法,每 2～4 小时测定一次血糖。

2.一般护理要点

(1)严密观察病情:本病与糖尿病酮症酸中毒的观察大致相似,应随时观察患者的呼吸、脉搏、血压、神志变化,观察尿液颜色和量。

(2)遵医嘱用药,纠正电解质紊乱:主要是补充钾盐,当有低血钙、低血镁或低血磷时,可酌情给予葡萄糖酸钙、硫酸镁或磷酸钾缓冲液。

(3)积极治疗诱因及伴随症:患者死亡与潜在疾病和诱发因素密切相关,故应及时协助完善各项检查,仔细辨别原发疾病,包括控制感染,纠正休克,防止心力衰竭、肾衰竭、脑水肿的发生等。

3.健康教育

待患者病情稳定后,给予以下指导。

(1)增加对疾病的认识:指导患者和其亲属增加对疾病的认识,让患者和其亲属了解糖尿病的病因、临床表现,提高患者对治疗的依从性,使之积极配合治疗。

(2)医护人员应了解糖尿病的控制目标,指导患者进行血糖的自我监测,掌握血糖仪的使用方法,了解糖尿病的控制目标。

(3)用药及饮食指导:向患者讲解降糖药物的种类、作用、给药方法和时间,对于使用胰岛素的患者,应教会患者或其亲属掌握正确的注射方法。强调饮食治疗的重要性,指导患者通过营养师制订切实可行的饮食计划。

(4)指导患者定期复查,以了解病情控制情况。每3～6个月定期门诊复查,每年全身检查一次,及早防治慢性并发症。

(5)指导患者外出时携带识别卡,以便发生紧急情况时能够得到及时处理。

(张 茹)

第二节 高血压危象的护理

在高血压过程中,由于某种诱因使周围小动脉发生暂时性强烈痉挛,使血压进一步急剧增高,引起一系列神经-血管加压性危象、某些器官性危象及体液性反应,这种临床综合征称为高血压危象。

一、病因

本病可并发于缓进型或急进型高血压、各种肾性高血压、嗜铬细胞瘤、妊娠高血压综合征、卟啉病等,也可并发于主动脉夹层动脉瘤和脑出血,对于用单胺氧化酶抑制剂治疗的高血压患者,进食含酪胺的食物或应用拟交感药物后,均可导致血压的急剧升高。精神创伤、情绪激动、过度疲劳、寒冷刺激、气候因素、月经期和更年期内分泌改变等为高血压危象的常见诱因,在上述诱因的作用下,原有高血压患者的周围小动脉突然发生强烈痉挛,周围阻力骤增,血压急剧升高,引起本病的发生。心、脑、肾动脉有明显硬化的患者,在危象发生时易发生急性心梗、脑出血和肾衰竭。

二、发病机制

多数研究者认为高血压危象的发生机制是由于高血压患者在诱发因素的作用下,血液循环中肾素、血管紧张素、去甲基肾上腺素和精氨酸加压素等收缩血管活性物质突然升高,引起肾脏出入球小动脉收缩或扩张。这种情况若持续存在,除了血压急剧增高外还可导致压力性多尿,继而导致循环血容量减少,又反射性引起血管紧张素Ⅱ、去甲肾上腺素和精氨酸加压素生成和释放增加,使循环血中血管活性物质和血管毒性物质达到危险水平,从而加重肾小动脉收缩。

三、病情评估

（一）主要症状

（1）神经系统症状：剧烈头痛、多汗、视力模糊、耳鸣、眩晕或头晕、手足震颤、抽搐、昏迷等。

（2）消化道症状：恶心、呕吐、腹痛等。

（3）心脏受损症状：胸闷、心悸、呼吸困难等。

（4）肾脏受损症状：尿频、少尿、无尿、排尿困难或血尿。

（二）主要体征

（1）突发性血压急剧升高，收缩压高于 200 mmHg，舒张压大于等于 120 mmHg，以收缩压升高为主。

（2）心率加快（大于 110 次/分），心电图可表现为左室肥厚或缺血性改变。

（3）眼底视网膜渗出、出血和视盘水肿。

（三）主要实验室检查

危象发生时，血中游离肾上腺素或去甲肾上腺素增高、肌酐和尿素氮增高、血糖增高，尿中可出现蛋白和红细胞，酚红排泄试验、内生肌酐清除率均可低于正常。

（四）详细评估

（1）评估有无突然性血压急剧升高。在原高血压的基础上，动脉血压急剧上升，收缩压高达 200 mmHg，舒张压达到 120 mmHg 以上。

（2）评估有无存在诱发危象的因素，包括情绪激动、寒冷刺激、精神打击、过度劳累、内分泌功能失调等。

（3）评估患者的血压、脉搏、呼吸、瞳孔、意识，注意有无脑疝的前驱症状。

（4）评估患者对疾病、治疗方法以及饮食和限盐的了解。

（5）观察尿量及外周血管灌注情况，评估出入量是否平衡。

（6）评估患者的用药效果及不良反应。

（7）评估有无并发症发生。

四、急救护理

（一）急救干预

（1）立即给患者半卧位，吸氧，保持安静。

（2）尽快降血压，一般收缩压小于 160 mmHg，舒张压小于 100 mmHg，平均动脉压小于 120 mmHg 即可，不必急于将血压降至完全正常。一般采用硝酸甘油、压宁定（利喜定）静脉给药。

（3）对有抽搐、躁动不安者使用安定等镇静药。

（4）如患者有脑水肿发生，可适当使用脱水药和利尿药，常用药物有 20% 甘露醇和呋塞米。

（二）基础护理

（1）保持环境安静，使患者保持绝对卧床休息。

（2）给氧，昏迷患者应保持呼吸道通畅，及时清除呼吸道分泌物。

（3）建立静脉通路，保证降压药的及时输入。

（4）做好心理护理，消除紧张状态，避免情绪激动，酌情使用有效镇静药。

（5）限制钠盐摄入，每日小于 6 g，多食新鲜蔬菜和水果，保证足够的钾、钙、镁摄入，禁食刺激性食物如酒、烟等，昏迷患者给予鼻饲。

（6）保持大便通畅，排便时避免过度用力。

（7）严密观察患者血压，严格按规定的测压方法定时测量血压并做好记录，最好进行 24 小时动态血压监测，并进行心电监护，观察患者心率、心律变化，发现异常及时处理。

（8）观察患者头痛、烦躁、呕吐、视力模糊等症状经治疗后有无好转，精神状态有无由兴奋转为安静。高血压脑病的患者，随着血压的下降，神志可以恢复，抽搐可以停止，所以应迅速降压、制止抽搐以减轻脑水肿，按医嘱适当使用脱水剂。

（9）记录 24 小时出入量，给予昏迷患者留置导尿，维持水、电解质和酸碱平衡。

（三）预见性观察

（1）心力衰竭：主要为急性左心衰，应注意观察患者的心率、心律变化，做心电监护，及时观察有无心悸、呼吸困难、粉红色泡沫样痰等情况出现。

（2）脑出血表现为嗜睡、昏迷、肢体偏瘫、面瘫，伴有或不伴有感觉障碍，应加以观察，出现情况及时处理。

（3）肾衰竭：观察尿量，定期复查肾功能，使用速尿时尤应注意观察。

（张　茹）

第三节　溶血危象的护理

溶血危象是指在慢性溶血病程中突然出现严重的急性溶血，或具有潜在溶血因素的患者在某些诱因作用下突然发生大量血管外或血管内溶血。溶血危象是一严重威胁患者生命的综合征，若不及时救治常可危及生命。

一、病因与诱因

（一）病因

1.红细胞结构和功能异常

如遗传性椭圆或球形红细胞增多、口形红细胞增多症、自体免疫性溶血性贫血等。

2.血红蛋白病

海洋性贫血、不稳定血红蛋白病、血红蛋白结构异常等。

3.红细胞酶缺乏

6-磷酸葡萄糖脱氢酶缺乏症、丙酮酸激酶缺乏症。

4.其他

血型不合输血、药物性溶血等。

（二）诱因

本病常见诱因有感染、外科手术、创伤、妊娠、过度疲劳、大量饮酒、情绪波动、服酸性药物及食物等。

二、发病机制

本病的发病机制尚不十分明了。正常红细胞平均寿命为 100～120 天,当红细胞平均寿命短于 20 天时,将出现溶血性贫血。根据红细胞的破坏部位,本病可分为血管内溶血和血管外溶血。大量溶血使血浆中游离血红蛋白急骤增加而发生血红蛋白血症。如游离血红蛋白大于 1.49 g/L,溶血 12 小时后可发生黄疸,并通过肾排泄而出现血红蛋白尿。大量血红蛋白刺激和沉淀可使肾血管痉挛和肾小管梗阻,以至肾小管坏死,发生急性肾衰竭。另外,大量红细胞破坏可引起严重贫血,甚至发生心功能不全、休克、昏迷。部分溶血危象患者可继发急性骨髓功能障碍,即再生障碍性危象。

三、临床表现

(一)寒战与发热

大部分患者先有寒战、面色苍白、四肢发凉,继而体温可达 40 ℃。

(二)四肢、腰背疼痛

患者多有全身酸痛,伴有腹痛或明显肌紧张。溶血严重者可继发少尿、无尿及急性肾衰竭,还可出现恶心、呕吐、腹胀等消化道症状。

(三)血压下降

血型不合所致的溶血危象,血压下降不易纠正,这与抗原、抗体反应所致的过敏性休克、血管舒缩功能失调有关。骤然大量溶血,还可导致高钾血症、心律失常,甚至心脏停搏。

(四)出血倾向与凝血障碍

大量红细胞被破坏会消耗血液内的凝血物质,导致明显出血倾向。部分患者常因感染、休克、肾衰竭、电解质紊乱而并发 DIC。

(五)贫血加重、黄疸加深

原有贫血突然加重,全身乏力,心悸气短。危象发生 12 小时后可见全身皮肤、黏膜黄染急剧加深。

(六)肝、脾明显肿大

溶血危象时,患者的肝脾均明显肿大,尤以脾肿大为著,常与贫血及黄疸程度成正比。另外,因大量溶血,胆红素排泄过多,胆红素在胆道沉积,易并发胆结石。

四、实验室及其他检查

(一)红细胞破坏增加

血清间接胆红素增高,尿中尿胆原增加。血浆游离血红蛋白含量增高,血清结合球蛋白降低或消失,出现高铁血红素清蛋白血症、血红蛋白尿(尿可呈淡红色、棕色)、含铁血黄素尿,红细胞寿命缩短。

(二)红细胞系代偿增生的表现

网织红细胞增加,骨髓幼红细胞增生,周围血液中出现幼红细胞。

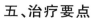

五、治疗要点

（一）治疗原则

迅速终止溶血，消除血红蛋白血症，纠正重度贫血，防治急性肾衰竭和其他并发症。

（二）治疗措施

1.去除病因

查寻有无过敏源或药物，去除一切可能的诱因和病因，控制感染。当接受输血者出现溶血可疑症状时，应立即停止输血。

2.控制溶血

输入 500～1000 mL 右旋糖酐或 706 代血浆，阻止血红蛋白尿的发作，适用于伴有感染、外伤、输血反应和腹痛危象者；急性溶血可经服用或静脉滴注 5％碳酸氢钠而减轻；肾上腺皮质激素主要用于自身免疫而致的获得性溶血性贫血的溶血危象；重症者可选用地塞米松或氢化可的松静脉快速给药，病情稳定后改用强的松口服，必要时可选用硫唑嘌呤、环孢素等免疫抑制剂。

3.输血、纠正贫血

当大量溶血造成严重贫血时，输血是抢救患者生命的关键措施之一，但要根据原发病的不同，采用不同的成分输血。如病情危急且无分离洗涤红细胞的条件，可在输血前用大量糖皮质激素。

4.防治急性肾衰竭

纠正血容量后，尽早应用 25％甘露醇 250 mL，于 15～30 分钟内快速滴注，使尿量维持在 100 mL/h 以上，24 小时尿量应达 1500～2400 mL，适量给予 5％碳酸氢钠还可以碱化尿液，防止肾小管机械阻塞。已发生急性肾衰竭者按急性肾衰竭处理。

六、护理措施

（一）紧急护理措施

发生溶血危象时，立即使患者卧床，抬高床头以利肺扩张及气体交换，输血的患者立即停止输血，同时将余血、患者血标本和尿标本送检；给予吸氧，建立静脉通道，迅速遵医嘱用药。

（二）严密观察病情

严密观察患者生命体征、意识的变化，注意尿色、尿量的变化，观察有无黄疸或贫血加重，及时了解化验结果；输血时注意严格执行规章制度，输血速度应缓慢，并密切观察患者反应；使用糖皮质激素期间注意避免感染；对于使用环磷酰胺者，指导其多饮水，以防出血性膀胱炎等；使用硫唑嘌呤、环孢素等免疫抑制剂时，必须密切观察药物的不良反应。

（三）一般护理

（1）患者卧床休息，保持呼吸道通畅；对于有寒战或发热者，注意保暖和降温；注意保护躁动者的安全。

（2）做好生活护理，保持病房安静、舒适，避免各种精神因素刺激。

（3）给予心理护理，减轻患者恐惧、不安情绪，积极配合治疗。

（四）健康宣教

慢性溶血患者应该注意休息，防止劳累，清淡饮食，随季节加减衣物，预防感染，可减少溶血危象的发生；保持情绪稳定，可减少并发症，促进疾病康复。

（张　茹）

第四节　重症肺炎的护理

肺炎是指终末气道、肺泡和肺间质的炎症,可由病原微生物、理化因素、免疫损伤、过敏及药物所致。细菌性肺炎是最常见的肺炎,也是最常见的感染性疾病之一。

目前,肺炎按患病环境分成社区获得性肺炎(community-acquired pneumonia,CAP)和医院获得性肺炎(hospital-acquired pneumonia,HAP)。CAP 是指在医院外罹患的感染性肺实质炎症,包括具有明确潜伏期的病原体感染导致的在入院后平均潜伏期内发病的肺炎。HAP 亦称医院内肺炎(nosocomial pneumonia,NP),是指患者入院时不存在,也不处于潜伏期,于入院 48 小时后在医院(包括老年护理院、康复院等)内发生的肺炎。HAP 还包括呼吸机相关性肺炎(ventilator associated pneumonia,VAP)和卫生保健相关性肺炎(healthcare associated pneumonia,HCAP)。CAP 和 HAP 年发病率分别为约 12/1000 人口和5/1000~10/1000住院患者,近年发病率有增加的趋势。肺炎病死率:门诊肺炎患者低于 1%~5%,住院患者平均为 12%,入住重症监护病房(ICU)者约 40%。肺炎发病率和病死率高的原因与社会人口老龄化、吸烟、伴有基础疾病和免疫功能低下有关,如慢性阻塞性肺病、心力衰竭、肿瘤、糖尿病、尿毒症、神经疾病、药瘾、嗜酒、艾滋病、久病体衰、大型手术、应用免疫抑制剂和器官移植等;此外,亦与病原体变迁、耐药菌增加、HAP 发病率增加、病原学诊断困难、不合理使用抗生素和部分人群贫困化加剧等有关。

重症肺炎至今仍无普遍认同的定义,需入住 ICU 者可认为是重症肺炎患者。目前一般认为,如果肺炎患者的病情严重到需要通气支持(急性呼吸衰竭、严重气体交换障碍伴高碳酸血症或持续低氧血症)、循环支持(血流动力学障碍、外周低灌注)及加强监护治疗(肺炎引起的脓毒症或基础疾病所致的其他器官功能障碍)时,患者所患的肺炎可称为重症肺炎。

一、病因和发病机制

正常的呼吸道免疫防御机制(支气管内黏液-纤毛运载系统、肺泡巨噬细胞等细胞防御等)使气管隆凸以下的呼吸道保持无菌,是否发生肺炎决定于两个因素:病原体和宿主因素。如果病原体数量多、毒力强,且(或)宿主呼吸道局部和全身免疫防御系统损害,即可发生肺炎。病原体可通过下列途径引起社区获得性肺炎:①空气吸入;②血行播散;③邻近感染部位蔓延;④上呼吸道定植菌的误吸。医院获得性肺炎还可通过误吸胃肠道的定植菌(胃食管反流)和通过人工气道吸入环境中的致病菌引起。病原体直接抵达下呼吸道后,孳生繁殖,引起肺泡毛细血管充血、水肿、肺泡内纤维蛋白渗出及细胞浸润。

二、诊断

(一)临床表现特点

1.社区获得性肺炎

(1)新近出现的咳嗽、咳痰或原有呼吸道疾病症状加重,并出现脓性痰,伴或不伴胸痛。

(2)发热。

(3)肺实变体征和(或)闻及湿性啰音。

（4）白细胞高于 10×10^9/L 或低于 4×10^9/L，伴或不伴细胞核左移。

（5）胸部 X 线检查显示片状、斑片状浸润性阴影或间质性改变，伴或不伴胸腔积液。

以上第 1～4 项中满足任何 1 项加第 5 项，除外非感染性疾病后可作出诊断。CAP 常见病原体为肺炎链球菌、支原体、衣原体、流感嗜血杆菌和呼吸病毒（甲型流感病毒、乙型流感病毒、腺病毒、呼吸合胞病毒和副流感病毒）等。

2.医院获得性肺炎

住院患者 X 线检查出现新的或进展的肺部浸润影，加上满足下列 3 个临床症候中的 2 个或以上可以诊断为肺炎。

（1）发热超过 38 ℃。

（2）血白细胞增多或减少。

（3）有脓性气道分泌物。

HAP 的临床表现、实验室和影像学检查特异性低，应注意与肺不张、心力衰竭、肺水肿、基础疾病肺侵犯、药物性肺损伤、肺栓塞和急性呼吸窘迫综合征等相鉴别。无感染高危因素患者的常见病原体依次为肺炎链球菌、流感嗜血杆菌、金黄色葡萄球菌、大肠埃希菌、肺炎克雷白杆菌等；有感染高危因素患者的常见病原体为金黄色葡萄球菌、铜绿假单胞菌、肠杆菌属、肺炎克雷白杆菌等。

（二）重症肺炎的诊断标准

不同国家制定的重症肺炎的诊断标准有所不同，各有优缺点，但一般均注重对客观生命体征、肺部病变范围、器官灌注和氧合状态的评估，临床医生可根据具体情况选用。以下列出目前常用的几项诊断标准。

1.中华医学会呼吸病学分会 2006 年颁布的重症肺炎诊断标准

（1）意识障碍。

（2）呼吸频率大于等于 30 次/分。

（3）肺泡氧分压（PaO_2）小于 60 mmHg、氧合指数（PaO_2/FiO_2）小于 300 mmHg，需行机械通气治疗。

（4）动脉收缩压小于 90 mmHg。

（5）并发脓毒性休克。

（6）X 线胸片显示双侧或多肺叶受累，或入院 48 小时内病变扩大大于等于 50%。

（7）少尿：尿量小于 20 mL/h，或小于 80 mL/4 小时，或急性肾衰竭需要透析治疗。

符合 1 项或以上者可诊断为重症肺炎。

2.美国感染病学会（IDSA）和美国胸科协会（ATS）2007 年新修订的诊断标准

具有 1 项主要标准或 3 项及以上次要标准可认为是重症肺炎，需要入住 ICU。

（1）主要标准：①需要有创通气治疗；②脓毒性休克需要血管收缩剂。

（2）次要标准：①呼吸频率大于等于 30 次/分；②PaO_2/FiO_2 小于等于 250；③多叶肺浸润；④意识障碍/定向障碍；⑤尿毒症（BUN≥7.14 mmol/L）；⑥白细胞减少（白细胞<4×10^9/L）；⑦血小板减少（血小板<10 万×10^9/L）；⑧低体温（<36 ℃）；⑨低血压需要紧急的液体复苏。

说明：①其他指标也可认为是次要标准，包括低血糖（非糖尿病患者）、急性酒精中毒/酒精戒断、低钠血症、不能解释的代谢性酸中毒或乳酸升高、肝硬化或无脾；②需要无创通气也可等同于次要标准的①和②；③白细胞减少仅系感染引起。

3.英国胸科学会(BTS)2001 年制定的 CURB(confusion,uremia,respiratory rate and blood pressure,CURB)标准

标准一:存在以下 4 项核心标准的 2 项或以上即可诊断为重症肺炎。①新出现的意识障碍;②尿素氮(BUN)大于 7 mmol/L;③呼吸频率大于等于 30 次/分;④收缩压小于 90 mmHg 或舒张压小于等于 60 mmHg。

CURB 标准比较简单、实用,应用起来较为方便。

标准二如下所述。

(1)存在标准一 4 项标准中的 1 项且存在以下 2 项附加标准时考虑有重症倾向。附加标准:①PaO_2 小于 60 mmHg 或血氧饱和度(SaO_2)小于 92%(任何 FiO_2);②胸片提示双侧或多叶肺炎。

(2)不存在核心标准但存在 2 项附加标准并同时存在以下 2 项基础情况时也考虑有重症倾向。基础情况:①年龄大于等于 50 岁;②存在慢性基础疾病。

如存在标准二中(1)、(2)两种有重症倾向的情况,需结合临床进行进一步评判。在存在标准二(1)情况下,需至少 12 小时后进行一次再评估。

CURB-65 即改良的 CURB 标准,标准在符合下列 5 项诊断标准中的 3 项或以上时即考虑为重症肺炎,需考虑收入 ICU 治疗。①新出现的意识障碍;②BUN 大于 7 mmol/L;③呼吸频率大于等于 30 次/分;④收缩压小于 90 mmHg 或舒张压小于等于 60 mmHg;⑤年龄大于等于 65 岁。

(三)严重度评价

评价肺炎病情的严重程度对于决定在门诊或入院治疗甚或 ICU 治疗至关重要。肺炎临床的严重性决定于三个主要因素:局部炎症程度,肺部炎症的播散和全身炎症反应。除此之外,患者如有下列其他危险因素会增加肺炎的严重度和死亡危险。

1.病史

患者年龄大于 65 岁;存在基础疾病或相关因素,如慢性阻塞性肺疾病(COPD)、糖尿病、充血性心力衰竭、慢性肾功能不全、慢性肝病、一年内住过院、疑有误吸、神志异常、脾切除术后状态、长期嗜酒或营养不良。

2.体征

患者呼吸频率大于 30 次/分;脉搏大于等于 120 次/分;血压小于 90/60 mmHg;体温大于等于 40 ℃或小于等于 35 ℃;意识障碍;存在肺外感染病灶如败血症、脑膜炎。

3.实验室和影像学异常

白细胞大于 $20×10^9$/L 或小于 $4×10^9$/L,或中性粒细胞计数小于 $1×10^9$/L;呼吸空气时 PaO_2 小于 60 mmHg、PaO_2/FiO_2 小于 300 mmHg,或 $PaCO_2$ 大于 50 mmHg;血肌酐大于 106μmol/L 或 BUN 大于 7.1 mmol/L;血红蛋白小于 90 g/L 或血细胞比容<30%;血浆清蛋白小于 25 g/L;有败血症或弥漫性血管内凝血(DIC)的证据,如血培养阳性、代谢性酸中毒、凝血酶原时间和部分凝血活酶时间延长、血小板减少;X 线胸片病变累及一个肺叶以上、出现空洞、病灶迅速扩散或出现胸腔积液。

为使临床医生更精确地做出入院或门诊治疗的决策,近几年将评分方法作为定量的方法在临床上得到了广泛的应用。肺炎患者预后研究小组(PORT,pneumonia outcomes research team)评分系统(表 13-1)是目前常用的评价社区获得性肺炎(community acquired pneumonia,CAP)严重度以及判断是否必须住院的评价方法,也可用于预测 CAP 患者的病死率。其预测死亡风险分级如下。①1~2 级:小于等于70分,病死率 0.1%~0.6%。②3 级:71~90 分,病死率 0.9%。③4 级:91~130 分,病死率 9.3%。④5 级:大于130分,病死率27.0%。PORT 评分系统因

可以避免过度评价肺炎的严重度而被推荐使用,即其可保证一些没必要住院的患者在院外治疗。

表 13-1　PORT 评分系统

患者特征	分值	患者特征	分值	患者特征	分值
年龄		脑血管疾病	10	实验室和放射学检查	
男性	−10	肾脏疾病	10	pH 值<7.35	30
女性	+10	体格检查		BUN>11 mmol/L(>30 mg/dL)	20
住护理院		神志改变	20	Na^+<130 mmol/L	20
并存疾病		呼吸频率>30 次/分	20	葡萄糖>14 mmol/L(>250 mg/dL)	10
肿瘤性疾病	30	收缩血压<90 mmHg	20	血细胞比容<30%	10
肝脏疾病	20	体温<35 ℃或>40 ℃	15	PaO_2<60 mmHg	10
充血性心力衰竭	10	脉率>12 次/分	10	胸腔积液	10

为避免评价 CAP 肺炎患者的严重度不足,可使用改良的 BTS 重症肺炎标准:呼吸频率大于等于 30 次/分,舒张压小于等于 60 mmHg,BUN 大于 6.8 mmol/L,意识障碍。4 个因素中存在2 个可确定患者的死亡风险高。此标准因简单易用,且能较准确地确定 CAP 的预后而被广泛应用。

临床肺部感染积分(clinical pulmonary infection score,CPIS)(表 13-2)则主要用于医院获得性肺炎(hospital acquired pneumonia,HAP),包括呼吸机相关性肺炎(ventilator-associated pneumonia,VAP)的诊断和严重度判断,也可用于监测治疗效果。此积分有 0～12 分,积分 6 分时一般认为有肺炎。

表 13-2　临床肺部感染积分评分表

参数	标准	分值
体温	≥36.5 ℃,≤38.4 ℃	0
	≥38.5～38.9 ℃	1
	≥39 ℃,或≤36 ℃	2
白细胞计数($\times 10^9$)	≥4.0,≤11.0	0
	<4.0,>11.0	1
	杆状核白细胞	2
气管分泌物	<14＋吸引	0
	≥14＋吸引	1
	脓性分泌物	2
氧合指数(PaO_2/FiO_2)	>240 或急性呼吸窘迫综合征	0
	≤240	2
胸部 X 线	无渗出	0
	弥漫性渗出	1
	局部渗出	2
半定量气管吸出物培养(0,1＋,2＋,3＋)	病原菌≤1＋或无生长	0
	病原菌≥1＋	1
	革兰染色发现与培养相同的病原菌	2

三、治疗

(一)临床监测

1.体征监测

监测重症肺炎的体征是一项简单、易行和有效的方法,患者往往有呼吸频率和心率加快、发绀、肺部病变部位湿啰音等体征。目前多数指南都把呼吸频率加快(≥30 次/分)作为重症肺炎诊断的主要或次要标准。意识状态也是监测的重点,患者出现神志模糊、意识不清或昏迷提示有重症肺炎可能性。

2.氧合状态和代谢监测

PaO_2、PaO_2/FiO_2、pH 值、混合静脉血氧分压(PvO_2)、胃张力测定、血乳酸测定等都可对患者的氧合状态进行评估。单次的动脉血气分析一般仅反映患者瞬间的氧合情况;重症患者或有病情明显变化者应进行系列血气分析或持续动脉血气监测。

3.胸部影像学监测

重症肺炎患者应进行系列 X 线胸片监测,主要目的是及时了解患者的肺部病变是进展还是好转,是否合并有胸腔积液、气胸,是否发展为肺脓肿、急性呼吸窘迫综合征(acute respiratory distress syndrome,ARDS)等。检查的频度应根据患者的病情而定,如要了解病变短期内是否增大,一般每 48 小时进行一次检查评价;如患者临床情况突然恶化(呼吸窘迫、严重低氧血症等),在不能除外合并气胸或进展至 ARDS 时,应短期内复查;而当患者病情明显好转及稳定时,一般可 10~14 天后复查。

4.血流动力学监测

重症肺炎患者常伴有脓毒症,可引起血流动力学的改变,故应密切监测患者的血压和尿量。这 2 项指标比较简单、易行,且非常可靠,应作为常规监测的指标。中心静脉压的监测可用于指导临床补液量和补液速度。部分重症肺炎患者可并发中毒性心肌炎或 ARDS,如临床上难于区分,应考虑行漂浮导管检查。

5.器官功能监测

器官功能监测指对脑功能、心功能、肾功能、胃肠功能、血液系统功能等进行相应的血液生化和功能检查。一旦发现异常,要积极处理,注意防止多器官功能障碍综合征(multiple organ dysfunction syndrome,MODS)的发生。

6.血液监测

血液监测包括外周血白细胞计数、C-反应蛋白、降钙素原、血培养等。

(二)抗生素治疗

经验性联合应用抗生素治疗重症肺炎的理论依据是联合应用能够覆盖可能的微生物并预防耐药的发生。对于铜绿假单胞菌肺炎,联用 β-内酰胺类和氨基糖苷类具有潜在的协同作用,优于单药治疗。然而氨基糖苷类抗生素的抗菌谱窄,毒性大,特别是对于老年患者,引发肾损害的概率比较高。临床应用氨基糖苷类时要注意其为浓度依赖性抗生素,一般要用足够剂量、提高峰药浓度以提高疗效,同时也应避免与毒性相关的谷浓度的升高,在监测药物的峰浓度时,庆大霉素和妥布霉素大于 7 $\mu g/mL$,或阿米卡星大于 28 $\mu g/mL$ 时效果较好。氨基糖苷类对支气管分泌物的渗透性较差,仅能达到血药浓度的 40%。此外,肺炎患者支气管分泌物的 pH 值较低,在这种环境下许多抗生素活性都降低。因此,有时联合应用氨基糖苷类抗生素并不能增加疗效,反而增加了肾毒性。

目前对于重症肺炎,抗生素的单药治疗也已得到临床医生的重视。新的头孢菌素、碳青霉烯类、其他β-内酰胺类和氟喹诺酮类抗生素由于抗菌效力强、广谱,并且耐细菌β-内酰胺酶,故可被用于单药治疗。即使对于重症 HAP,只要不是耐多药的病原体,如铜绿假单胞菌、不动杆菌和耐甲氧西林金黄色葡萄球菌(MRSA)等,仍可考虑行抗生素的单药治疗。对重症 VAP 有效的抗生素一般有亚胺培南、美罗培南、头孢吡肟和哌拉西林/他唑巴坦。对于重症肺炎患者来说,临床上的初始治疗常联用多种抗生素,在获得细菌培养结果后,如果没有高度耐药的病原体就可以考虑转为针对性的单药治疗。

临床上一般认为不适合单药治疗的情况:①可能感染革兰阳性、革兰阴性菌和非典型病原体的重症 CAP;②怀疑感染铜绿假单胞菌或肺炎克雷伯杆菌的菌血症;③可能是金黄色葡萄球菌和铜绿假单胞菌感染的 HAP。三代头孢菌素不应用于单药治疗,因其在治疗中易诱导肠杆菌属细菌产生β-内酰胺酶,导致耐药发生。

对于重症 VAP 患者,如果为高度耐药病原体所致的感染,则联合治疗是必要的。目前有三种联合用药方案:①β-内酰胺类联合氨基糖苷类:对抗铜绿假单胞菌有协同作用,但也应注意前面提到的氨基糖苷类的毒性作用。②2 个β-内酰胺类联合使用:因这种用法会诱导出对两种药同时耐药的细菌,故虽然有过成功治疗的报道,仍不推荐使用。③β-内酰胺类联合氟喹诺酮类:虽然没有抗菌协同作用,但也没有潜在的拮抗作用;氟喹诺酮类对呼吸道分泌物穿透性很好,对其疗效有潜在的正面影响。

对于铜绿假单胞菌所致的重症肺炎,联合治疗往往是必要的。抗假单胞菌的β-内酰胺类抗生素包括青霉素类的哌拉西林、阿洛西林、氨苄西林、替卡西林、阿莫西林;第三代头孢菌素类的头孢他啶、头孢哌酮;第四代头孢菌素类的头孢吡肟;碳青霉烯类的亚胺培南、美罗培南;单酰胺类的氨曲南(可用于青霉素类过敏的患者);β-内酰胺类/β内酰胺酶抑制剂复合剂的替卡西林/克拉维酸钾、哌拉西林/他唑巴坦。其他的抗假单胞菌抗生素还有氟喹诺酮类和氨基糖苷类。

1.重症 CAP 的抗生素治疗

重症 CAP 患者的初始治疗应针对肺炎链球菌(包括耐药肺炎链球菌)、流感嗜血杆菌、军团菌和其他非典型病原体,某些有危险因素的患者还有可能为肠道革兰阴性菌属,如铜绿假单胞菌的感染。无铜绿假单胞菌感染危险因素的 CAP 患者可使用β-内酰胺类联合大环内酯类或氟喹诺酮类(如左氧氟沙星、加替沙星、莫西沙星等),因目前为止还没有确立单药治疗重症 CAP 的方法,所以很难确定其安全性、有效性(特别是并发脑膜炎的肺炎)或用药剂量。可用于重症 CAP 并经验性覆盖耐药肺炎链球菌的β-内酰胺类抗生素有头孢曲松、头孢噻肟、亚胺培南、美罗培南、头孢吡肟、氨苄西林/舒巴坦或哌拉西林/他唑巴坦。目前高达 40% 的肺炎链球菌对青霉素或其他抗生素耐药,其机制不是β-内酰胺酶介导而是青霉素结合蛋白的改变。虽然不少β-内酰胺类和氟喹诺酮类抗生素对这些病原体有效,但对耐药肺炎链球菌肺炎并发脑膜炎的患者,应使用万古霉素治疗。如果患者有假单胞菌感染的危险因素(如支气管扩张、长期使用抗生素、长期使用糖皮质激素),应联合使用抗假单胞菌抗生素并应覆盖非典型病原体,如环丙沙星加抗假单胞菌β-内酰胺类,或抗假胞菌β-内酰胺类加氨基糖苷类加大环内酯类或氟喹诺酮类。

临床上选取任何治疗方案都应根据当地抗生素耐药的情况、流行病学和细菌培养及实验室结果进行调整。关于抗生素的治疗疗程目前也很少有资料可供参考,应考虑感染的严重程度,是否有菌血症、多器官功能衰竭、持续性全身炎症反应和损伤等。一般来说,根据疾病的严重程度和宿主免疫抑制的状态,肺炎链球菌肺炎疗程为 7～10 天,军团菌肺炎的疗程为 14～21 天。ICU 的大多数治疗都是通过静脉途径的,但近期的研究表明,只要病情稳定、没有发热,即使是危重患者,静脉给药3 天后亦可转为口服治疗,即序贯或转换治疗,口服治疗的药物可选择氟喹诺酮类,因其生物利用度高,口服治疗也可达到同静脉给药一样的血药浓度。

由于嗜肺军团菌在重症 CAP 的相对重要性,应特别注意其治疗方案。虽然目前有很多体外有抗军团菌活性的药物,但在治疗效果上仍缺少具有前瞻性、随机对照研究的资料。回顾性的资料和长期临床经验支持使用红霉素 4 g/d 治疗住院的军团菌肺炎患者。对于多肺叶病变、器官功能衰竭或严重免疫抑制的患者,在治疗的前 3～5 天应加用利福平。其他大环内酯类(克拉霉素和阿齐霉素)也有效。除上述可供选择的药物之外,还有氟喹诺酮类(环丙沙星、左氧氟沙星、加替沙星、莫西沙星)或多西环素。氟喹诺酮类在治疗军团菌肺炎的动物模型中特别有效。

2.重症 HAP 的抗生素治疗

对于 HAP 患者,应根据患者的情况和最可能的病原体而采取个体化治疗。对于早发的(住院 4 天内起病)、没有特殊病原体感染危险因素的重症肺炎患者,应针对常见病原体治疗。这些病原体包括肺炎链球菌、流感嗜血杆菌、甲氧西林敏感的金黄色葡萄球菌和非耐药的革兰阴性细菌。抗生素可选择第二代、第三代、第四代头孢菌素、β-内酰胺类/β-内酰胺酶抑制剂复合剂、氟喹诺酮类或联用克林霉素和氨曲南。

对于任何时间起病、有特殊病原体感染危险因素的轻中症肺炎患者,以及有感染常见病原体和其他病原体危险者,应评估危险因素来指导治疗。如果有近期腹部手术或明确的误吸史,应注意厌氧菌感染,可在主要抗生素基础上加用克林霉素或单用 β-内酰胺类/β-内酰胺酶抑制剂复合剂;如果患者有昏迷或有头部创伤、肾衰竭或糖尿病史,应注意金黄色葡萄球菌感染,需针对性选择有效的抗生素;如果患者起病前使用过大剂量的糖皮质激素,或近期有抗生素使用史,或有长期 ICU 住院史,即使患者的 HAP 并不严重,也应经验性治疗耐药病原体。治疗方法是联用两种抗假单胞菌抗生素,如果气管抽吸物革兰染色见阳性球菌,还需加用万古霉素(或可使用利奈唑胺或奎奴普丁/达福普汀)。所有的患者,特别是气管插管的 ICU 患者,经验性用药必须持续到痰培养结果出来之后。如果无铜绿假单胞菌或其他耐药革兰阴性细菌感染,则可根据药敏情况使用单一药物治疗。非耐药病原体的重症 HAP 患者可用以下任何单一药物治疗:亚胺培南、美罗培南、哌拉西林/他唑巴坦或头孢吡肟。

ICU 中,HAP 的治疗也应根据当地抗生素敏感情况,当地经验和对某些抗生素的偏爱而调整。每个 ICU 都有自己的微生物药敏情况,而且这种情况随时间而变化,因而有必要经常更新经验用药的策略。经验用药中另一个需要考虑的是抗生素轮换策略,它是指在标准经验治疗过程中,有意更改抗生素,使细菌暴露于不同的抗生素从而减少抗生素耐药的选择性压力,达到减少耐药病原体感染发生率的目的。抗生素轮换策略目前仍在研究之中,还有不少问题未能明确,包括每个用药循环应该持续多久,应用什么药物进行循环,这种方法在内科和外科患者的有效性分别有多高,循环药物是否应该在针对革兰阳性细菌的同时也针对革兰阴性细菌等。

在某些患者中,雾化吸入这种局部治疗可用以弥补全身用药的不足。氨基糖苷类雾化吸入可能有一定的益处,但只适用于革兰阴性细菌肺炎全身治疗无效者;多黏菌素雾化吸入也可用于耐药铜绿假单胞菌的感染。

对于经验治疗失败的患者,应该考虑其他感染性或非感染性的诊断,包括肺曲霉感染;对持续发热并有持续或进展性肺部浸润的患者,可经验性使用两性霉素 B。虽然传统上应使用开放肺活检来确定其最终诊断,但临床上是否活检仍应个体化,临床上还应考虑有其他非感染性肺部浸润的可能性。

（三）支持治疗

支持治疗主要包括液体补充、血流动力学、通气和营养支持,起到稳定患者状态的作用,而更直接的治疗仍需要针对患者的基础病因。流行病学证据显示,营养不良影响肺炎的发病和危重患者的预后;同样,临床资料也支持肠内营养可以预防肺炎的发生,特别是对于创伤的患者。对于严重脓毒症和多器官功能衰竭的分解代谢旺盛的重症肺炎患者,在起病48小时后应开始经肠内途径进行营养支持,一般把导管插入空肠进行喂养以避免误吸;如果使用胃内喂养,最好是维持患者半卧体位,以减少误吸的风险。

（四）胸部理疗

拍背、体位引流和振动可以促进黏痰排出的效果尚未被证实。胸部理疗的局限性在于:①其有效性未被证实,特别是不能减少患者的住院时间;②费用高,需要专人使用;③有时引起 PaO_2 的下降。目前的经验是,胸部理疗对于脓痰过多（>30 mL/d）或严重呼吸肌疲劳不能有效咳嗽的患者是最为有用的,如囊性纤维化、COPD 和支气管扩张的患者。

使用自动化病床的侧翻疗法,有时加以振动叩击,是一种有效预防外科创伤及内科患者肺炎的方法,但其地位仍不确切。

（五）促进痰液排出

雾化和湿化可降低痰的黏度,因而可改善不能有效咳嗽患者的排痰,然而雾化产生的大多水蒸气都沉积在上呼吸道并引起咳嗽,一般并不影响痰的流体特性。目前很少有数据支持湿化能特异性地促进细菌清除或肺炎吸收。乙酰半胱氨酸能破坏痰液的二硫键,有时也用于肺炎患者的治疗,但由于其具有刺激性,因而在临床应用上受到了一定限制。痰中的 DNA 增加了痰液黏度,重组的 DNA 酶能裂解 DNA,已被证实在囊性纤维化患者中有助于改善症状和肺功能,但对肺炎患者的价值尚未被证实。支气管舒张药也能促进黏液排出和提高纤毛运动频率,对 COPD 合并肺炎的患者有效。

四、急救护理

（一）护理目标

(1)维持患者生命体征稳定,降低病死率。

(2)维持患者呼吸道通畅,促进有效咳嗽、排痰。

(3)维持患者正常体温,减轻高热伴随症状,增加患者舒适感。

(4)供给患者足够营养和液体。

(5)预防传染和继发感染。

（二）护理措施

1.病情监护

重症肺炎患者病情危重、变化快,特别是对于高龄及合并严重基础疾病的患者,需要严密监护病情变化,包括持续监护心电、血压、呼吸、血氧饱和度,监测意识、尿量、血气分析结果、肾功能、电解质、血糖变化,发现任何异常变化都应及时报告医生,早期处理。同时,床边应备好吸引装置、吸氧装置、气管插管和气管切开等抢救用品、抢救药物等。

2.维持呼吸功能的护理

(1)密切观察患者的呼吸情况,监护呼吸频率、节律、呼吸音、血氧饱和度。若患者出现呼吸急促,呼吸困难,口唇、指(趾)末梢发绀,低氧血症(血氧饱和度<80%),双肺呼吸音减弱,必须及时给予鼻导管或面罩有效吸氧,根据病情变化调节氧浓度和流量。使用面罩呼吸机加压吸氧时,应注意保持密闭,对于面颊部极度消瘦的患者,在颊部与面罩之间用脱脂棉垫衬托,避免漏气影响氧疗效果和皮肤压迫。对于意识清楚的患者,嘱其用鼻呼吸,脱面罩间歇时间不易过长,鼓励患者多饮水,减少张口呼吸和说话。

(2)常规及无创呼吸机加压吸氧不能改善缺氧时,应采取气管插管呼吸机辅助通气。机械通气需要患者较好的配合,应事先向患者简明讲解呼吸机原理、保持自主呼吸与呼吸机同步的配合方法、注意事项等,指导患者使用简单的身体语言表达需要,如用动腿、眨眼、动手指表示口渴、翻身、不适等,或写字表达。机械通气期间应做好严格护理,每天更换呼吸管道,浸泡消毒后再用环氧乙烷灭菌;严格按无菌技术操作规程吸痰。行护理操作,特别是给患者翻身时,应注意将呼吸机管道水平面保持一定倾斜度,使其低于患者呼吸道,集水瓶应在呼吸环路的最低位,并及时检查倾倒管道内、集水瓶内冷凝水,避免其反流入气道。根据症状、血气分析、血氧饱和度调整吸入氧浓度,力求在最低氧浓度下达到最佳的氧疗效果,以争取尽快撤除呼吸机。

(3)保持呼吸道通畅,及时清除呼吸道分泌物。①遵医嘱给予雾化吸入,每天两次,有效湿化呼吸道;正确使用雾化吸入,雾化液用生理盐水配制,温度在35 ℃左右;使喷雾器保持竖直向上,并根据患者的姿势调整角度和位置,吸入过程中,护士必须在场严密观察病情,如出现呼吸困难、口周发绀,应停止吸入,立即吸痰、吸氧,不能缓解时通知医生,症状缓解后继续吸入。每次雾化后,协助患者翻身、拍背,拍背时五指并拢成空心掌,由上而下,由外向内,有节律地轻拍背部,通过振动,使小气道分泌物松动,进入较大气道,有利于排痰及改善肺通、换气功能。每次治疗结束后,应将雾化器内余液全部倾倒,重新更换灭菌蒸馏水;雾化器连接管及面罩用0.5%三氯异氰尿酸(健之素)消毒液浸泡30分钟,用清水冲净后晾干备用。②指导患者定时有效咳嗽,病情允许时使患者取坐位,先深呼吸,轻咳数次将痰液集中,再用力咳出,也可促使肺膨胀。协助患者勤翻身,改变体位,每两小时拍背体疗一次。对呼吸无力、衰竭的患者,用手指压在胸骨切迹上方刺激气管,促使患者咳嗽排痰。③老年人、衰弱的患者、咳嗽反射受抑制者,其呼吸防御机制受损,不能有效地将呼吸道分泌物排出,应按需要吸痰。检查导管通畅后,在无负压情况下将吸痰管轻轻插入10～15 cm,退出1～2 cm,以便游离导管尖端,然后打开负压,边旋转边退出,在有黏液或分泌物处稍停。每次吸痰时间应少于15秒。吸痰时,同一根吸痰管应先吸气道内分泌物,再吸鼻腔内分泌物,不能重复进入气道。

(4)研究表明,患者俯卧位发生吸入性肺炎的概率比左侧卧位和仰卧位患者低,定时帮助患者取该体位,进食时抬高床头30°～45°,减少胃液反流误吸机会。

3.合并感染性休克的护理

发生休克时,患者取去枕平卧位,下肢抬高20°～30°,以增加回心血量和脑部血流量。保持静脉通道畅通,积极补充血容量,根据心功能、皮肤弹性、血压、脉搏、尿量及中心静脉压情况调节输液速度,防止肺水肿。加强抗感染,使用血管活性药物时,严格遵医嘱选择用药浓度、单位时间用量,动态观察病情,及时反馈,为治疗方案的调整提供依据。对体温不升者给予棉被保暖,避免使用热水袋、电热毯等加温措施。

4.合并急性肾衰竭的护理

准确记录少尿期出入量,留置导尿,记录每小时尿量,严密观察肾功能及电解质变化,根据医嘱严格控制补液量及补液速度,高血钾是急性肾衰竭患者常见的死亡原因之一,此期应避免摄入含钾高的食物;多尿期应注意补充水分,保持水、电解质平衡。尿量小于 20 mL/h或小于 80 mL/24 小时的急性肾衰竭者需要接受血液透析治疗。

5.发热的护理

患者高热时帮助其降低体温,减轻高热伴随症状,增加患者舒适感,每 2 小时监测体温一次,密切观察发热规律、特点及伴随症状,及时报告医生对症处理。寒战时注意保暖,高热时给予物理降温,冷毛巾敷前额,冰袋置于腋下、腹股沟等处,或用温水、酒精擦浴。物理降温效果差时,遵医嘱给予退热剂。降温期间要注意随时更换汗湿的衣被,防止受凉,鼓励患者多饮水,保证机体需要,防止肾血流灌注不足,诱发急性肾功能不全;加强口腔护理。

6.预防传染及继发感染

(1)采取呼吸道隔离措施,切断传播途经;单人单室,避免交叉感染;严格遵守各种消毒、隔离制度及无菌技术操作规程,医护人员操作前后应洗手,特别是接触呼吸道分泌物和护理气管切开、插管患者前后要彻底流水洗手,并采取戴口罩、手套等隔离手段;开窗通风,保持病房空气流通,每天定时紫外线空气消毒 30~60 分钟,加强对病房内物品的消毒,所有医疗器械和物品,特别是呼吸治疗器械应定时严格消毒、灭菌;控制陪护及探视人员流动,实行无陪人管理。对特殊感染、耐药菌株感染及易感人群应严格隔离,及时通报。

(2)加强呼吸道管理。气管切开患者更换内套管前,必须充分吸引气囊周围分泌物,以免含菌的渗出液漏入呼吸道诱发肺炎;患者取半坐位以减少误吸危险;尽可能缩短人工气道留置和机械通气时间。

(3)患者分泌物、痰液存放于黄色医疗垃圾袋中焚烧处理,定期将呼吸机集水瓶内液体倒入装有 0.5% 健之素消毒液的容器中,集中消毒处理。

7.营养支持治疗的护理

营养支持是重要的辅助治疗。重症肺炎患者防御功能减退,体温升高,代谢率增加,机体需要增加免疫球蛋白、补体、内脏蛋白的合成以支持巨噬细胞、淋巴细胞活力及酶活性。因此,应向重症肺炎患者提供高蛋白、高热量、富含维生素、易消化的流质或半流质饮食,尽量符合患者口味,少食多餐。有时需要鼻饲营养液,必要时胃肠外应用免疫调节剂,如免疫球蛋白、血浆、清蛋白和氨基酸等营养物质,以提高患者抵抗力,增强抗感染效果。

8.舒适护理

为保证患者舒适,应做好基础护理。重症肺炎急性期患者要卧床休息,应安排好其治疗、护理时间,尽量减少对其的打扰,保证其休息;帮助患者维持舒服的治疗体位;保持病室清洁、安静、空气新鲜;室温保持在 22~24 ℃,使用空气湿化器保持空气相对湿度为 60%~70%;保持床铺干燥、平整;保持患者的口腔清洁。

9.采集痰标本的护理干预

痰标本是最常用的下呼吸道病原学标本,其检验结果是选择抗生素治疗的确切依据,正确采集痰标本非常重要。准确的采样方法是经气管采集法,但患者有一定痛苦,此方法不易被接受,因此,临床一般采用自然咳痰法。采集痰标本时,应注意必须在抗生素治疗前采集新鲜、深咳后的痰,迅速送检,避免标本受到口咽处正常细菌群的污染,以保证细菌培养结果的准确性。具体方法是嘱患者先将唾液吐出、漱口,并指导或辅助患者深吸气后咳嗽,咳出肺部深处的痰液,留取标本,收集痰液后应在 30 分钟内送检。经气管插管收集痰标本时,可使用一次性痰液收集器。用无菌镊夹持吸痰管插入气管深部,应注意勿污染吸痰管,留痰过程注意无菌操作。

10.心理护理

评估患者的心理状态,采取有针对性的护理。若患者病情重,有呼吸困难、发热、咳嗽等明显不适,导致患者烦躁和恐惧,加压通气、气管插管、机械通气患者的尤其明显,烦躁和恐惧还会加重呼吸困难。护士要鼓励患者倾诉,多与其交流,语言交流困难时,用文字或体态语言主动沟通,尽量消除其紧张、恐惧心理。了解患者的经济状况及家庭成员情况,帮助患者寻求更多支持和帮助。及时向患者及家属解释,介绍病情和治疗方案,使其信任和理解治疗、护理的作用,增加其安全感,保持其情绪稳定。

11.健康教育

出院前指导患者坚持呼吸功能锻炼,做深呼吸运动,增强体质,减少去公共场所的次数,预防感冒,若在上呼吸道感染急性期,外出应戴口罩;居室保持良好的通风,保持空气清新;均衡膳食;增加机体抵抗力,戒烟,避免劳累。

(张　茹)

第五节　重症病毒性肝炎的护理

大多数病毒性肝炎预后良好,少部分人出现肝功能衰竭,我国将此种肝炎定名为重型肝炎,预后较差。起病 10 天内出现急性肝功能衰竭现象的肝炎称急性重症型肝炎;起病 10 天以上出现肝功能衰竭现象的肝炎称亚急性重症型肝炎;在有慢性肝炎、肝硬化或慢性病毒携带状态病史时,出现肝功能衰竭表现时的肝炎称慢性重型肝炎。

一、诊断

(一)病因

本病病原体为各型肝炎病毒,肝炎病毒与机体的免疫反应都与本病的发病有关。本病发病多有诱因,如急性肝炎起病后,患者未适当休息、治疗,嗜酒或服用损害肝脏药物,妊娠或合并感染等。

(二)诊断要点

1.病史

急、慢性肝炎患者有明显的恶心、呕吐、腹胀等消化道症状,肝功能严重损害,特别是黄疸急骤加深,血清总胆红素高于 171 μmol/L 或每天上升幅度大于 17 μmol/L。在胆红素增高的同时,血清转氨酶活性反而相对较低,有胆酶分离现象,凝血酶原活动小于等于 40%,有肝性脑病、出血、腹水等表现。要注意区别急性、亚急性、慢性重型肝炎的不同点。发病 10 天内出现的重型肝炎是急性重型肝炎,其特点为肝性脑病出现早、肝浊音界缩小较明显;发病 10 天～8 周内出现的重型肝炎为亚急性重型肝炎,临床表现主要为严重消化道症状、重度黄疸、浮肿及腹水,可有肝性脑病;慢性重型肝炎是在原有慢性肝炎或肝炎后肝硬化基础上出现的亚急性重型肝炎的临床表现,肝浊音界缩小不明显,病程一般较长。

2.危重指标

(1)突然出现精神、神志改变,即肝性脑病变化,从轻微的情绪与言行改变至严重的肝昏迷。

(2)短期内黄疸急剧加重,胆固醇或胆碱酯酶明显降低。

(3)腹胀明显加重,出现"胃型"、腹水大量增加、尿量急剧减少等表现。

(4)凝血酶原活动度极度减低,出血现象明显,或有 DIC 表现。

(5)出现严重并发症,如感染、肝肾综合征等。

3.辅助检查

(1)血象:急性重型肝炎可有白细胞升高及核左移;慢性重型肝炎由于脾功能亢进,故白细胞总数升高不明显,血小板多有减少。

(2)肝功能明显异常:胆红素明显升高,胆固醇(酯)与胆碱酯酶明显降低。慢性重型肝炎多有清蛋白明显减少,球蛋白升高,白蛋白/球蛋白(A/G)比值倒置。

(3)凝血酶原时间延长:凝血酶原活动度降低至 40% 以下,可有血小板减少、纤维蛋白原减少、纤维蛋白降解产物(FDP)增加等 DIC 的表现。

(4)血氨升高:正常静脉血中血氨应低于 58 μmol/L(100 μg/dL),动脉血氨更能反映肝性脑病的轻重。

(5)氨基酸谱的测定:支链氨基酸正常或轻度减少,而芳香氨基酸增多,故支/芳比值下降。

(6)脑电图:可有高电压及阵发性慢波,脑电图检查有助于肝性脑病的早期诊断及判断预后。

(7)肾功能检查:有肝肾综合征时常有尿素及血清肌酐升高。

(8)各种肝炎病毒标志物检查:可确定病原及发现多型病毒重叠感染患者。

(9)肝活检:对不易确诊的患者应考虑做肝穿刺活检,但术前、术后应做好纠正出血倾向的治疗,如注射维生素 K_1、凝血酶原复合物、新鲜血浆,以改善凝血酶原活动度,术前、术后还可注射止血药,加强监护以防意外。

(三)鉴别诊断

1.药物及肝毒性毒物引起的急性中毒性重型肝炎

本病应有服药及毒物史,如服用抗结核药、磺胺类药、抗真菌药(酮康唑)等,中草药中的川楝子、雷公藤、黄药子也可引起,毒物有毒蕈、蛇毒等。

2.妊娠急性脂肪肝

本病多发生于初次怀孕的孕妇,多发生于妊娠后期,有急性上腹痛、频繁呕吐、黄疸深重、出血,很快出现昏迷、抽搐、B 超检查可见肝脏回声衰减。

二、治疗

(一)治疗原则

主要是综合治疗,包括支持疗法,可以防止肝坏死,改善肝功能,促进肝细胞再生,防止出血、肝性脑病、肝肾综合征、合并感染等并发症。

(二)常规治疗

1.一般支持疗法

(1)绝对卧床休息,记 24 小时出入量,密切观察病情变化。

(2)保证必要的热量供应,尽可能减少饮食中的蛋白质,以控制肠内氨的来源,补充足量维生素 C、维生素 K_1 及 B 族维生素。

(3)静脉输液,10％葡萄糖液 1500～2000 mL/d,内加水飞蓟素、促肝细胞生长素、维生素 C。大量维生素 E 静脉滴注,有助于消除氧自由基的中毒性损害。

(4)静脉输液,输新鲜血浆或全血,每 2～3 天一次,输人血清蛋白 5～10 g,1 次/天。

(5)支链氨基酸 250 mL,1～2 次/天。

(6)根据尿量及血中钠、钾、氯化物检测结果,调整补充电解质,以维持电解质平衡,防止低血钾。

2.防止肝细胞坏死,促进肝细胞再生

(1)肝细胞再生因子(HGF)80～120 mg 溶于 250 mL 10％葡萄糖液,静脉滴注,1 次/天。

(2)胸腺肽 15～20 mg/d,溶于 10％葡萄糖液内静脉滴注。

(3)500 mL 10％葡萄糖液加 150 mg 甘利欣或加 80～120 mL 强力宁注射液,静脉滴注,1 次/天;30～40 mL 10％门冬氨酸钾镁,溶于 10％葡萄糖液中静脉滴注,1 次/天;若长期大量应用,应注意观察血钾;8～16 mL 复方丹参注射液加入 500 mL 右旋糖酐-40 内静脉滴注,1 次/天。以上给药方式可改善微循环,防止 DIC 形成。

(4)前列腺素 E_1(PGE$_1$)(开始为 100 μg/d,以后可逐渐增加至 200 μg/d)加于 500 mL 10％葡萄糖液中,缓慢静脉滴注,半个月为一疗程。

(5)胰高血糖素-胰岛素(G-I)疗法,方法为 1 mg 胰高血糖素,10 U 普通胰岛素共同加入 500 mL 10％葡萄糖液内,缓慢静脉滴注,1～2 次/天。

3.防治肝性脑病

(1)严格低蛋白饮食,病情严重时可进无蛋白饮食,待病情好转后再逐渐增加。

(2)口服 10～30 mL 乳果糖糖浆,3 次/天,以粪便 pH 值降到 5 为宜,从而达到抑制肠道细菌繁殖、减轻内毒素血症的目的。选用大黄煎剂、小量硫酸镁、口服 20～50 mL 20％甘露醇、口服新霉素、食醋保留灌肠等。

(3)防止低血钾与碱血症,用 250 mL 支链氨基酸或六合氨基酸静脉滴注,1～2 次/天。

(4)消除脑水肿,有脑水肿倾向者用 250 mL 20％甘露醇加压快速静脉滴注。

4.防治出血

(1)观测血小板计数、凝血酶原时间、纤维蛋白原等,以便及早发现 DIC 征兆,尽早采取相应措施。早期应给改善微循环、防止血小板聚集的药物,如 160～240 mg 川芎嗪,8～18 mL 复方丹参注射液,400～600 mg 双嘧达莫等,加入葡萄糖液内静脉滴注。500 mL 右旋糖酐-40 加 10～20 mg 山莨菪碱注射液,静脉滴注,如确已发生 DIC,应按 DIC 治疗。

(2)凝血因子的应用,1.5 g 纤维蛋白原溶于 100 mL 注射用水中,缓慢静脉滴注,1 次/天。输新鲜血浆或新鲜全血。

(3)应早应用大剂量维生素 K_1,有人认为大剂量维生素 K_1、维生素 C、维生素 E 合用,可使垂死的肝细胞复苏。

(4)500 mg 止血敏静脉注射,1～2 次/天。

(5)对有消化道大出血者,除输血及全身用止血药外,应进行局部相应处理。消化道出血,可口服凝血酶,每次 2000 U;40 mg 洛赛克静脉注射,1 次/6 小时;西咪替丁,每晚 0.4～0.8 g,可防治胃黏膜糜烂出血。对门静脉高压引起的上消化道出血,在血压许可的条件下,持续静脉滴注妥拉明以降低门脉压,可起到理想的止血效果。20～30 mg 酚妥拉明加入1000～1500 mL

10％葡萄糖液缓慢静脉滴注 8～12 小时,注意观察血压。

5.防治肾衰竭

(1)尽量避免用有肾毒性的药物。

(2)选用川芎嗪、复方丹参、山莨菪碱、右旋糖酐-40 等,如已有肾功能不全、尿少,应按急性肾衰竭处理;注意水、电解质平衡,防止高血钾。

(3)适当用利尿药,可用 20～100 mg 呋塞米稀释后静脉注射。

(4)经用药不能缓解的高血钾与氮质血症,应行腹膜透析。

6.防感染

(1)注意口腔护理,保持病室空气清新,防止交叉感染;及早发现感染征兆,要特别注意腹腔、消化道、呼吸道、口腔、泌尿系统感染;可用乳酸菌制剂,以 50 ℃ 以下的低温水冲服,以预防肠道感染。

(2)及早用抗生素,在没有找到致病菌前,一般首先考虑革兰阴性菌感染,全面考虑后选用抗生素,要特别注意避免使用肾毒性与肝毒性抗生素。

三、急救护理

(一)护理目标

(1)患者及家属能够了解重症肝炎的诱发因素。

(2)患者症状改善,无护理并发症。

(3)为患者提供优质的护理服务,提高危重患者的生存质量,降低病死率。

(4)护士能熟练掌握重症肝炎护理及预防保健知识。

(二)护理措施

1.休息与活动

患者卧床休息,病情允许时尽量采取平卧位。症状好转,黄疸消退,肝功能改善后,可逐渐增加活动量,以不感到疲劳为宜,肝功能维持 1～3 个月正常后可恢复日常活动及工作。

2.饮食

(1)饮食原则:高热量、高维生素、低脂、优质蛋白、易消化饮食。

(2)肝性脑病患者神志不清时,禁止摄入蛋白质饮食,清醒后可逐渐增加蛋白质含量,每天约 20 g,以后每隔 3～5 天增加 10 g,逐渐增加至 40～60 g/d,最好以植物蛋白为宜。

(3)患者并发肝肾综合征时,行低盐或无盐饮食,钠摄入每天限制在 250～500 mg,进水量限制在 1000 mL/d。

(4)为患者提供清洁、舒适的就餐环境,以促进其食欲。

3.预防感染

(1)保持病房空气清新,减少探视,加强病房环境消毒,每天常规进行地面、物表、空气消毒。

(2)注意饮食卫生及餐具的清洁消毒,避免交叉感染。

(3)加强无菌操作,防止医源性感染。

(4)严格终末消毒。

4.心理护理

重症肝炎患者病情危重,病死率高,患者及家属易感到恐惧,对治疗失去信心。护士应详细了解患者及家属对疾病的态度,耐心倾听患者诉说,安慰患者,建立良好的护患关系。讲解好转的典型病例,使患者树立战胜疾病的信心。

5.症状护理

(1)观察患者生命体征、神志、瞳孔、尿量的变化,并做好记录。

(2)每周测量腹围和体重,利尿速度不宜过快。有腹水且伴水肿者,每天体重下降不超过1000 g;单纯腹水患者,每天体重下降不超过 400 g。

(3)避免肝性脑病的各种诱发因素:注意保持大便通畅,防治感染,禁用止痛、麻醉、安眠和镇静药物,维持水、电解质和酸碱平衡。

(4)观察有无肝性脑病、出血、肝肾综合征等并发症的发生,如有病情变化及时汇报医生并配合抢救。

6.三腔二囊管护理

(1)胃气囊充气 200～300 mL,食道囊充气 150～200 mL。

(2)置管期间可因提拉过猛或患者用力咳嗽出现恶心、频繁早搏,甚至窒息症状,应立即将气囊口放开,放出三腔管内气体,并行进一步处理。

(3)经常抽吸胃内容物,观察有无再出血。

(4)置管期间应保持口、鼻清洁,忌咽唾液、痰液,以免误入气管。

(5)置管 24 小时应放气 15～30 分钟,以免食管、胃底黏膜受压过久坏死。

(6)出血停止后放出气囊的气体,保留管道,继续观察 12～24 小时,无出血现象时可考虑拔管,拔管前应吞服石蜡油 20～30 mL。

7.健康教育

(1)向患者及家属讲解重症肝炎的诱因。

(2)按照医嘱合理用药,了解常用药物的作用、正确用量、用法、不良反应,勿自行使用镇静、安眠药物。

(3)合理饮食:行高热量、高维生素、低脂、高优质蛋白、易消化饮食。

(4)预防交叉感染:实施适当的家庭隔离,如患者的餐具、用具和洗漱用品应专用,定时消毒。

(5)避免劳累、饮酒及应用有肝损害的药物。

(6)定期复查肝功能。

(张　茹)

第六节　重症哮喘的护理

支气管哮喘(简称哮喘)是常见的慢性呼吸道疾病,近年来,其患病率在全球范围内有逐年增加的趋势,参照全球哮喘防治创议(GINA)和我国 2008 年版支气管哮喘防治指南,哮喘是由多种细胞,包括气道的炎性细胞和结构细胞(如嗜酸性粒细胞、肥大细胞、T 淋巴细胞、中性粒细胞、平滑肌细胞、气道上皮细胞等),以及细胞组分参与的气道慢性炎症性疾病。这种慢性炎症导致气道呈高反应性,会导致广泛多变的可逆性气流受限,并引起反复发作性的喘息、气急、胸闷或咳嗽等症状,常在夜间和(或)清晨发作、加剧,多数患者可自行缓解或经治疗后缓解。如果哮喘急性发作,即使积极吸入糖皮质激素(≤1000 μg/d)和应用长效 β_2 受体激动药或茶碱类药物数小时,病情也不缓解或继续恶化;若哮喘呈暴发性发作,哮喘发作后短时间内即进入危重状态,则称为重症哮喘。如病情不能得到有效控制,可迅速发展为呼吸衰竭而危及生命,故需住院治疗。

一、病因和发病机制

（一）病因

哮喘的病因还不十分清楚,目前认为哮喘同时受遗传因素和环境因素的双重影响。

（二）发病机制

哮喘的发病机制不完全清楚,可能是由于炎症反应、神经机制和气道高反应性,以及三者间的相互作用。目前已经基本明确的重症哮喘发病因素主要有以下几种。

1.诱发因素的持续存在

诱发因素的持续存在使机体持续地产生抗原-抗体反应,发生气道炎症、气道高反应性和支气管痉挛,在此基础上,支气管黏膜充血水肿、分泌大量黏液并形成黏液栓,阻塞气道。

2.呼吸道感染

细菌、病毒及支原体等的感染可引起支气管黏膜充血肿胀及分泌物增加,加重气道阻塞,某些微生物及其代谢产物还可以作为抗原引起免疫-炎症反应,使气道高反应性加重。

3.糖皮质激素使用不当

长期使用糖皮质激素常常伴有下丘脑-垂体-肾上腺皮质轴功能抑制,突然减量或停用,可造成体内糖皮质激素水平的突然降低,造成哮喘的恶化。

4.脱水、痰液黏稠、电解质紊乱

哮喘急性发作时,呼吸道丢失水分增加、多汗,造成机体脱水,导致痰液黏稠不易咳出而阻塞大小气道,加重呼吸困难;同时,由于低氧血症可使无氧酵解增加,造成酸性代谢产物增加,合并代谢性酸中毒,使病情进一步加重。

5.精神心理因素

许多研究者提出,心理、社会因素通过对中枢神经、内分泌和免疫系统的作用而导致哮喘发作,是使支气管哮喘发病率和病死率升高的一个重要因素。

二、病理生理

重症哮喘的支气管黏膜充血水肿、分泌物增多,甚至形成黏液栓,而且气道平滑肌发生痉挛,导致呼吸道阻力在吸气和呼气时均明显升高,小气道阻塞,肺泡过度充气,肺内残气量增加,加重吸气肌肉的负荷,降低肺的顺应性,内源性呼气末正压（PEEPi）增大,导致吸气功耗增大。当小气道阻塞时,肺泡过度充气,相应区域毛细血管的灌注减低,可引起肺泡通气/血流（V/Q）比例的失调,患者常出现低氧血症,多数患者表现为过度通气,通常 $PaCO_2$ 降低,若 $PaCO_2$ 正常或升高,应警惕呼吸衰竭的可能性或是否已经发生了呼吸衰竭。对于重症哮喘患者,若气道阻塞不迅速解除,潮气量将进行性下降,最终将会发生呼吸衰竭,若哮喘发作持续得不到缓解,也可能出现血液循环的紊乱。

三、临床表现

（一）症状

重症哮喘患者常出现极度严重的呼气性呼吸困难,从而被迫采取坐位或端坐呼吸,干咳或咳大量白色泡沫痰,不能讲话,表现有紧张、焦虑、恐惧、大汗淋漓。

(二)体征

患者常出现呼吸浅快,呼吸频率增快(>30次/分),可有三凹征,呼气期两肺满布哮鸣音,也可不出现哮鸣音,即所谓的"寂静胸",心率增快(>120次/分),可有血压下降,部分患者可出现奇脉、胸腹反常运动、意识障碍,甚至昏迷。

四、实验室检查和其他检查

(一)痰液检查

显微镜下,哮喘患者痰涂片可见到较多嗜酸性粒细胞、脱落的上皮细胞。

(二)呼吸功能检查

哮喘发作时,呼气流速指标均显著下降,第1秒钟用力呼气容积(FEV_1)、第1秒钟用力呼气容积占用力肺活量比值(FEV_1/FVC,即1秒率)以及呼气峰值流速(PEF)均减少。肺容量指标可见用力肺活量减少、残气量增加、功能残气量增加、肺总量增加、残气占肺总量百分比增高。大多数成人哮喘患者呼气峰值流速低于50%预计值,提示重症发作;呼气峰值流速低于33%预计值提示危重或致命性发作,需做血气分析检查以监测病情。

(三)血气分析

由于气道阻塞且通气分布不均,通气/血流比例失衡,大多数重症哮喘患者有低氧血症,PaO_2小于60 mmHg,少数患者PaO_2小于45 mmHg,过度通气可使$PaCO_2$降低,pH值上升,表现为呼吸性碱中毒。若病情进一步发展,气道阻塞严重,可有缺氧及CO_2潴留,$PaCO_2$上升,血pH值下降,出现呼吸性酸中毒,若缺氧明显,可合并代谢性酸中毒。$PaCO_2$正常往往是哮喘恶化的指标,高碳酸血症是哮喘危重的表现,必须给予足够的重视。

(四)胸部X线检查

早期哮喘发作时可见两肺透亮度增强,呈过度充气状态,并发呼吸道感染时可见肺纹理增加及炎性浸润阴影。重症哮喘要警惕气胸、纵隔气肿及肺不张等并发症的存在。

(五)心电图检查

重症哮喘患者心电图常表现为窦性心动过速、电轴右偏、偶见肺性P波。

五、诊断

(一)哮喘的诊断标准

(1)喘息、气急、胸闷或咳嗽反复发作,多与接触变应原,冷空气,物理、化学性刺激,以及病毒性上呼吸道感染、运动等有关。

(2)哮喘发作时双肺可闻及散在或弥漫性,以呼气相为主的哮鸣音,呼气相延长。

(3)上述症状和体征可经治疗缓解或自行缓解。

(4)可以除外其他疾病所引起的喘息、气急、胸闷和咳嗽。

(5)临床表现不典型者(如无明显喘息或体征),应至少具备以下1项试验阳性。①支气管激发试验或运动激发试验阳性;②支气管舒张试验阳性,第1秒用力呼气容积增加≥12%,且第1秒用力呼气容积增加绝对值大于等于200 mL;③呼气峰值流速单日(或2周)内变异率大于等于20%。

符合(1)~(4)条或(4)~(5)条者,可以诊断为哮喘。

(二)哮喘的分期及分级

根据临床表现,哮喘可分为急性发作期、慢性持续期和临床缓解期。急性发作是指喘息、气促、咳嗽、胸闷等症状突然发生,或原有症状急剧加重,常有呼吸困难,以呼气流量降低为特征,常因接触变应原、刺激物或呼吸道感染诱发。哮喘急性发作时,按病情严重程度可将哮喘分为轻度、中度、重度、危重四级(表 13-3)。

表 13-3　哮喘急性发作时病情严重程度的分级

临床特点	轻度	中度	重度	危重
气短	步行、上楼时	稍事活动	休息时	
体位	可平卧	喜坐位	端坐呼吸	
谈话方式	连续成句	常有中断	仅能说出字和词	不能说话
精神状态	可有焦虑或尚安静	时有焦虑或烦躁	常有焦虑、烦躁	嗜睡、意识模糊
出汗	无	有	大汗淋漓	
呼吸频率/(次/分)	轻度增加	增加	>30	
辅助呼吸肌活动及三凹征	常无	可有	常有	胸腹矛盾运动
哮鸣音	散在,呼气末期	响亮、弥漫	响亮、弥漫	减弱、甚至消失
脉率/(次/分)	<100	100～120	>120	脉率变慢或不规则
奇脉(深吸气时收缩压下降)/mmHg	无,<10	可有,10～25	常有,>25	无
使用 β_2 受体激动药后呼气峰值流速占预计值或个人最佳值的百分率	>80%	60%～80%	<60% 或 <100 L/min 或作用时间<2 小时	
PaO_2(吸空气)/mmHg	正常	≥60	<60	<60
$PaCO_2$/mmHg	<45	≤45	>45	>45
SaO_2(吸空气)/%	>95	91～95	≤90	≤90
pH 值				降低

注:1 mmHg=0.133kPa

六、鉴别诊断

(一)左侧心力衰竭引起的喘息样呼吸困难

(1)左侧心力衰竭患者多有高血压、冠状动脉粥样硬化性心脏病、风湿性心脏病和二尖瓣狭窄等病史和体征。

(2)阵发性咳嗽,咳大量粉红色泡沫痰,两肺可闻及广泛的湿啰音和哮鸣音,左心界扩大,心率增快,心尖部可闻及奔马律。

(3)胸部 X 线及心电图检查符合左心病变。

(4)鉴别困难时,可雾化吸入 β_2 受体激动药或静脉注射氨茶碱,症状缓解后,再行进一步检查,忌用肾上腺素或吗啡,以免造成危险。

(二)慢性阻塞性肺疾病

(1)中老年人多见慢性阻塞性肺疾病,起病缓慢、病程较长,多有长期吸烟或接触有害气体的病史。

（2）慢性咳嗽、咳痰，晨间咳嗽明显，气短或呼吸困难逐渐加重，有肺气肿体征，两肺可闻及湿啰音。

（3）慢性阻塞性肺疾病急性加重期和哮喘有时区分十分困难，用支气管扩张药和口服或吸入激素做治疗性试验可能有所帮助。慢性阻塞性肺疾病也可与哮喘同时存在。

（三）上气道阻塞

（1）呼吸道异物者有异物吸入史。

（2）上气道阻塞有中央型支气管肺癌、气管支气管结核、复发性多软骨炎等气道疾病，多有相应的临床病史。

（3）上气道阻塞一般出现吸气性呼吸困难。

（4）胸部 X 线摄片、CT、痰液细胞学或支气管镜检查有助于诊断。

（5）平喘药物对上气道阻塞的治疗效果不佳。

此外，应将哮喘和变态反应性肺浸润、自发性气胸等相鉴别。

七、急诊处理

哮喘急性发作的治疗取决于发作的严重程度以及对治疗的反应。对于具有哮喘相关死亡高危因素的患者，应给予高度重视。高危患者：①曾经有过气管插管和机械通气的濒于致死性哮喘病史的患者；②在过去 1 年中因为哮喘而住过院或看过急诊的患者；③正在使用或最近刚刚停用口服糖皮质激素的患者；④目前未使用过吸入糖皮质激素的患者；⑤过分依赖速效 β_2 受体激动药，特别是每月使用沙丁胺醇（或等效药物）超过 1 支的患者；⑥有心理疾病或社会心理问题，包括使用镇静药的患者；⑦有对哮喘治疗不依从历史的患者。

（一）轻度和部分中度急性发作哮喘患者可在家庭或社区中治疗

轻度和部分中度急性发作哮喘的治疗措施主要为重复吸入速效 β_2 受体激动药，在第 1 小时每次吸入沙丁胺醇 $100\sim200\ \mu g$ 或特布他林 $250\sim500\mu g$，必要时每 20 分钟重复一次，随后根据治疗反应，轻度调整为 3～4 小时再用 2～4 喷，中度调整为 1～2 小时用 6～10 喷。如果对吸入性 β_2 受体激动药反应良好（呼吸困难显著缓解，呼气峰值流速占预计值 80% 以上或为个人最佳值，且疗效维持 3～4 小时），通常不需要使用其他药物。如果治疗反应不完全，尤其是在控制性治疗的基础上发生的急性发作，应尽早口服糖皮质激素（泼尼松龙 $0.5\sim1\ mg/kg$ 或等效剂量的其他激素），必要时到医院就诊。

（二）部分中度和所有重度急性发作均应到急诊室或医院治疗

1.联合雾化吸入 β_2 受体激动药和抗胆碱能药物

β_2 受体激动药通过对气道平滑肌和肥大细胞等细胞膜表面的 β_2 受体的作用，舒张气道平滑肌、减少肥大细胞脱颗粒和介质的释放等，从而缓解哮喘症状。患者发生重症哮喘时，应重复使用速效 β_2 受体激动药，推荐初始治疗时连续雾化给药，随后根据需要间断给药（6 次/天）。雾化吸入抗胆碱药物，如溴化异丙托品（常用剂量为 $50\sim125\ \mu g$，3～4 次/天）、溴化氧托品等，可阻断节后迷走神经传出支，通过降低迷走神经张力而舒张支气管，与 β_2 受体激动药联合使用具有协同、互补作用，能够取得更好的支气管舒张作用。

2.静脉使用糖皮质激素

糖皮质激素是最有效的控制气道炎症的药物，重度哮喘发作时应尽早静脉使用糖皮质激素，

特别是吸入速效 β_2 受体激动药反应不完全或疗效不能维持者。例如,及时静脉给予琥珀酸氢化可的松(400～1000 mg/d)或甲泼尼龙(80～160 mg/d),分次给药,待病情得到控制和缓解后,改为口服给药(如静脉使用激素 2～3 天,继之口服激素 3～5 天),静脉给药和口服给药的序贯疗法有可能减少激素用量和不良反应。

3.静脉使用茶碱类药物

茶碱具有舒张支气管平滑肌的作用,并具有强心、利尿、扩张冠状动脉、兴奋呼吸中枢和呼吸肌等作用。临床上,在治疗重症哮喘时,静脉使用茶碱作为症状缓解药,静脉注射氨茶碱[首次剂量为 4～6 mg/kg,注射速度不宜超过 0.25 mg/(kg·min),静脉滴注维持剂量为 0.6～0.8 mg/(kg·h)]。茶碱可引起心律失常、血压下降,甚至死亡,其有效、安全的血药浓度范围应在 6～15 μg/mL,在有条件的情况下应监测其血药浓度,及时调整浓度和滴速。发热、妊娠、抗结核治疗可以降低茶碱的血药浓度,而肝疾患、充血性心力衰竭以及合用西咪替丁(甲氰咪胍)、喹诺酮类、大环内酯类药物等可影响茶碱代谢而使其排泄减慢,增加茶碱的毒性作用,应引起重视,并酌情调整药物剂量。

4.静脉使用 β_2 受体激动药

静脉使用 β_2 受体激动药的平喘作用较为迅速,但因全身不良反应的发生率较高,国内较少使用。

5.氧疗

氧疗可使 SaO_2 大于等于90%,吸氧浓度一般在30%左右,必要时增加至50%,如有严重的呼吸性酸中毒和肺性脑病,吸氧浓度应控制在30%以下。

6.气管插管机械通气

重度和危重哮喘急性发作经过氧疗、全身应用糖皮质激素、应用 β_2 受体激动药等治疗,临床症状和肺功能无改善,甚至继续恶化,应及时给予机械通气治疗,其指征主要包括意识改变、呼吸肌疲劳、$PaCO_2$ 大于等于 45 mmHg 等。可先采用经鼻(面)罩无创机械通气,若无效,应及早行气管插管机械通气。哮喘急性发作的机械通气需要较高的吸气压,可使用适当水平的呼气末正压治疗。如果需要过高的气道峰压和平台压才能维持正常通气容积,可试用允许性高碳酸血症通气策略以减少呼吸机相关肺损伤。

八、急救护理

(一)护理目标

(1)及早发现哮喘先兆,保障最佳治疗时机,终止发作。

(2)尽快解除呼吸道阻塞,纠正缺氧,挽救患者生命。

(3)减轻患者身体、心理的不适及痛苦。

(4)提高患者的活动能力,提高生活质量。

(5)健康指导,提高自护能力,减少复发,维护肺功能。

(二)护理措施

1.院前急救时的护理

(1)首先,做好出诊前的评估。接到出诊联系电话时询问患者的基本情况,做出预测评估及相应的准备,除备常规急救药外,需备短效的糖皮质激素及 β_2 受体激动剂(气雾剂)、氨茶碱等。做好机械通气的准备,调好救护车上呼吸机的参数,准备吸氧面罩。

（2）其次，到达现场后，迅速评估病情及周围环境，判断是否有诱发因素。简单询问患者的相关病史，评估其病情；立即监测患者的生命体征、意识状态的情况，发生呼吸、心搏骤停时，立即配合医生进行心肺复苏，建立人工气道，进行机械辅助通气；尽快解除呼吸道阻塞，及时纠正缺氧是抢救患者的关键；给予氧气吸入，行面罩或高频呼吸机通气吸氧；遵医嘱立即帮助患者吸入糖皮质激素和 β_2 受体激动剂定量气雾剂，缓慢静脉滴注氨茶碱，皮下注射肾上腺素 $0.25\sim0.5$ mg，30 分钟后可重复一次；迅速建立静脉通道，固定好吸氧、输液管，保持通畅。重症哮喘病情危急，严重缺氧将导致患者感到极其恐惧、烦躁，护士要鼓励患者，做好端坐体位固定，扣紧安全带，锁定担架平车与救护车定位把手，并在旁扶持。运送途中，密切监护患者的呼吸频率及节律、血氧饱和度、血压、心率、意识的变化，观察用药反应。

2.到院时的护理

到达医院后，帮助患者取坐位或半卧位，放移动托板，使其身体伏于其上，以利于通气和减少疲劳；立即连接吸氧装置，调好氧流量，检查静脉通道是否通畅；备吸痰器、气管插管、呼吸机、抢救药物、除颤器，连接监护仪，监测呼吸、心电、血压等生命体征；观察患者的意识、呼吸频率、哮鸣音高低变化。一般哮喘发作时，两肺布满高调哮鸣音，但重危哮喘患者，因呼吸肌疲劳和小气道广泛痉挛，使肺内气体流速减慢，哮鸣音微弱，出现"沉默胸"，提示病情危重。护士对病情变化要有预见性，发现异常及时报告医生处理。

迅速收集病史、以往药物服用情况，评估哮喘程度。如果经数小时积极治疗后，哮喘发作仍不能得到控制，或急剧进展，即为重症哮喘，此时病情不稳定，可危及生命，需要加强监护、治疗。

3.气道通畅的护理

确保气道通畅，维护有效排痰、保持呼吸道通畅是急重症哮喘的护理重点。

（1）哮喘发作时，支气管黏膜充血水肿，腺体分泌亢进，合并感染更重，产生大量痰液。而此时患者因呼吸急促、喘息，呼吸道水分丢失，致使痰液黏稠不易咳出，大量黏痰形成痰栓阻塞气管、支气管，导致严重气道阻塞，加上气道痉挛，气道内压力明显增加，会加重喘息及感染。因此必须注意补充水分，湿化气道，积极排痰，保持呼吸道通畅。

（2）按时协助患者翻身、叩背，加强体位引流；行雾化吸入，以湿化气道，稀释痰液，防止痰栓形成，雾化时采用小雾量、短时间、间歇雾化方式，湿化时密切观察患者呼吸状态，发现喘息加重、血氧饱和度下降等异常时，立即停止雾化。床边备吸痰器，防止痰液松解后大量涌出，导致窒息。吸痰时动作轻柔、准确，吸力和深度适当，尽量减少刺激并达到有效吸引。每次吸痰时间不超过 15 秒，该过程中，注意观察患者的面色、呼吸、血氧饱和度、血压及心率的变化，严格无菌操作，避免交叉感染。

4.吸氧治疗的护理

（1）给氧方式，氧气浓度和流量应根据病情及血气分析结果予以调节。一般给予鼻导管吸氧，氧流量为 $4\sim6$ L/min；有二氧化碳潴留时，氧流量为 $2\sim4$ L/min；出现低氧血症时改用面罩吸氧，氧流量为 $6\sim10$ L/min。经过吸氧和药物治疗，若病情不缓解，出现低氧血症和二氧化碳潴留加剧时，应进行气管插管呼吸机辅助通气。此时应做好呼吸机和气道管理，防止医源性感染，及时有效的吸痰和湿化气道。气管插管患者吸痰前后均应吸入 $3\sim5$ 分钟纯氧。

（2）吸氧治疗时，观察呼吸窘迫有无缓解，意识状况、末梢皮肤黏膜颜色、湿度等有无变化，定时监测血气分析；高浓度吸氧（>60%）持续 6 小时以上时，应注意有无烦躁、情绪激动、呼吸困难加重等中毒症状。

5.药物治疗的护理

终止哮喘持续发作的药物,根据其作用机制可分为抗炎和缓解症状两大类药物,给药途径包括吸入、静脉和口服。

(1)吸入给药的护理。吸入的药物局部抗炎作用强,直接作用于呼吸道,所需剂量较小,全身性不良反应较少,剂型有气雾剂、干粉和溶液。护士指导患者正确吸入药物,先嘱患者将气呼尽,然后开始深吸气,同时喷出药液,吸气后屏气数秒,再慢慢呼出,吸入给药有口咽部局部的不良反应,包括声音嘶哑、咽部不适和念珠菌感染,吸药后让患者及时用清水含漱口咽部,密切观察用药效果和不良反应,严格掌握吸入剂量。

(2)静脉给药的护理。经静脉用药的药物有糖皮质激素、茶碱类及β受体激动剂。护士要熟练掌握常用静脉注射平喘药物的药理学、药代动力学、药物的不良反应、使用方法及注意事项,严格执行医嘱的用药剂量、浓度和给药速度,合理安排输液顺序。保持静脉通路畅通,确保药液无外渗,药液在规定时间内输入。观察治疗反应,监测呼吸频率和节律、血氧饱和度、心率、心律和哮喘症状的变化等。应用拟肾上腺素和茶碱类药物时,应注意观察有无心律失常、心动过速、血压升高、肌肉震颤、抽搐、恶心、呕吐等不良反应,严格控制输入速度,及时反馈病情变化,供医生及时调整医嘱,保持药物剂量适当。应用大剂量糖皮质激素类药物时,应观察是否有消化道出血或水钠潴留、低钾性碱中毒等表现,若有应及时通知医生处理。

(3)口服给药的护理。吸入大剂量激素治疗无效的重度哮喘患者应早期口服糖皮质激素,一般使用半衰期较短的糖皮质激素,如泼尼松、泼尼松龙或甲基泼尼松龙等。每次服药时,护士应协助,看患者服下,防止漏服或服用时间不恰当。正确的服用方法是每天或隔天清晨顿服,以减少外源性激素对脑垂体-肾上腺轴的抑制作用。

6.并发症的观察和护理

重危哮喘患者的主要并发症是气胸、皮下气肿、纵隔气肿、心律失常、心功能不全等,发生时间主要在发病48小时内,尤其是前24小时。在入院早期要特别注意观察,尤应注意应用呼吸机治疗者及入院前有肺气肿和(或)肺心病的重症哮喘患者。

(1)气胸是发生率最高的并发症,气胸发生的征象是清醒患者突感呼吸困难加重、胸痛、烦躁不安,血氧饱和度降低。由于胸内压增加,使用呼吸机时机器会报警,此时护士要注意观察有无气管移位,血流动力学是否稳定等,并立即报告医生处理。

(2)皮下气肿一般发生在颈胸部,重者可累及腹部。患者表现为颈胸部肿胀,触诊有握雪感或捻发感。单纯皮下气肿一般对患者影响较轻,但是皮下气肿多来自气胸或纵隔气肿,如处理不及时可危及生命。

(3)纵隔气肿是最严重的并发症,可直接影响到循环系统,导致血压下降、心律失常,甚至心搏骤停,可短时间内导致患者死亡。若发现皮下气肿,同时有血压、心律的明显改变,应考虑到纵隔气肿的可能,立即报告医生急救处理。

(4)心律失常患者存在的低氧及高碳酸血症、氨茶碱过量、电解质紊乱、胸部并发症等,均可导致各种早搏、快速心房纤颤、室上速等心律失常。若发现新出现的心律失常或原有心律失常加重,要针对性地观察是否存在上述原因,做出相应的护理并报告医生处理。

7.出入量管理

急重症哮喘发作时,因张口呼吸、大量出汗等原因,容易导致脱水、痰液黏稠不易咳出,必须严格出入量管理,为治疗提供准确依据。首先,应监测患者的尿量,必要时留置导尿,准确记录

24 小时出入量及每小时尿量,观察出汗情况、皮肤弹性,若尿量少于 30 mL/h,应通知医生处理;其次,对于神志清醒者,鼓励其饮水,对口服不足及神志不清者,经静脉补充水分,一般每天补液 2500～3000 mL,根据患者的心功能状态调整滴速,避免诱发心力衰竭、急性肺水肿,在补充水分的同时应严密监测血清电解质,及时补充纠正,保持酸碱平衡。

8.基础护理

哮喘发作时,患者生活不能自理,护士要做好各项基础护理,尽量维护患者的舒适感。

(1)保持病室空气新鲜、流通,温度(18～22 ℃)、湿度(50%～60%)适宜,避免寒冷、潮湿、异味;注意保暖,避免患者受凉感冒;室内不摆放花草,整理床铺时防止尘埃飞扬;护理操作尽量集中进行,保障患者休息。

(2)帮助患者取舒适的半卧位和坐位,适当用靠垫等维持,减轻患者体力;每天进行 3 次常规口腔、鼻腔清洁护理,有利于呼吸道通畅,预防感染并发症;口唇干燥时涂石蜡油。

(3)保持床铺清洁、干燥、平整;加强意识障碍者的皮肤护理,保持皮肤清洁、干燥,及时擦干汗液,更换衣服,每 2 小时翻身一次,避免局部皮肤长期受压;协助患者床上排泄,提供安全空间,尊重患者,及时清理污物并清洗会阴。

9.安全护理

为意识不清、烦躁的患者提供保护性措施,使用床档,防止坠床摔伤。哮喘发作时,患者常采取强迫坐位,给予其舒适的支撑物,如移动餐桌、升降架等,哮喘缓解后,协助患者侧卧位休息。

10.饮食护理

给予高热量、高维生素、易消化的流质食物,病情好转后改半流质、普通饮食,避免产气、辛辣、刺激性食物及容易引起过敏的食物,如鱼、虾等。

12.心理护理

严重缺氧时患者异常痛苦,有窒息和濒死感,患者均存在不同程度的焦虑、烦躁或恐惧,后者会诱发或加重哮喘,形成恶性循环。护士应主动与患者沟通,提供细致护理,给患者精神安慰及心理支持,说明良好的情绪能促进哮喘缓解,应帮助患者控制情绪。

13.健康教育

为了有效控制哮喘发作、防止病情恶化,必须提高患者的自我护理能力,并且鼓励其亲属参与教育计划,使其亲属准确了解其需求,能提供更合适的帮助。患者有过自我处理成功的经验后会增加控制哮喘的信心,改善生活质量,提高治疗依从性。主要内容:哮喘相关知识,包括支气管哮喘的诱因、前驱症状、发作时的简单处理、用药;自我护理技能的培养,包括气雾剂的使用、正确使用峰流速仪监测、合理安排日常生活和定期复查等。

(张　茹)

参考文献

[1] 刘奉,成红英.儿科护理[M].武汉:华中科技大学出版社,2020.

[2] 任潇勤.临床实用护理技术与常见病护理[M].昆明:云南科技出版社,2020.

[3] 蔡华娟,马小琴.护理基本技能[M].杭州:浙江大学出版社,2020.

[4] 罗尧岳,王红红.护理研究[M].长沙:中南大学出版社,2020.

[5] 李丽,石国凤,肖政华.实用护理综合技能实践[M].北京:中国中医药出版社,2020.

[6] 于俊伟.临床护理规范诊疗[M].长春:吉林科学技术出版社,2020.

[7] 魏凌.临床护理实践[M].北京:化学工业出版社,2020.

[8] 颜德仁.儿科护理[M].上海:同济大学出版社,2020.

[9] 戴波,薛礼.康复护理[M].武汉:华中科技大学出版社,2020.

[10] 祝介云.护理管理学[M].天津:天津科学技术出版社,2020.

[11] 姜琳琳,靳晶.社区护理[M].武汉:华中科技大学出版社,2020.

[13] 王庆华,张瑞星.护理研究[M].北京:人民卫生出版社,2020.

[14] 马秀芬,王婧.内科护理[M].北京:人民卫生出版社,2020.

[15] 陈荣珠,朱荣荣.妇产科手术护理常规[M].合肥:中国科学技术大学出版社,2020.

[16] 杨玉梅,余虹.基础护理[M].北京:北京出版社,2020.

[17] 黄莉,李意霞,龚喜雪.急危重症护理[M].天津:天津科学技术出版社,2020.

[18] 张书霞.临床护理常规与护理管理[M].天津:天津科学技术出版社,2020.

[19] 肖娟.实用护理技术与专科护理规范[M].长春:吉林科学技术出版社,2020.

[20] 刘永华,姜琳琳,谈菊萍.基础护理技术[M].武汉:华中科技大学出版社,2020.

[21] 薛丹.临床实用护理[M].长春:吉林科学技术出版社,2020.

[22] 王雪梅.临床护理知识与应用[M].西安:西安交通大学出版社,2020.

[23] 曾菲菲,张绍敏.护理技术[M].北京:北京大学医学出版社,2020.

[24] 周阳.骨科专科护理[M].北京:化学工业出版社,2020.

[25] 刘金枝.临床实用护理技术[M].天津:天津科学技术出版社,2020.

[26] 张世叶.临床护理与护理管理[M].哈尔滨:黑龙江科学技术出版社,2020.

[27] 谭红莲,罗煜.妇产科护理查房[M].北京:化学工业出版社,2020.

［28］董玲.综合护理实践［M］.北京：人民卫生出版社，2020.

［29］费小杰.急危重症心内科护理学研究［J］.中国实用医药，2020，15(21)：199-200.

［30］余雪纷.早期护理干预在急性乳腺炎护理中的应用分析［J］.中外医疗，2020，39(5)：126-128.

［31］卢伟华.综合护理干预在粘连性肠梗阻护理中的应用［J］.中外医学研究，2020，18(7)：83-84.

［32］吕秀方.综合护理用于大面积脑梗死伴发脑疝患者术后护理中的效果评价［J］.基层医学论坛，2020，24(3)：357-358.

［33］谢红艳，陈西政，李文芳，等.1例开放性多发骨折合并糖尿病行皮瓣移植患者的护理［J］.当代护士(上旬刊)，2020，27(11)：162-164.

［34］胥丽明.髌骨骨折后科学护理的几种方法［J］.饮食科学(下半月)，2020(6)：47.

［35］雍雪，李海芬，吴美.烧伤创面的急症处理及烧伤护理［J］.医药前沿，2020，10(11)：212-213.

［36］陈红桔，黄芳芳，吴小婷，等.改进型可调节式上肢抬高康复装置在肱骨干骨折患者围手术期的应用效果分析［J］.医疗卫生装备，2020，41(12)：67-71.

［37］金霖.心理干预在胃癌护理中的临床价值［J］.实用临床护理学，2020，5(7)：57.